Peter Jakob

Dem Trauma Widerstand leisten

Neue Autorität als familientherapeutischer und traumapädagogischer Ansatz

Mit Geleitworten von Jim Wilson und Haim Omer

Vandenhoeck & Ruprecht

Mit 12 Abbildungen

Bibliografische Information der Deutschen Nationalbibliothek:
Die Deutsche Nationalbibliothek verzeichnet diese Publikation in der
Deutschen Nationalbibliografie; detaillierte bibliografische Daten sind
im Internet über https://dnb.de abrufbar.

© 2022 Vandenhoeck & Ruprecht, Theaterstraße 13, D-37073 Göttingen,
ein Imprint der Brill-Gruppe
(Koninklijke Brill NV, Leiden, Niederlande; Brill USA Inc., Boston MA, USA;
Brill Asia Pte Ltd, Singapore; Brill Deutschland GmbH, Paderborn, Deutschland;
Brill Österreich GmbH, Wien, Österreich)
Koninklijke Brill NV umfasst die Imprints Brill, Brill Nijhoff, Brill Hotei, Brill Schöningh,
Brill Fink, Brill mentis, Vandenhoeck & Ruprecht, Böhlau, V&R unipress.

Alle Rechte vorbehalten. Das Werk und seine Teile sind urheberrechtlich
geschützt. Jede Verwertung in anderen als den gesetzlich zugelassenen Fällen
bedarf der vorherigen schriftlichen Einwilligung des Verlages.

Umschlagabbildung: Dana Klein/shutterstock.com

Satz: SchwabScantechnik, Göttingen
Druck und Bindung: ⊕ Hubert & Co. BuchPartner, Göttingen
Printed in the EU

Vandenhoeck & Ruprecht Verlage | www.vandenhoeck-ruprecht-verlage.com

ISBN 978-3-525-45339-1

Inhalt

Geleitwort von Jim Wilson 9

Geleitwort von Haim Omer 12

Einführung: Traumaorientierte Arbeit mit Neuer Autorität 16
    Elterncoaching mit gewaltlosem Widerstand als Ansatz zur
    Bewältigung traumatischer Belastungen 16
    Gewaltloser Widerstand als Therapeutikum? 20
    Posttraumatische Belastungsstörung oder »Common Shock«? 23
    Von der Entfremdung zum Dialog 25
    Von außen nach innen: Die Bewegung durch die Systemebenen 28

Teil I
Heilende Systeme

Wie wird die Familie, Pflegefamilie oder pädagogische Einrichtung
zum heilenden System? 34
    Die kritisch-vorschreibende Position 42
    Die bedrohlich-kontrollierende Position 54
    Die emotional sichere Position 57

Verankern der Eltern: Von der bedrohlichen, verunsichernden Umwelt
zu einem emotional sicheren Netzwerk 60
    Der Körper als Diagnoseinstrument der Beziehungsqualitäten 60
    Das Ausnahmeprinzip 63
    Das Utilisierungsprinzip 69
    Unterstützertreffen für Familien mit mehrfacher Belastung 77
    Das Widerstandsprinzip: Eltern helfen, gewaltfrei die Grenzen
    der Familie zu schützen 85

Neue Möglichkeiten der Elternarbeit bei Fremdunterbringung 94
    Beziehungsstiftende Elternarbeit 95

Elternarbeit, konstruktiver Widerstand und verbindende
Kommunikation zwischen Eltern und Kind 98

Teil II
Widerstand gegen Elterntrauma

Hoffungsstiftende Gesprächsführung: Erkennen der eigenen Stärke
und Handlungskompetenz 106
    Strukturelemente von Widerstandsgeschichten 107
    Vom Erzählmotiv Gehorsam zum Erzählmotiv Widerstand 107
    Selbstkontrolle und Selbstregulierung 109
    Entdämonisierung und Entpathologisierung: Die Eltern und
    das Kind sind »mehr als das Problem« 111
    Von der Beschuldigung zur Bündnisrhetorik 113
    Von der statischen zur dynamischen Erzählform 115
    Das heroische Widerstandsnarrativ: Von der Hilflosigkeit zu
    Erzählungen von Selbstwirksamkeit 117

Elternpräsenz und Selbstwahrnehmung 120
    Physisch-räumliche Elternpräsenz 120
    Systemisch-zwischenmenschliche Präsenz 121
    Verkörperte Elternpräsenz 124

Zuversicht und Selbstvertrauen 130
    Lösungsorientiertes Befragen 130
    Neu erzählte Lebensgeschichten von Eltern mit traumatischer
    Erfahrung 136
    Sinnstiftende Gesprächsführung – die Bedeutung erzieherischer
    Widerstandshandlungen 141

Rückschläge überwinden 145
    Kurzfristige Wiederaufnahme des Elterncoachings 149
    Wieder ins richtige Fahrwasser kommen – lösungsorientierte Ge-
    sprächsführung bei Rückschlägen in der Arbeit mit Neuer Autorität 150
    Der Körper birgt die Antwort auf den Rückschlag 153

Psychoedukation in der Elternarbeit 158
    Positive Konnotation bei elterlichem Drogen- oder Alkohol-
    missbrauch 160
    Erkennen elterlicher Selbsregulierungskompetenzen 161
    Einfache Erdungsmethoden 164

Systematische Desensibilisierung mit gewaltlosem Widerstand 169
    Was ist systematische Desensibilisierung? 169
    Erdung durch sensomotorische Resonanz 172

Teil III
Übergänge: Von der Löschungserfahrung zum Mattering

Mattering und Löschungserfahrung – die existenzielle Sinnkrise
des Elternseins 182
    Mattering: Von Belang sein als Eckpfeiler der elterlichen Identität ... 182
    Die elterliche Löschungserfahrung 184

Die Löschungserfahrung aus den Angeln heben 188
    Die Bedeutung einseitiger Sorgehandlungen 192
    Erinnerung an elterliche Fürsorge und imaginierte Sorgehandlung ... 193

Teil IV
Der Kindesfokus in der Neuen Autorität

Das traumaerfahrene Kind: Theoretische Integration 198
    Warum verhält er sich so aggressiv? Oder darf ich überhaupt
    »aggressiv« sagen? 199
    Traumaverständnis ohne Behinderungsnarrativ? 201
    Sozial-ökologische narrative Intervention 205
    Die elterliche Ankerfunktion bei Kindern und Jugendlichen mit
    Traumaerfahrung 209
    Die Scham des Kindes 218
    Verbindender Widerstand – kreative Methoden für funktionierende
    Anker 227
    Eine konstruktive Haltung pflegen 232

Der Sorgedialog 237
    Der Sorgedialog als Zweibahnstraße im Bindungsgeschehen 240
    Unbefriedigte Grundbedürfnisse von jungen Menschen mit
    aversiver Vorerfahrung 242
    Die Versöhnungs- und Beziehungsgeste als bedingungsloser
    Ausdruck liebevoller Wertschätzung 248
    Anerkennung von Schuld und Versäumnis als elterliche
    Versöhnungsgeste 249
    Der Sorgedialog in der Imagination der Erwachsenen 253

**Jenseits von Neuer Autorität:
Der Widerstand des jüngeren Menschen** 263

Glossar 268

Literatur 286

Geleitwort von Jim Wilson

Peter Jakobs Ansatz zur Behandlung von Trauma durch gewaltfreien Widerstand umfasst eine breit angelegte Sichtweise, die auf einer ökologisch-systemischen Perspektive beruht und in seine wertschätzende, mutige und respektvolle Ausrichtung auf all jene eingebettet ist, denen er helfen möchte.

Der Traumatheorie und der Erfahrung traumatischer Ereignisse wird besondere Aufmerksamkeit geschenkt. Sie werden umfassend weiterentwickelt und durch Peter Jakobs viele anschauliche Beispiele für wirksame Methoden und therapeutische Techniken, die die Kapitel dieses Buches bereichern, zugänglich gemacht.

Er veranschaulicht eine Herangehensweise an das Thema Trauma, bei der es um kreative Möglichkeiten statt um eine Sicht festgefahrener Pathologie geht, um ressourcenreiche statt defizitäre Beschreibungen von Menschen. Er verortet seine Praxis in einem sozialen, das Beziehungsgeschehen betreffenden systemischen Prozess, ohne dabei die Erfahrung des Einzelnen aus den Augen zu verlieren. In diesem Buch zeigt Peter Jakob seine ausgeprägte Sensibilität für die kollaborative Arbeit mit Eltern und Erziehenden, die in ihrer Vergangenheit Trauma erlebt haben und gegenwärtig mit Gewalt durch ein Kind in ihrer Familie oder in ihrer Obhut konfrontiert sind. Anzufangen, füreinander wieder emotional von Belang zu sein, bedeutet, eine Intimität zu erfahren, bei der Sicherheit und Zugehörigkeitsgefühl wiederhergestellt werden. Dies ist eine wichtige Dimension, die Peter Jakob in seiner umfassenden Erkundung der Möglichkeiten des gewaltfreien Widerstands und der Neuen Autorität entwickelt.

Wertschätzende Praxis ist wichtig

Peter Jakob führt den Leser auf den Weg einer kollaborativen, wertschätzenden und beziehungsbezogenen Orientierung, um die Praxis der Neuen Autorität mit dem systemischen Elterncoach, der Beraterin, dem Therapeuten, mit Eltern und Pädagoginnen zu erweitern. Mir wurde auch deutlich, wie viele

Elemente des Therapieansatzes des Autors unmittelbar für verwandte Bereiche der therapeutischen und sozialen Praxis relevant sind, wie etwa für die Familientherapie.

Peter Jakobs Kreativität zeigt sich in den zahlreichen Berichten aus der Praxis, in denen er Tipps, Anregungen, Beispiele für nützliche Fragen, praxisbezogene Methoden und eine breite Wissensbasis vermittelt, die Beraterinnen und anderen hilft, sich darüber klar zu werden, welche Methoden bei der Begegnung mit Eltern und Betreuern hilfreich sein können, wenn traumatische Ereignisse und Prozesse noch immer deren Art und Weise beeinflussen, auf die Gewalt ihres Kindes zu reagieren. Die detaillierten Fallvignetten offenbaren ein breites Repertoire an Methoden und Techniken, darunter Jakobs Auseinandersetzung mit dem jeweils bereits durch traumatische Erfahrungen geprägten Skript eines Familienmitglieds, zu dem er behutsam Ausnahmen erkundet und kreativere, weniger einschränkende Skripts anstrebt. Er gibt Beispiele für den Einsatz verschiedener Arten von Rollenspiel, für hypothetische Zukunftsgespräche und kreative therapeutische Rituale. In seiner Praxis setzt er auch Achtsamkeit ein und achtet bei seinen Begegnungen mit anderen auf deren verkörperte Reaktionen. Diese umfassenden Fähigkeiten zeugen von einer integrativen Haltung, welche die Praxis von den Einschränkungen bestimmter Denkschulen befreit. Dabei wird seine gesamte Tätigkeit durch das systemische Weitwinkelobjektiv des sozialen Milieus des Klienten, seiner Familie, seiner Unterstützungsgruppe und seines Ressourcennetzwerks betrachtet.

Anstatt sich einer Theorie mit Alleinvertretungsanspruch zur Erklärung der Phänomene von Gewalt und Trauma zu widmen, meidet Jakob eine solche Sichtweise und greift stattdessen auf Ideen zurück, die einen direkten praktischen Nutzen haben. Auf diese Weise ist sein Ansatz reichhaltig und ressourcenbasiert und nutzt Wissen aus der Traumatheorie, der narrativen Praxis, der lösungsorientierten Praxis, der Bindungstheorie und dem bereits erwähnten ökologisch-systemischen Rahmen.

Auch Hoffnung und Zukunftsvisionen sind wichtig

In Peter Jakobs Ansatz ist die traumatische Erfahrung keine lebenslange Strafe; stattdessen wird neues Leben in der Erforschung und Anwendung der kokreativen Praxis gewaltlosen Widerstands entwickelt. Er beschreibt eine Praxisorientierung, die sowohl von Fachwissen als auch von Bescheidenheit geprägt ist, von der Entschlossenheit, kreativ die Möglichkeiten neuer Lebenschancen zu erweitern, von der Vermeidung pathologisierenden Denkens und pathologisierender Sprache, von Optimismus ohne Naivität und von einer lebendigen Vorstellungskraft, welche die Kreativität anregt.

Jakob gelingt es, eine Vision zukünftiger Möglichkeiten zu schaffen, während er gleichzeitig die Herausforderungen des Hier und Jetzt und die scheinbare Hoffnungslosigkeit erträgt, mit der alle konfrontiert sind, die Gewalt und Trauma (wieder) erleben. Dieses zentrale Thema durchzieht das ganze Buch. Er scheint dem Leser zu sagen: »Bleiben Sie dran, auch wenn es Rückschläge gibt und das Ergebnis düster aussieht, denn es gibt Möglichkeiten, die hinter der nächsten Ecke liegen.«

Indem man Eltern und Betreuerinnen hilft, während und vor allem nach der Beendigung der Gewalt einen Fokus auf das Kind zu entwickeln, können sowohl das Kind als auch die Eltern wieder anfangen, gegenseitig füreinander von Belang zu werden. Wenn eine Mutter ihrem Kind in die Augen schaut und sieht, dass sie ihm wichtig ist, kann die Mutter auch das Gefühl bekommen, selbst als Mensch von Bedeutung zu sein. *Mattering*, füreinander von Bedeutung zu sein, wird zum Gegenpol jenes »Widersachers«, jener Gewalt, die Beziehungen heimsucht.

Die Hoffnung, die Jakobs Text durchdringt, erinnert mich an Václav Havel (1991), demzufolge »Hoffnung nicht die Überzeugung ist, dass etwas gut ausgehen wird, sondern die Gewissheit, dass etwas einen Sinn hat, egal wie es ausgeht« (S. 181, Übers. P. J.). Wenn man die Seiten dieses Buches aufschlägt, taucht man in eine Studie über Trauma, Gewalt und die Kreativität ein, die damit verbunden ist, Kindern, Eltern und allen Beteiligten zu helfen, alternative Wege der Beziehung jenseits von Gewalt und jenseits der Verstrickung durch traumatische Lebenserfahrungen zu finden.

Die Praxis braucht eine Vision von Alternativen, die über scheinbar unlösbare Schwierigkeiten hinausgeht. Jakobs Vision der Praxis in diesem Buch bietet eine Fülle von Alternativen. Vorstellungskraft und Mut kennzeichnen seine Praxis, und er zeigt, wie die eigene Praxis bereichert werden kann, indem man Ideen und Methoden aufgreift und sie auf seine eigene Weise in Bezug auf den gewaltlosen Widerstand und die Neue Autorität anwendet. Die Lektüre dieses Buches hat mich inspiriert, neue Schritte zu unternehmen und den Mut zu finden, neue Ideen und Methoden in meiner eigenen Praxis zu erforschen. Ich hoffe, dass Sie bei der Lektüre von Peter Jakobs Ansatz die gleiche Befriedigung finden werden.

Geleitwort von Haim Omer

Seit ihren Anfängen vor etwa 25 Jahren wurde die Anwendung der Neuen Autorität bzw. des gewaltfreien Widerstands über die ursprüngliche Zielgruppe der Kinder mit störendem, gewalttätigem, sozialwidrigem und risikoreichem Verhalten hinaus erweitert. Die beiden wichtigsten Erweiterungen betreffen meiner Meinung nach die Unterstützung von Eltern und Kindern mit Angststörungen (Lebovitz u. Omer, 2013) und die der Zielgruppe von Familien und Kindern mit massiven traumatischen Erfahrungen. Peter Jakob hat diese wichtige Anpassung der Neuen Autorität an mehrfach belastete Familien fast im Alleingang entwickelt und Interventionen in generationenübergreifenden Mustern von Belastungen aufgezeigt, die häufig häusliche Gewalt, Vergewaltigung, sexuellen Missbrauch, körperliche Misshandlung von Kindern und schwere Vernachlässigung umfassen.

Jakobs drei wichtige Anpassungen des systemischen Elterncoachings an diese Fälle sind:
1. die Bereitstellung eines sicheren Rahmens für den Aufbau eines Unterstützungsnetzwerks für diese Familien,
2. eine Art der Verwendung von Elementen des gewaltlosen Widerstands, die ihn als Traumatherapie operieren lässt, und
3. die Entwicklung von Schritten zur Wiederherstellung des sogenannten Sorgedialogs, der in diesen Familien oft erschwert ist.

Der Aufbau eines Unterstützungsnetzwerks ist ein Kernelement der »Non-Violent Resistance«-(NVR)-Intervention. Für Familien, die vielen verschiedenen, oft traumatischen Stressfaktoren ausgesetzt sind, kann es jedoch besonders schwierig sein, ein Unterstützungsnetzwerk aufzubauen, weil sich die Eltern oft von Menschen in ihrem Umfeld kritisiert, delegitimiert oder bedroht fühlen. Es ist unbedingt notwendig, den Eltern zu helfen, ein sicheres Unterstützungsnetz aufzubauen, das sie schützt, anstatt sie kritischen, vorschreibenden oder kontrollierenden Interaktionen auszusetzen. Laut Jakob besteht der erste Schritt in der Arbeit mit Eltern und Kindern in diesen Familien oder in Pflegefamilien,

Adoptivfamilien oder Jugendheimen darin, ein sicheres Netzwerk zu schaffen, indem den Eltern und anderen Erziehenden geholfen wird, zwischen den Positionen zu unterscheiden, die andere Erwachsene einnehmen. Die Eltern bzw. anderen Erziehenden betrachten die unterstützenden Personen individuell und konzentrieren sich auf ihre eigenen Gefühle und Körperempfindungen, während sie sich vorstellen, mit diesen Personen über ihre Schwierigkeiten zu sprechen oder sie zu bitten, bei besonderen gewaltlosen Aktionen wie dem Sit-in anwesend zu sein. Auf diese Weise können die Eltern lernen, ihrer eigenen Wahrnehmung zu vertrauen und festzustellen, ob die andere Person auf eine Weise handelt, die emotional sicher und potentiell unterstützend ist, oder aber, obwohl vielleicht wohlwollend gemeint, kritisch-vorschreibend oder sogar Zwang ausübend und gefährlich. Die erste Kategorie wird den Kern des Unterstützungsnetzwerkes der Eltern oder anderer Erziehender bilden. Personen der zweiten Kategorie werden zu einer gemeinsamen Sitzung eingeladen, in der sie sich in die Situation der Eltern einfühlen können und deren Pläne zur Veränderung der Situation kennenlernen. Diese Erfahrung führt häufig zu einer Einstellungsänderung. Einige werden zu aktiven Unterstützern und Unterstützerinnen, während andere ihre kritische Haltung zumindest abschwächen. Was die Mitglieder der dritten Kategorie betrifft, so wird den Eltern geholfen, deren kontrollierenden und destruktiven Handlungen mit der Methodik des gewaltlosen Widerstands zu widerstehen.

Das Buch veranschaulicht auf inspirierende Weise, wie die Unterstützung der Eltern, deren Möglichkeit, sich auf wirksame, aber konsequent gewaltfreie Weise gegen die Angriffe anderer innerhalb oder außerhalb der Familie (einschließlich der Angriffe ihrer eigenen Kinder) zu wehren, sowie deren Selbstwert, Mut und Fähigkeit, sich selbst zu verankern und als Anker für ihr Kind zu dienen, systematisch steigert. Von besonderem Wert finde ich, wie Jakob uns hilft, ein Verständnis der Haltungen von Kolleginnen in den helfenden Berufen zu entwickeln und zur Veränderung der Haltungen beizutragen, wenn diese mitunter aus einer kritisch-vorschreibenden Perspektive heraus mit den Eltern interagieren.

Die zweite von Jakob entwickelte Anpassung besteht darin, einige zentrale Elemente der Neuen Autorität so zu verwenden, dass sie als eigenständige Form der Traumatherapie genutzt werden können. Traumatisierten Eltern oder anderen Bezugspersonen fällt es oft schwer, sich selbst emotional zu regulieren, wenn sie mit dem schwierigen Verhalten des Kindes konfrontiert werden. Durch die Provokationen des Kindes werden oft traumatische Erinnerungen an frühere Ereignisse wach, bei denen die Eltern bzw. Bezugspersonen die Selbstkontrolle völlig verloren haben. Der gewaltlose Widerstand hilft ihnen, mit dieser Herausforderung umzugehen. Ein Beispiel besteht darin, die Eltern dabei zu unterstützen, sich angesichts des bedrohlichen und aggressiven Verhaltens des Kindes auf die verkörperte Präsenz einer vertrauten Bezugsperson zu konzentrieren, und ihnen so zu ermöglichen, sich selbst zu regulieren, wenn sie Maßnahmen im gewaltlosen Widerstand ergreifen. Das Ergebnis ist, dass die meisten Eltern in die Lage versetzt werden, positive Handlungen wie z. B. das Sit-in erfolgreich durchzuführen, das dann als korrektive emotionale Erfahrung für sie selbst und ihr Kind dient. Die Besprechung der Erfahrung vor und nach dem Sit-in und das Hinzufügen von Bedeutungsebenen zu einer solchen Aktion ist ein wichtiges Element der Neuen Autorität in ihrer Verwendung als Traumatherapie. Diese Anpassung des gewaltlosen Widerstands umfasst einige der wirksamen Elemente anerkannter Formen der Traumatherapie, wie z. B.: kognitive und emotionale Vorbereitung, kontrollierte Exposition, die Schaffung eines sicheren Kontextes für Experimente und das Einüben von sensomotorischen Hinweisen, um die Selbstregulierung zu ermöglichen (Monson u. Shnaider, 2014).

Die dritte Anpassung betrifft die Notwendigkeit, den Sorgedialog zu erneuern, in dem die Eltern auf die von ihrem Kind artikulierten Bedürfnisse reagieren und der durch die Vermeidung der Eltern oder die Ablehnung der fürsorglichen elterlichen Botschaften durch das Kind behindert worden ist. Wenn die Eltern lernen, die erwartete Ablehnung in der Therapie zu ertragen und dabei ihre fürsorgliche Haltung beizubehalten, können sie sich wieder auf diesen Dialog einlassen. Jakob stellt viele Fälle vor, in denen spezifische, gezielte Beziehungsgesten, die auf bisher unerfüllte Bedürfnisse des Kindes eingehen, beziehungsstiftend auf Eltern und Kind wirken.

Die Aufzählung der drei wichtigsten Ergänzungen, die Jakob in die Neue Autorität eingebracht hat, wird dem Reichtum des Buches jedoch bei weitem nicht gerecht. Ich habe den gewaltlosen Widerstand immer als eine Methode betrachtet, die mit den Erfahrungen, dem Wissen und den Fähigkeiten eines Therapeuten, einer Beraterin oder eines Lehrers verbunden sein sollte. Dieses Buch ist eine wertvolle Lektion einer solchen Verbindung. Ich fand es sehr lohnend, zu sehen, wie Jakob die Erkenntnisse der narrativen Therapie und der lösungsorientierten Therapie, die Utilisierungstechniken von Milton Erickson und das sensible Verständnis von Jim Wilsons kindzentrierter Therapie nutzt, um die therapeutische Palette der Neuen Autorität zu bereichern. Besonders befriedigend waren für mich die spezifischen, höchst originellen Anwendungen der Unterstützergruppe, die sie zu einem unschätzbaren Werkzeug des gewaltlosen Widerstands als Traumatherapie macht.

Die detaillierte und systematische Darstellung der Prinzipien und Methoden lassen es fast zu, dieses Buch als Behandlungsmanual heranzuziehen. Man kann es auf jeden Fall nutzen, um systemisches Elterncoaching mit mehrfach belasteten Familien, Adoptiv- und Pflegefamilien und mit Erziehenden in Wohngruppen der stationären Jugendhilfe zu erlernen, durchzuführen und in einer Supervision einzusetzen. Und wenn unter den Leserinnen[1] jemand das Forschungsinteresse und den Mut haben sollte, auf der Grundlage dieses Quasibehandlungsmanuals eine empirische Studie zu entwickeln, würde sich sein Nutzen vervielfachen.

Wir werden manchmal gefragt, ob das systemische Elterncoaching eine traumainformierte Therapie sei. Dieses Buch zeigt, dass es viel mehr als das sein kann. »Dem Trauma Widerstand leisten« könnte sich nicht nur als ein wichtiger Beitrag zur Neuen Autorität erweisen, sondern darüber hinaus auch als ein Meilenstein in unserer Fähigkeit, komplexe Traumata bei Einzelpersonen und Familien zu verstehen und zu behandeln.

---

1 Männliche und weibliche Geschlechterformen werden in diesem Buch abwechselnd verwendet.

Einführung: Traumaorientierte Arbeit mit Neuer Autorität

Als eine Heran- und Einführung dient dieser Abschnitt, der die traumaorientierte Arbeit mit Neuer Autorität vorstellt. Ausgehend vom Verfahren des Elterncoachings, wird gewaltloser Widerstand als Therapeutikum für traumatische Belastung diskutiert, das Phänomen der Entfremdung betrachtet und abschliessend werden Perspektiven für das Elterncoaching entwickelt.

Elterncoaching mit gewaltlosem Widerstand als Ansatz zur Bewältigung traumatischer Belastungen

»Elterncoaching wäre zwar indiziert – aber die Mutter ist viel zu traumatisiert!« Mit diesen Worten stellt mir der Psychiater eine Familie vor, die er an mich als »Gewaltexperten« überweisen möchte. Ohne Zweifel bringt dieser erste Satz unseres Telefongesprächs seine besten Absichten zum Ausdruck. Gleichzeitig birgt er aber auch eine ganze Reihe unhinterfragter Vorannahmen über Trauma, die Mutter, die Familie, den Ansatz des systemischen Elterncoachings, unsere fachliche Beziehung und mich als Therapeuten.

Wie wirken diese Art der unsichtbaren Annahmen, die zwar mitenthalten sind, aber weder dem Sprecher noch zunächst dem Zuhörer deutlich werden, auf mich? Ein Gefühl der Hilflosigkeit und selbstzweifelnde Gedanken stellen sich sogleich ein: Ob ich wohl den Herausforderungen dieses Falles gerecht werden kann? Eine Verärgerung regt sich, die mir unangenehm ist, weil ich mit dem Psychiater befreundet bin; das Gespräch fällt infolgedessen recht wortkarg aus. Diese Reaktion kenne ich von mir; sie schwächt sich in aller Regel sehr bald ab. Dieser Austausch sagt jedoch viel darüber aus, wie sich unsere Sprachgepflogenheiten besonders im Berufs-, aber auch im Lebensalltag darauf auswirken, was emotional und kognitiv, auf der körperlichen und auf der Verhaltensebene in uns und zwischen uns vor sich geht, wenn wir uns mit dem Thema Trauma beschäftigen. Zuallererst wird deutlich, dass hier ein sogenanntes regressives

Narrativ eingeführt worden ist: eine Geschichte, die eine Familie auf statische Weise beschreibt, eine ausschließlich problemfokussierte Momentaufnahme. Eine solche Geschichte lässt wenig Erzählraum für konstruktive Veränderung und wirkt sich unmittelbar entmutigend auf den Therapeuten – auf mich – aus.

Falls das regressive Narrativ der Familie und ihrer Traumaerfahrung zum Leitnarrativ der Intervention wird, innerhalb derer wir Wirklichkeit konstruieren, können wir wichtige Fragen hinsichtlich des Therapie- oder Beratungsverlaufs stellen:
- Wie stellt sich die Therapeutin auf die Eltern eines Kindes ein, wenn sie unhinterfragt die Sichtweise übernimmt, die der erste Satz des Überweisenden impliziert?
- Welche Fragen stellt der Berater? Und, ebenso wichtig: Welche Fragen stellt er nicht?
- Was vermittelt die Körpersprache einer Fachkraft in der stationären Jugendhilfe den Eltern oder den Erzieherinnen in der Gruppe, wenn es um die Chancen der Rückführung des Kindes in die Herkunftsfamilie geht?
- Wie wirkt sich all das zuvor Aufgezählte auf die Fähigkeit der Eltern aus, sich positive Veränderungen in der Beziehung zum Kind und im Kindesverhalten vorstellen zu können?
- Wie wirkt sich das wiederum auf die Fachkraft aus, wenn es darum geht, im Therapie- oder Beratungsverlauf bzw. in der Elternarbeit Hoffnung zu schöpfen und eine Selbstwirksamkeitserwartung zu entwickeln?
- Wie beeinflusst das regressive Narrativ von der Familie mit der »viel zu traumatisierten Mutter« das Elternbild von Erziehern oder anderen Fachkräften und ihre Vorstellungen von der möglichen zukünftigen Beziehung zwischen Eltern und Kind?
- Was bedeutet die Geschichte für die Zukunft des Kindes selbst?

Es ist wichtig, sich nicht entmutigen zu lassen, sondern stattdessen Mut zu entwickeln und Zuversicht zu schöpfen. Ein erster Schritt kann sein, die unsichtbaren, unhinterfragten Annahmen über die »traumatisierte Mutter« ans Tageslicht zu fördern, um dann später eine Entwicklungsgeschichte ins Leben zu rufen – ein Leitnarrativ, das von Veränderungsmöglichkeiten erzählt, veränderungsgerichteten Handlungen eine positive Bedeutung zumisst und intrapsychische wie zwischenmenschliche Stärken, Ressourcen und Resilienz hervorhebt.

Als Verpackung, die entmutigende Annahmen unsichtbar macht, können wir den Satz des Psychiaters im Sinne Derridas (1989) dekonstruieren, ihn Stück für Stück auseinandernehmen. Der Psychiater benutzt im Eingangssatz »Trauma« nicht einfach als Hinweis auf die vermutlich vielen Verletzungen, die die Mutter erfahren haben mag, und die ganz spezifischen Verletzungsfolgen, mit denen sie im Hier und Jetzt zu tun hat, oder darauf, wie es ihr gelingt, weiterzuleben und auch mitunter konstruktiv zu handeln. Stattdessen wird hier der Traumabegriff zu etwas Festgeschriebenem, zu etwas, das in der Philosophie ein »Ding an sich«[2] genannt wird: ein Gegenstand, dessen Existenz unabhängig von der Perspektive der Beobachtenden feststeht. »Trauma« wird damit zum Wesenszug oder Persönlichkeitsmerkmal der Mutter erklärt, die nunmehr »so ist« und deshalb »nicht kann«.

Gehen wir aber zu einer Wortverwendung über, in der Trauma nichts Festgeschriebenes ist, verändert sich sofort unsere Position der Mutter und damit ihrem Kind gegenüber. Wir sind nun nicht mehr Wissende um ihr Trauma, sondern werden zu interessierten Beteiligten. Neugier und wohlwollendes Suchen nach Verständnis nehmen den Platz der vorhergehenden zuschreibenden Betrachtung der Mutter ein. So können sich neue Fragen auftun:

- Welche Verletzungen wurden und werden ihr zugefügt?
- Wie hat sie sich gewehrt und Widerstand gegen Gewalt und Ungerechtigkeit geleistet?[3]
- Was sagt das über ihre potentielle Fähigkeit aus, sich und ihr Kind vor Übergriffen zu schützen und die Integrität der eigenen Familie zu wahren?
- Wie hat sie ihr Kind in der Vergangenheit vor Übergriffen geschützt, auch wenn das oft nicht deutlich war oder gewürdigt wurde?
- Welche Anzeichen der Heilung von den Traumafolgen zeigen sich bei ihr, bei ihrem Kind, in der Beziehung zu ihrem Kind?
- Wie kann sie die Methoden des gewaltlosen Widerstands nutzen, um die Spuren der Gewalt in ihrem Leben und dem ihres Kindes noch weiter zu tilgen?
- Wie verändert sie sich selbst im Zuge dieses Prozesses?
- Wie wird sich dieser Prozess auf die Heilung der erlittenen Verletzungen auswirken – bei ihr und bei ihrem Kind?

Manchen Leserinnen werden solche Fragen bekannt vorkommen. Sie erinnern an das Repertoire der lösungsorientierten Praxis und der narrativen Therapie von Michael White und David Epston. Als neues Element kommt im traumabezogenen Beratungs- und Therapiekonzept, das dieses Buch beschreibt, das Elterncoaching mit dem gewaltlosen Widerstand hinzu (Omer u. von Schlippe, 2010).

---

2 Vgl. Immanuel Kant (1986).
3 Alan Wade (1997) erzählt mit seinen Klienten zusammen deren Lebensgeschichte als Geschichte des Widerstands gegen Gewalt und Ungerechtigkeit neu und schreibt dem Widerstand dabei eine heilende Wirkung zu.

Mit der Dekonstruktion des klassischen psychiatrisch-psychologischen Traumabegriffs wird der Eingangssatz des überweisenden Psychiaters zum Stab, mit dem wir wie im Hochsprung viele der Hindernisse, die sich Eltern, Kindern und Erziehenden bei der Genesung von Traumata in den Weg stellen, überwinden können. Wir können Eltern selbst von den erlittenen Verletzungen berichten lassen, wie sie überlebt und Widerstand geleistet haben, wo es ihnen gelingt, als Eltern und auch sonst im Leben selbstbestimmt und konstruktiv zu handeln, welche Bahnen der Heilung von Traumata sie mit ihren Kindern beschreiten, wie ihre Zukunft aussehen soll. Das soll nicht heißen, dass Veränderungsprozesse immer einfach sind; die Verletzungen von Eltern und Kindern, welche erschütternde Erfahrungen wie etwa Partnergewalt, emotionale Misshandlung oder sexuelle Gewalt und Kindesmissbrauch gemacht haben, sitzen oft sehr tief.

Der Hochsprung will gekonnt sein, er erfordert Disziplin, Übung, Ausdauer, Ermutigung, eine geeignete Methodik und ein solides soziales Netzwerk, das speziell zur Unterstützung der Familie aufgebaut wird. Es ist hier die Unterstützung einer handelnden Gemeinschaft um die Familie, Pflegefamilie oder Heimgruppe herum gefragt[4]. All dies zu fördern, wird zur Aufgabe des traumabezogenen Elterncoach; nichts kann vorausgesetzt werden. Gerade da, wo kontrollierendes, aggressives, abwertendes oder abweisendes Verhalten von Kindern oder Jugendlichen alte Wunden bei Eltern wie bei ihnen selbst aufreißt und Erziehenden neue Wunden zuzufügen droht, soll dieses Buch dem Therapeuten, der Beraterin und der Fachkraft im Pflegekinderwesen oder der stationären Jugendhilfe neue Möglichkeiten eröffnen, ihren Klientinnen zur Überwindung ihrer Traumaerfahrungen zu verhelfen.

Das Beispiel des überweisenden Psychiaters verdeutlicht ein wichtiges Prinzip: Damit Traumaverletzungen von Eltern wie auch der sich aggressiv oder auf andere Weise schädigend oder selbstschädigend verhaltenden Kinder oder Jugendlichen heilen können, bedarf es eines sozialen Umfeldes, das emotional sicher ist, in dem der Glaube an die Veränderungsfähigkeit aller kommuniziert wird, das die Selbstwirksamkeit der Eltern und Erziehenden und das persönliche Wachstum des Kindes anerkennend wahrnimmt.

---

4   In diesem Band ist von allen Familien oder familienähnlichen Gruppen die Rede, in denen Kindererziehung stattfindet. Meist wird von der Familie die Rede sein, oft aber auch von der Heimgruppe oder der Pflegefamilie. Die geschilderten Prinzipien und Methoden der traumafokussierten Arbeit beziehen sich auf all diese Gruppen von engen Bezugspersonen. Folglich ist auch abwechselnd von Eltern und Erzieherinnen usw. die Rede. Wenn nicht unmittelbar aus dem Text hervorgeht, dass es sich nur um Eltern oder um Pflegeeltern oder Erzieher handelt, beziehen sich die Begriffe auf alle Erwachsenen, die in die Kindererziehung involviert sind.

Wie psychosoziale Fachkräfte wirksam zur Entstehung eines solchen konstruktiv handelnden sozialen Umfeldes beitragen können, das der Familie bzw. Wohngruppe hilft, zu einem heilsamen Ort für die Genesung von Traumafolgen zu werden, wird im *ersten Teil* dieses Bandes beschrieben. Die Frage ist also nicht: »Kann bei schwer traumatisierten Eltern und Kindern mit systemischem Elterncoaching und Neuer Autorität gearbeitet werden?«, sondern vielmehr: »Wie kann systemisches Elterncoaching dazu beitragen, dass Eltern und Kinder ihre Traumabelastung überwinden?«

Gewaltloser Widerstand als Therapeutikum?

Das Omersche Konzept der Neuen Autorität entspringt den Traditionen des gesellschaftspolitischen gewaltlosen Widerstands der großen Befreiungsbewegungen des indischen Subkontinents und der amerikanischen Bürgerrechtsbewegung. Anders als das kriegerische Handeln, das auf die Vernichtung oder zumindest Entkräftung und Entmachtung des Gegners ausgerichtet ist, betrachtet der gewaltlose Widerstand andere Menschen oder Bevölkerungsgruppen nicht als Feinde. Angriffsziel ist stets die Gewalt, das kontrollierende Verhalten, die Unterdrückung und Entwürdigung von Menschen an sich. Das Aufbegehren richtet sich gegen jene Einstellungen, gesellschaftlichen Diskurse und institutionellen Benachteiligungs- oder Gewaltstrukturen, welche Misshandlung legitimieren. Der gewaltfreie Widerstand vermeidet damit jede Täter-Opfer-Dichotomie; alle sind Opfer von Gewalt legitimierenden Diskursen und Strukturen, auch diejenigen, die sie ausüben.

Leitfiguren des gewaltlosen Widerstands wie Mahatma Gandhi, Martin Luther King und Rosa Parks externalisierten das Problem im Sinne von White und Epston – es existiert außerhalb der Personen, die unterdrücken (die in der Sprache der Neuen Autorität *kontrollierendes Verhalten* zeigen) oder unterdrückt werden (in der Neuen Autorität all jene, die von kontrollierendem Verhalten betroffen sind).

Mit dem gewaltlosen Widerstand eröffnen sich neue Veränderungshorizonte: Wenn ich mich gegen gewaltermöglichende Einstellungen des Kindes zur Wehr setze, nicht aber gegen das Kind als Person, handle ich sowohl in meinem eigenen Interesse als auch in dem des Kindes. Mit deeskalierendem Verhalten kann ich dem eigenen Gewaltpotential etwas entgegensetzen; mit Aktion statt Reaktion kann ich die eigene Duldungshaltung gegenüber kontrollierendem Verhalten überwinden. Ich lerne dabei vieles über mich selbst und andere, werde zunehmend handlungsfähiger und entwickle Selbstwirksamkeitserfahrung.

Beide, Unterdrücker wie Unterdrückte, *verändern sich als Person* im Prozess des gewaltlosen Widerstandes. Gene Sharp (2008), der intensiv zu gewaltfreiem politischen Handeln geforscht hat, spricht von der »Konversion des Gegners«. Er geht davon aus, dass eine persönliche Einsicht in das Unrecht des eigenen Tuns als Folge gewaltfreier Aktionen schließlich zu Verhaltensänderungen bei vielen Menschen führen könne, die sich bisher an Unterdrückung und Diskriminierung beteiligt hätten.

Wenn wir an Eltern oder Erziehende denken, die sich der Arbeit mit Neuer Autorität verpflichten, können wir uns fragen: *Wie* verändern sich Menschen als Person dadurch, dass sie Widerstand leisten?

Rosa Parks, die Initiatorin des Busboykotts von Montgomery vom Dezember 1955 bis Dezember 1956, der sich gegen die Rassentrennung in den Südstaaten der USA richtete, ging davon aus, dass mit der Entschlossenheit, zu handeln, und dem Wissen darum, was getan werden müsse, die Angst zurückgehe (Reed u. Parks, 1995). Während Omer ebenso wie Gandhi selbst oft von Mut spricht, geht es hier nicht darum, Mut als Voraussetzung zum Handeln in der Neuen Autorität[5] anzunehmen, sondern darum, das *Ermutigen* der Eltern durch das anwachsende Netz von Unterstützern, die fortwährend die Botschaft vermitteln: »Du bist nicht allein. Wir stehen dir bei. Was können wir tun?« Mit wachsender Handlungskompetenz und Selbstwirksamkeitserfahrung der Eltern, mit ihrer zunehmenden Bereitschaft, sich bisher angstauslösenden Situationen mit ihrem Kind zu stellen, wachsen Entschlossenheit und Mut, die Angst geht dabei zurück.

Der selbst versklavte und spätere Aktivist gegen die Sklaverei, Frederick Douglass (1845/2003), hielt in einem Faustkampf seinen Sklavenhalter davon ab, ihn auszupeitschen. Er erlebte dies als eine psychisch transformierende Erfahrung, trotz der tödlichen Gefahr, in die er sich damit begab:

»Dieser Kampf [...] entfachte die schon fast erloschene Glut der Freiheit in mir und ich wurde mir des eigenen Mannseins wieder bewusst. Er brachte das längst verschwundene Selbstvertrauen wieder ans Tageslicht und löste in mir den unbedingten Willen aus, frei zu sein. Mein gebrochener Geist erhob sich, die Feigheit verschwand und ein kühner Trotz nahm ihren Platz ein, und ich war nun entschlossen, dass die Zeit, in der ich in der Realität ein Sklave war,

---

5 Im englischsprachigen Raum wird der von Haim Omer entwickelte Ansatz als »Non-Violent Resistance (NVR)«, also als gewaltloser Widerstand bezeichnet, wohingegen im deutschsprachigen Raum meist Neue Autorität als Bezeichnung gewählt wird. Ich halte Neue Autorität für ein Konstrukt innerhalb des Omerschen Ansatzes des gewaltlosen Widerstands, der meines Erachtens weit über die pädagogische Dimension hinausgeht. Der deutschen Sprachgepflogenheit folgend verwende ich jedoch abwechselnd gleichbedeutend beide Begriffe, die in diesem Buch jedoch eine über das Pädagogische weit hinausgehende Bedeutung haben.

endgültig vorbei war, wie lange ich auch nach außen hin noch ein Sklave sein mochte« (S. 69, Übers. P. J.).

Es besticht, dass Douglass sein inneres Erleben mit der *Realität* seiner Existenz gleichsetzt – er ist aufgrund seiner inneren Veränderung kein Sklave mehr, auch wenn er weiterhin nach außen versklavt bleibt. Eindrucksvoll schildert er, wie sein Widerstandshandeln die Verinnerlichung seiner Unterdrückung in der Sklaverei auflöste, wie er seine Furcht überwand und Mut, Zuversicht, Entschlossenheit und Selbstvertrauen dadurch entwickelte, dass er sich zur Wehr setzte – und dies unabhängig von seinen äußeren Lebensumständen. Die Formulierung, dass sich sein »gebrochener Geist erhob«, legt nahe, dass Douglass die Veränderung, welche mit seinem Widerstandshandeln einherging, als heilend erlebte. Dass er sich durch sein Handeln »des eigenen Mannseins wieder bewusst« wurde, spricht von der empfundenen Wiederherstellung seiner Menschenwürde.[6]

Die Beispiele von Rosa Parks und Frederick Douglass lassen uns ahnen, welche Möglichkeiten der Neuen Autorität innewohnen können: Gewaltloser Widerstand kann zum Therapeutikum für Kernmerkmale von Trauma wie Angst, Hilflosigkeit und verinnerlichte negative Zuschreibungen an die eigene Person werden. Eine traumaorientierte Arbeit mit Neuer Autorität kann meiner Erfahrung nach erfolgversprechend zur Reduzierung oder sogar Überwindung von Traumafolgen bei Eltern oder von sekundären Traumafolgen bei anderen Erziehenden eingesetzt werden. Der ausgeübte Widerstand kann zur Verbesserung des Selbstwertgefühls der Eltern ebenso wie zur Reduzierung spezifischer Symptome traumatischer Belastung beitragen, die sich in sogenannten Störungsbildern wie etwa der Posttraumatischen Belastungsstörung, der Borderline Persönlichkeitsstörung[7], der Depression oder dem Burnout manifestieren. Gerade Letzteres ist eine häufig bei Erzieherinnen anzutreffende Befindlichkeit.

Es bedarf jedoch ganz spezifischer Anpassungen der Methodik des gewaltlosen Widerstandes, damit traumaerfahrene Eltern und vom Trauma betroffene Erziehende nicht etwa noch zusätzlich belastet werden, sondern im Gegenteil in der eigenen Genesung von Traumafolgen Fortschritte erzielen können. Sie werden im *zweiten Teil* dieses Bandes vorgestellt.

---

6 Im Zeitalter der Sklaverei und bis in die Mitte des 20. Jahrhunderts war es vor allem in den Südstaaten der USA bei weißen Amerikanern üblich, »schwarze« Männer entwürdigend mit »Boy« und »schwarze« Frauen mit »Gal« anzusprechen.

7 Bereits Herman (1992/2018) kritisierte den diagnostischen Begriff der Borderlinestörung als frauenfeindliches Konstrukt, das die am Menschen ausgeübte Gewalt, also die sozialen Bedingungen des Verstörtseins außer Acht lässt.

Posttraumatische Belastungsstörung oder »Common Shock«[8]?

Bei 38 % der Fälle, die in einem Jahr für das Elterncoaching mit gewaltlosem Widerstand an die kinder- und jugendpsychiatrische Ambulanz der englischen Stadt Birmingham überwiesen wurden, handelte es sich um sogenannte mehrfachbelastete Familien (Freeman et al., 2013): Familien, in denen Menschen über Jahre und mitunter Generationen hinweg Partnergewalt, emotional kontrollierendes Verhalten, sexuelle Gewalt, Kindesmisshandlung oder sexuellen Kindesmissbrauch erfahren haben, oft in Verbindung miteinander. In Familien mit solch hohen Raten aversiver, das heißt mit Gewalt und Feindseligkeit verbundener Kindheitserfahrungen, oft schon bei den Eltern selbst, besteht ein hohes Risiko von Drogen- oder Alkoholkonsum, die anfänglich der Selbstmedikation dienen. Soziale und ökonomische Benachteiligung, die Benachteiligung von Angehörigen ethnischer Minderheiten und Rassismus verschärfen die Belastungslage weiter.

Wie van der Kolk (2016) in Bezug auf die USA ausführt, »geschieht Trauma auch bei uns«, ist also ein Alltagsgeschehen im sozialen Nahraum: 20 % aller Amerikanerinnen und Amerikaner haben als Kind irgendeine Art sexuellen Missbrauchs erlebt; 25 % wurden so sehr von Eltern geschlagen, dass am Körper Spuren zurückblieben. In einem Drittel aller Paarbeziehungen kommt Partnergewalt vor; ein Viertel aller Befragten wachsen mit Verwandten auf, die schwere Alkoholprobleme aufweisen, und jeder Achte hat erlebt, wie die eigene Mutter geprügelt oder geschlagen wurde.

Die klassische Diagnose der posttraumatischen Belastungsstörung, die sich an einer ganz spezifischen Symptomatik sowie an Erlebnissen orientiert, die als existenziell bedrohlich empfunden wurden, erfasst die Vielfalt schwerer Verletzungen in zwischenmenschlichen Beziehungen jedoch nicht.

Eine besondere Art der Verletzung, die wir bei kontrollierendem Kindesverhalten feststellen, kommt zustande, wenn Erwachsene sich im Erziehungsgeschehen dauerhaft als hilflos und unwichtig erleben. Sie fühlen sich innerlich zerrissen und erleben ihre sozialen Beziehungen, auch die mit Menschen außerhalb der Kernfamilie, als bruchstückhaft. Aus diesem Grund wird in diesem Buch der Begriff der elterlichen Löschungserfahrung (Dulberger, Fried u. Jakob, 2016; Beckers, Jakob u. Schreiter, 2021) genutzt, der soziales Vermeidungsverhalten bei Bewusstseinszuständen intrapsychischer Trennungs- bzw. Auflösungserfahrung beschreibt. Diese Bewusstseinszustände gehen mit der Verringerung von Präsenz im Beziehungsgeschehen zwischen Eltern und Kind einher.

---

8   Siehe Glossar.

Der historisch gewachsene psychologische und psychiatrische Traumabegriff kann hinterfragt werden. Die diesem Begriff zugrunde liegende Individualisierung von Trauma folgt einer medizinischen Vorstellung, derzufolge traumatisches Erleben dem Menschen als Persönlichkeitseigenschaft innewohnt: »Bei der Definition der Person hat die Psychologie der Neuzeit eine Haltung des Besitzindividualismus eingenommen« (Macpherson, 1962, zit. nach nach Lannamann u. McNamee, 2020, S. 332, Übers. P. J.) »Als in sich geschlossenes Individuum betrachtet, wird die Person zu einem Speicher von internalisierten, körpergebundenen, persönlichen Eigenschaften und psychischen Zuständen, einschließlich der traumatischen Neurose« (S. 332). Diese Individualisierung von Trauma kann bedeuten, dass eine Art Opfergeschichte entsteht, die in Fachkreisen über die Person erzählt wird, ohne dass die Betroffene selbst einen Einfluss darauf hat, wie sie in diesem Narrativ beschrieben wird – sie hat, buchstäblich und im übertragenen Sinne, »keine Stimme«. Es gibt Parallelen zwischen der Art von Geschichte des Opfers, die Misshandelnde erzählen, und den von gesellschaftlich autorisierten Fachkräften gebildeten psychologisch-diagnostischen Narrativen: »Beide Erzählstränge beinhalten Zuschreibungen persönlichen Mangels, haben eine hierarchisch übergeordnete, fremde Autorenschaft, bieten wenig oder keinen Erzählraum für positive Wesenszüge und Ressourcen der Klientin« (Jakob, 2021, S. 11).

Um Trauma in seinen sozialen Kontexten verstehen und Narrative von Eltern, Kindern, Jugendlichen und Erziehenden entwickeln zu können, die Erzählraum für individuelle und zwischenmenschliche Kraftquellen, Resilienz, persönliches und systemisches Wachstum schaffen, wird in diesem Buch Trauma im Sinne Weingartens (2003) als »Common Shock«, als allgemeiner Schock verstanden. Weingarten geht davon aus, dass Gewalt im weitgefassten Sinn für uns alle eine indirekte oder direkte Alltagserfahrung ist. Oft, aber nicht immer wird diese Erfahrung als existenziell bedrohlich empfunden, doch immer stellt sie in irgendeiner Weise einen Angriff auf unsere oder auf die Integrität anderer Menschen dar. Wir werden Zeugen körperlicher bzw. psychischer Verletzung; Gewalterfahrungen untergraben die Menschenwürde. Ausgangspunkt für die Heilung von traumatischer Verletzung, die auf individueller und sozialer Ebene stattfindet, ist bei Weingarten die Wiederherstellung der Menschenwürde durch das anteilnehmende Bezeugen anderer, während der Mensch *selbst die eigene Opfergeschichte erzählt*. Meiner Erfahrung nach ermöglicht diese Wiederherstellung der Menschenwürde es den Klientinnen oft erst, sich zum Widerstand berechtigt zu fühlen.

Noch eine weitere Form des Bezeugens kann zur Genesung von Trauma beitragen – ich bezeichne sie als anerkennendes Bezeugen. Neue Widerstandsnarrative können sich entwickeln, wenn sich Eltern oder Erziehende in der Neuen Autorität gegen Gewalt zur Wehr setzen, sei es Gewalt durch das Kind oder sei es Gewalt im weiteren sozialen Umfeld, und sich dabei Unterstützung von anderen holen. Diese Narrative öffnen Erzählraume für das Bezeugen von Selbstwirksamkeit und von gemeinschaftlicher Wirksamkeit. Die empfundene Glaubwürdigkeit eines solchen Widerstandsnarrativs vergrößert sich, wenn sie wie in folgendem Fallbeispiel eng mit der Erinnerung an die konkrete Handlung verknüpft ist:

Die Mutter Birgit berichtet stolz und gleichzeitig nachdenklich: »Wir haben miteinander Erik [dem Sohn] eine Ankündigung gemacht, dass wir seine Gewalthandlungen nicht mehr akzeptieren werden. Es war anders als sonst. Ich habe nicht geschrien oder geschimpft. Ich habe mich aber auch nicht entmutigen lassen, sondern bin ernst und beharrlich geblieben. Ich habe mich selbst respektiert, aber ihn auch. Ich weiß nicht, ob ich das ohne Jill [Birgits Freundin, die als Zeugin fungierte] geschafft hätte.«

Das Erleben von Selbstwirksamkeit, zunächst im aktiven Widerstand gegen Gewalthandlungen, später aber auch bezüglich der Vorstellung, in Zukunft auf die psychische Not des Kindes eingehen zu können, kann wiederum die Grundlage dafür schaffen, dass Eltern mit Traumaerfahrung oder sekundär betroffene Erziehende zu anteilnehmenden Zeugen der Not jener Kinder werden, die gewalttätiges Verhalten zeigen und ihrerseits schwere Misshandlungserfahrungen gemacht haben. Sie können diesen Kindern dazu verhelfen, ihre Menschenwürde wiederzuerlangen, und die Überzeugung zurückzugewinnen, dass das erziehende Handeln von Bedeutung ist.

Das Konzept des Mattering (Marshall u. Lambert, 2006; siehe Glossar) beschreibt das im sozialen Kontext erworbene, subjektive Empfinden, für den anderen bedeutsam und von Belang zu sein. Für Eltern und Erziehende ist es meines Erachtens ein zentrales Bedürfnis, eine Rolle im Leben ihrer Kinder zu spielen (vgl. Beckers et al., 2021). Wie sie dieses Gefühl (wieder) entwickeln können – auch vor dem Hintergrund eigener Traumaerfahrungen –, davon handelt der *dritte Teil* dieses Buches.

Von der Entfremdung zum Dialog

»Psychisches Trauma ist das Leid der Ohnmächtigen. Das Trauma entsteht in dem Augenblick, wo das Opfer von einer überwältigenden Macht hilflos gemacht wird. [...] Üben andere Menschen diese Macht aus, sprechen wir von

Gewalttaten. Traumatische Ereignisse schalten das soziale Netz aus, das dem Menschen gewöhnlich das Gefühl von Kontrolle, Zugehörigkeit zu einem Beziehungssystem und Sinn gibt« (Herman, 1992/2018, S. 53). Herman verdeutlicht hier die psychische Verletzung der sozialen Entfremdungserfahrung, die vor allem als Folge zwischenmenschlicher Gewalt entstehen kann. Sie spricht auch den empfundenen existenziellen Sinnverlust an, der mit dieser Entfremdungserfahrung einhergeht.

Gewalthandlungen und andere kontrollierende oder selbstschädigende Verhaltensweisen von Kindern und Jugendlichen werden von Eltern oft als Fortsetzung früherer Misshandlungen erlebt. Diese Handlungen führen häufig zu schmerzlichen Entfremdungserscheinungen in Herkunfts-, Adoptiv- und Pflegefamilien oder in stationären Wohngruppen, ohne dass die Beteiligten nachvollziehen können, wie es dazu gekommen ist: »Traumatisierte Menschen fühlen sich extrem verlassen, allein und ausgestoßen aus dem lebenserhaltenden Rahmen von menschlicher und göttlicher Fürsorge und Schutz« (S. 78).

Die Empfindung der Isolation, das Fehlen des Zugehörigkeits- und Zusammengehörigkeitsgefühls äußert sich in den Erwachsenen-Kind-Beziehungen oft in aggressiver Eskalation, Abwertung, Zurückweisung, persönlichem Rückzug und Vermeidungsverhalten. Die Entfremdung zwischen Eltern und Kind steht oft dem Erkennen kindlicher Not im Wege. Unbefriedigte Grundbedürfnisse, die mir in der Arbeit mit Kindern mit Misshandlungserfahrung begegnen, besonders auch solchen, die sich kontrollierend verhalten[9], sind: das Bedürfnis nach Schutz und Sicherheit, nach altersgerechter Autonomie und Selbstbestimmung, nach Zugehörigkeit und nach einem kohärenten und ausreichend positiven Bindungsnarrativ, also einem Narrativ der Familie (im weitesten Sinn) und des Selbst, mit dem sich das Kind verbunden, behütet und wohl fühlt (Jakob, 2015, 2019).

Jim Wilson (1998/2018) hat die kindzentrierte Praxis in die systemische Therapie eingeführt. Aus dialogischer Sicht postuliert er, dass der Erwachsene eher in der Lage sei, »die Stimme der Not« im jungen Menschen zu hören, wenn er sich so positioniere, dass er einen Fokus auf das Kind entwickeln könne. Allerdings werden sich Erzieherinnen in Wohngruppen, die sich psychologisch und mitunter auch physisch in einer Opferposition befinden, ebenso schwer tun, eine auf das Kind ausgerichtete Position einzunehmen, wie Pflegeeltern,

---

9 Verbalaggressives, grenzüberschreitendes und physisch aggressives Kindesverhalten ist in der Forschungsliteratur oft als »kontrollierendes Verhalten« beschrieben worden (vgl. Patterson, DeBaryshe u. Ramsey, 1989; Eddy, Leve u. Fagot, 2001). Es geht hierbei in erster Linie um die *Funktion* des aggressiven Verhaltens, dass sich Eltern und Geschwister aufgrund der erlebten Bedrohung dem sich problematisch verhaltenden Kind unterordnen.

die sich wie »gelöscht« oder »ausradiert« fühlen und glauben, dass sie für das Kind keine Rolle spielen, oder Eltern, die durch die Misshandlungen ihres Kindes an frühere Misshandlungen erinnert werden, sich entmenschlicht fühlen und Bevormundung durch Fachleute und Mitglieder ihrer weiteren Familie oder Gemeinschaft erleben.

Wenn man sich durch aggressives, abwertendes oder zurückweisendes Verhalten verletzt oder bedroht fühlt, ist es schwierig, sich auf die Bedürfnisse des Kindes zu konzentrieren, vor allem dann, wenn das Kind diese Bedürfnisse gar nicht klar artikuliert. Dem Therapeuten wird es nicht gelingen, die Eltern beim Erwerb einer Position zu unterstützen, bei der sie sensibel auf das Kind einzugehen vermögen, wenn er für den therapeutischen Prozess auf die Kooperation des Kindes angewiesen ist: Viele Jugendliche, die hoch aggressives oder selbstzerstörerisches Verhalten zeigen, werden sich weigern, zur Therapie zu kommen, oder wenn sie es doch tun, werden sie diese nur selten dazu nutzen, das eigene Problemverhalten aufzugeben. Aus diesen Gründen ist der anhaltende Widerstand der Bezugspersonen gegen problematisches Verhalten des Kindes und gegen dominantes Verhalten anderer Erwachsener von zentraler Bedeutung für das Wohlergehen ebendieses Kindes. Ihr Widerstand dient dem Selbstschutz und der Erreichung des Ziels, sich auf eine Weise zu positionieren, in der sie ihr Augenmerk auf die Bedürfnisse des Kindes richten können.

Wenn Eltern und Erziehende angesichts von gefährlichen bzw. schädigenden Verhaltensweisen des Kindes zunehmend auf eine nichtverletzende Weise Stärke zeigen und empfinden, können sie eine Ankerfunktion ausüben, die wiederum dem Kind eine größere Bindungssicherheit gewährleistet (Omer, 2013). In diesem Buch ergänze ich das Konzept der elterlichen Ankerfunktion um den Fokus auf das Kind und beschreibe, wie sie besonders im Hinblick auf Kinder und Jugendliche mit aversiver Vorerfahrung erfüllt werden kann.

Wird mit der elterlichen Ankerfunktion die Voraussetzung für ein wachsendes Sicherheitsgefühl im Kind geschaffen, eröffnet sich eine neue Dimension der Annäherung zwischen dem Erwachsenen und dem Kind, die beide Traumata erfahren haben. In der zwischenmenschlichen Erfahrung, für das Kind von Belang zu sein, können Erwachsene ihre Selbstwirksamkeit als *Fürsorgende* wiedererlangen. Es kann Hoffnung dafür aufkeimen, dass Eltern und Kind in einem sorgenden Dialog zueinander finden, ein Dialog, der auch dem Kind hilft, von traumatischer Verletzung zu heilen. Mit dieser Annäherung zwischen dem Erwachsenen und dem Kind beschäftigt sich der *vierte Teil* des Buches.

Von außen nach innen: Die Bewegung durch die Systemebenen

Die Therapeutin, der Berater oder die pädagogische Fachkraft[10] bewegt sich in unterschiedlichen Feldern, wenn sie oder er auf kompetente Weise traumabezogen mit Neuer Autorität arbeiten will. Abbildung 1 veranschaulicht diese sozialen Felder.

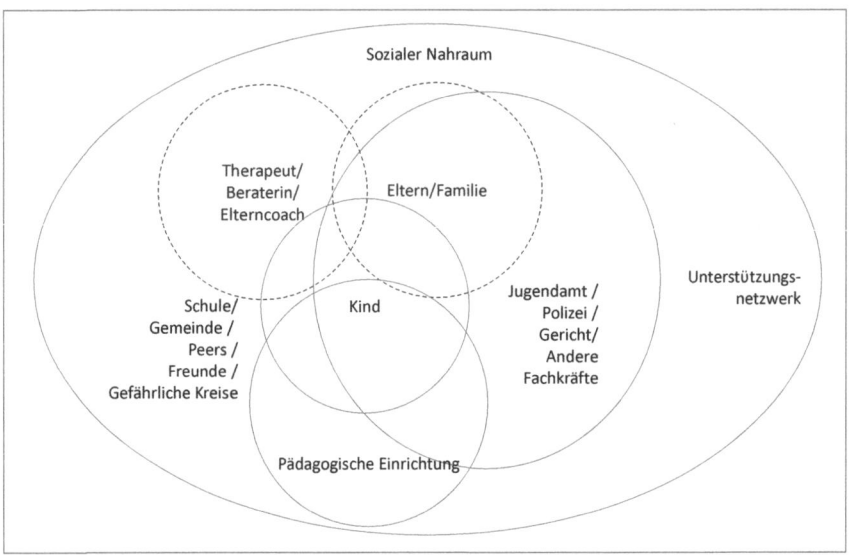

Abbildung 1: Soziale Felder

Anstatt sich im Elfenbeinturm des Therapiezimmers mit der immergleichen Person, mit der Dyade zwischen Mutter oder Vater und Kind zu befassen, berücksichtigt der traumainformierte Elterncoach alle sozialen Bereiche, die für die Heilung traumatischer Verletzungen relevant sind, unabhängig davon, in welcher Art von Organisation oder mit welchem Auftrag er arbeitet. Um sich in dieser zunächst verwirrenden ökosystemischen Vielfalt zurechtzufinden, kann die Beraterin zunächst einmal zwischen drei Systemebenen unterscheiden (Abb. 2):

---

10 Ob es sich beim Elterncoaching mit gewaltlosem Widerstand um Therapie, Beratung oder eine pädagogisch-psychologische Intervention handelt, ist meist eine Frage der spezifischen Qualifikation der Fachkraft oder ihres jeweiligen Arbeitsfelds. Ich verwende die Berufsbezeichnungen in diesem Buch abwechselnd.

- das *weitere System*, dem alle Personen angehören, die mit dem Kind oder der Jugendlichen und mit der Kernfamilie in Bezug auf das Problemverhalten zu tun haben bzw. davon betroffen sind[11];
- die *Eltern* oder aber weitere *Erziehende;*
- das *Kind* selbst.[12]

Dieses Buch ist so aufgebaut, dass das Augenmerk zunächst darauf gerichtet wird, wie der Berater emotional sichere und hilfreiche Interaktionen zwischen Mitgliedern des weiteren Systems und der Kernfamilie fördern kann (bzw. zwischen Mitgliedern des weiteren Systems und der Heimgruppe oder Pflegefamilie). In einem nächsten Schritt geht es um das Erziehungsverhalten der Erwachsenen. In diesem Zusammenhang wird auch die Frage behandelt, wie es sich intrapsychisch (innerhalb der eigenen Psyche) auf die Eltern auswirkt, wenn sie dem Kind anders als bisher gegenübertreten. Schließlich wird es um den Veränderungsprozess beim Kind selbst gehen, also um die innerste Systemebene. Diese Bewegung von außen nach innen entspricht einem idealtypischen Beratungsverlauf in der traumabezogenen Arbeit mit Neuer Autorität. Die

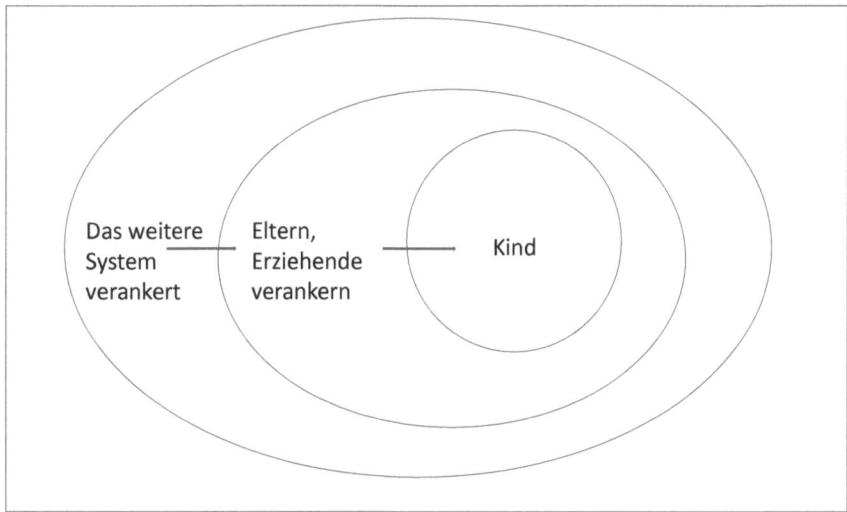

Abbildung 2: Systemebenen

---

11 Bei einer etwaigen Fremdunterbringung ist zu berücksichtigen, dass aus der Elternperspektive die Erziehenden der stationären Wohngruppe zum weiteren System gehören, während es aus Sicht der Erziehenden die Eltern sind, die Mitglieder des weiteren Systems sind.
12 Mit Kind ist der jüngere, zu erziehende Mensch gemeint. Daher bezieht sich das Wort Kind in diesem Buch sowohl auf Kinder als auch auf Jugendliche oder manchmal sogar auf junge Erwachsene.

Wirklichkeit ist weniger ordentlich geregelt, besonders wenn Trauma im Spiel ist. Der Elterncoach wird sich, je nach therapeutischer Notwendigkeit, fließend zwischen diesen Systemebenen hin und her bewegen.

Die fließende Bewegung durch die Systemebenen gestaltet sich nicht immer einfach. Arbeit mit Trauma fühlt sich oft so an, als würde man mit einem kleinen Boot auf stürmischer See segeln. Rückschläge können in traumabelasteten Familiensystemen häufiger auftreten, sich völlig unvorhergesehen einstellen, gravierender ausfallen, die Therapeutin stärker belasten und zu tiefgreifender fachlicher Verunsicherung führen (Und wenn eine Fachkraft keine Unsicherheit zulässt, ist dies besonders problematisch!). Fachkräfte im weiteren System, wie etwa Sozialarbeiter des Jugendamtes, Lehrerinnen an der Schule oder Sozialpädagogen in der Jugendhilfe weisen oft selbst ein hohes Angstniveau im Umgang mit traumatisierten Kindern, Jugendlichen und Familien auf, das mitunter ihre Einstellungen und Handlungsweisen beeinflussen kann.

Im gewachsenen sozialen Umfeld der Familie können sich plötzlich erhebliche Eskalationen oder Problemlagen entwickeln. Teilsysteme bewegen sich mitunter in eine völlig andere Richtung als die therapeutische Dyade aus Berater und Eltern. Schließlich kann der extreme Schmerz von Eltern und Kindern, die Traumata erfahren haben, in der Beraterin große Betroffenheit auslösen, die verarbeitet werden muss, soll sie handlungsfähig bleiben und hilfreich wirken können.

Hier gilt für die Fachkraft das Gleiche, was wir in der Arbeit mit gewaltlosem Widerstand den Eltern und Erziehenden sagen: »Du kannst es nicht allein!« So wie die elterliche Ankerfunktion für das Sicherheitsgefühl im traumaerfahrenen Kind unabdingbar ist, so wie sich die Eltern, die Misshandlung erfahren haben, im Kreis eines emotional besonders sicheren Unterstützungsnetzwerkes verankern müssen, um die notwendige Handlungssicherheit zu erwerben, braucht auch die psychosoziale Fachkraft ein gut funktionierendes Team, das ihr bei der Arbeit mit Menschen, die Traumatisches erlebt haben, den Rücken stärkt. Supervision und Intervision mit Kolleginnen, die sowohl in der Arbeit mit Neuer Autorität als auch mit Beziehungstraumata bewandert sind und sich unvoreingenommen statt kritisch-vorschreibend positionieren, sind unabdingbare Voraussetzungen für kompetentes Elterncoaching mit traumaerfahrenen Menschen. Im systemischen Institut PartnershipProjects, das auf gewaltfreien Widerstand und Trauma spezialisiert ist, erfolgt mindestens eine Stunde Supervision bei zehn Stunden Klientenarbeit; mehr ist nach Bedarf immer möglich. Intervision im Kolleginnenkreis kommt noch hinzu. Der Arbeitgeber muss für entsprechende Fortbildungen sorgen, soll ein fachlich kompetentes und auch für die Fachkraft selbst emotional sicheres Arbeiten in diesem komplexen Feld gewährleistet sein.

Als ersten Schritt in die traumabezogene Arbeit mit Neuer Autorität ist der psychosozialen Fachkraft angeraten, sich in der Sorge um sich selbst dieser Verankerung zu vergewissern. Wachsende Fachkompetenz und positives Befinden sind nicht nur persönliche Eigenschaften, sie werden auch systemisch im eigenen Unterstützungsnetzwerk aufgebaut und genährt. Es gibt meines Erachtens eine systemische Verantwortlichkeit dafür, dass Fachkräfte jene Kompetenzen erwerben und pflegen können, die zu einer erfolgreichen Arbeit mit den ihnen anvertrauten Familien und ihren Angehörigen beitragen können. Bei diesen Kompetenzen handelt es sich nicht nur um Fachwissen und methodische Fertigkeiten. Wichtig in diesem Zusammenhang ist, dass das Elterncoaching mit gewaltlosem Widerstand bzw. Neuer Autorität nicht einfach gemäß einem vorgegebenen Schema erfolgen kann.

Die ausführlichen Methodenbeschreibungen in diesem Buch sollen der Fachkraft neue Möglichkeiten eröffnen, ihr aber nicht vorschreiben, wie sie zu handeln hat. Sie sollen also nicht als Manual mit Behandlungsprotokollen verstanden werden. Die Fachkraft arbeitet mit ihrer ganzen Person. Sie braucht einerseits einen unterstützenden organisatorischen Rahmen, in dem ihre Befindlichkeit und ihr Wohlergehen berücksichtigt werden. Dies ist sowohl ein Anspruch, der der professionellen Helferin persönlich zusteht, als auch eine fachliche Notwendigkeit. Denn in komplexen Systemen, in denen es zu Gewalt kommt, können fachliche Entscheidungen und Handlungskompetenzen nur allzuleicht durch eigene Befindlichkeiten, Gefühle und Erlebnisse beeinflusst und dadurch beeinträchtigt werden, wie z. B. durch die Angst um einen Klienten oder durch privaten Ärger. Andererseits ist eine anteilnehmende und anerkennende Haltung gegenüber den Klientinnen notwendig, die schwer in ihrer Menschenwürde verletzt worden sind. Es sollte nicht vorausgesetzt werden, dass eine solche Haltung immer und auf hohem Niveau bewahrt werden kann. Die Fachkraft selbst, ihr Team wie auch ihre Einrichtung sind gehalten, diese wertschätzende Haltung forwährend zu pflegen, zu unterstützen und zu fördern.

**Teil I
Heilende Systeme**

Wie wird die Familie, Pflegefamilie oder pädagogische Einrichtung zum heilenden System?

Wenn es darum geht, uns von schweren emotionalen Verletzungen zu erholen, die uns im zwischenmenschlichen Raum zugefügt worden sind, empfinden wir die Vertrautheit unseres sozialen Umfeldes bzw. weiteren Systems (siehe Abb. 3) als einen wichtigen Resilienzfaktor: Enge Bezugspersonen, die uns vertraut sind, die gewohnte soziale Struktur der Familie oder des Freundeskreises, die Vorhersagbarkeit des Verhaltens der anderen und das Vertrauen in ihre Verlässlichkeit und anteilnehmende Reaktion vermitteln uns ein Gefühl von Geborgenheit und Schutz. Das vertraute Umfeld hilft uns, unsere Erregung und andere Emotionen zu regulieren; der Glaube der anderen, dass wir uns erholen und unsere Selbstwirksamkeit zurückgewinnen werden, wie auch ihre Geduld und ihr Verständnis, dass der Heilungsprozess noch andauert und wir noch nicht unmittelbar autonom sein können, stimmen uns zuversichtlich.

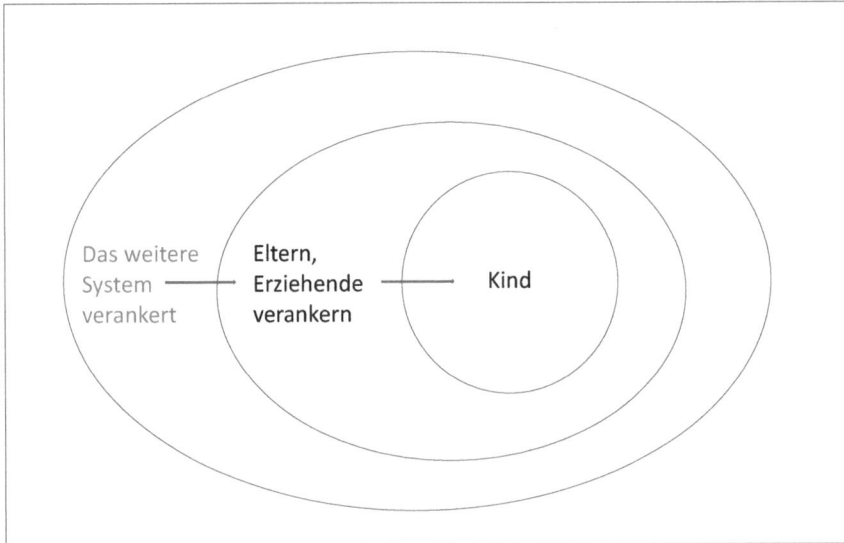

Abbildung 3: Verankerung im weiteren System

Voraussetzung dafür, dass unser vertrautes soziales Umfeld auf die beschriebene Weise als *heilendes System* wirkt, ist jedoch, dass in ihm konstruktiv kommuniziert wird. Einerseits können wir den nötigen Rückhalt in den Familien und Freundschaftskreisen von Menschen, die schwere aversive Erfahrungen gemacht haben, nicht einfach voraussetzen. Es ist eher davon auszugehen, dass er in deren Bezugssystemen selten gegeben ist. Andererseits aber laufen wir mitunter Gefahr, dass unsere Voreingenommenheit, unsere Vorurteile gegenüber sogenannten solchen Familien – vor allem dann, wenn es sich um Menschen aus der sozialen Unterschicht oder um Minderheitsangehörige handelt – uns den Blick auf zwischenmenschliche Ressourcen im unmittelbaren sozialen Umfeld verstellen. Das Fallbeispiel von Julie und Jonas[13] veranschaulicht, wie die Erinnerung an zwischenmenschliche Verbindungen einerseits zwar zur Belastung werden, aber andererseits ebenso als Ressource wirken kann:

In einer Therapiesitzung mit Julie, einer dreißigjährigen Frau aus einer Familie mit mehrfachen Belastungen, deren Sohn einer Kinderschutzmaßnahme des Jugendamtes unterworfen ist, erfahre ich, dass sie Jahre zuvor bei einem Autounfall verletzt wurde. Julie erzählt mir, dass die – wohlgemeinten – Fragen und Bemerkungen einer Sanitäterin den Schrecken vergrößert hätten, anstatt sie zu beruhigen. Die Sanitäterin habe nach ihren Eltern gefragt, über das bevorstehende Osterfest gesprochen, ihr gesagt, dass sie bald ihre Mutter sehen würde. Für viele hätten solche Bemerkungen hilfreich sein können – sie lenken die innere Aufmerksamkeit auf die Geborgenheit, die der Mensch als Kind in der Kernfamilie erlebt hat, erinnern an die Vorhersagbarkeit der Familienrituale, mit denen enge Beziehungen bestätigt und erneuert werden (Imber-Black, Roberts u. Whiting, 2015), richten den inneren Blick auf eine Zukunft, in der wieder Normalität vorherrscht. All dies war aber hier nicht der Fall. Der Vater hatte Julie als Kind sexuell missbraucht, und die Mutter glaubte ihr nicht, als sie ihr gegenüber Andeutungen gemacht hatte. Der Vater und auch spätere Lebenspartner hatten die Mutter oft geschlagen; es war zu vielen, enorm beängstigenden Situationen gekommen. In der Familie wurde viel Alkohol getrunken. So ist es nicht verwunderlich, dass die Bemerkungen der Sanitäterin nicht die beabsichtigte Wirkung hatten.

Mutter und Tochter sind einander entfremdet, und Julie, mittlerweile selbst eine Mutter, befürchtet, dass ihr Kind fremduntergebracht werden könnte.

---

13 Alle Fallbeispiele liegen in anonymisierter Form vor. Zum weiteren Schutz der betroffenen Personen wurden demographische Daten so weit wie möglich verändert, ohne dass solche Veränderungen den Gehalt des jeweiligen Fallbeispiels einschränken. Wo es nicht mehr möglich war, das Einvernehmen der Klientinnen einzuholen, wurden sogenannte zusammengesetzte Fallbeispiele aus Elementen unterschiedlicher Fälle konstruiert.

Ich frage, wen die Sanitäterin wohl »in einem Paralleluniversum« ins Bewusstsein von Julie hätte rufen können, um beruhigend auf sie zu wirken. Sofort kommt die Antwort: »Opa«! Sie erinnert sich daran, wie der Großvater, der Landwirt war, sie und ihren Bruder einmal zu sich auf den Bauernhof nahm, als er unangemeldet zu Besuch gekommen war und die Kinder unbeaufsichtigt in der elterlichen Wohnung vorgefunden hatte, während die Eltern im Pub gewesen waren. Sie erzählt vom süßen Milchtee, den der Opa vor dem Zubettgehen machte, vom Gefühl der frischen Bettwäsche, von der Gutenachtgeschichte und davon, wie die Kinder während der Feldarbeit mit auf dem Traktor fuhren. Ihr Gesichtsausdruck und ihre Körperhaltung entspannen sich, drücken ein Gefühl warmer Geborgenheit und Glücklichseins aus.

Als wir über ihren unmittelbar veränderten Bewusstseinszustand sprechen, überrascht Julie mich mit einem Hinweis auf ihren Namen: Eigentlich heiße sie anders, aber sie nenne sich mittlerweile »Julie« nach »Jules«, dem Namen des Großvaters. So fühle sie sich dem schon lange verstorbenen Opa näher. Die – verinnerlichte – Beziehung zum Großvater wird zum Dreh- und Angelpunkt unserer Arbeit und beeinflusst die ressourcenorientierten Fragen, die ich ihr im Elterncoaching stelle:

»Welche Stärken würde Ihr Opa in Ihnen erkennen, jetzt, wo Sie diese Krise Ihrer eigenen Elternschaft durchleben? Was gefiele ihm daran, wie Sie mit Ihren zwei Kindern umgehen? Was würde er raten, wie Sie Ihre Kinder vor der Gewalt gefährlicher Männer schützen können? Wenn Ihr Opa mit der Sozialarbeiterin vom Jugendamt sprechen könnte, was würde er ihr sagen, das ihn zuversichtlich mache, dass Sie das schaffen werden? Vor welchen Fußfallen würde er Sie warnen? Wer, würde er Ihnen raten, kann Sie besser als Frank (der oft unter Drogeneinfluss stehende Vater von Jonas, dem elfjährigen Sohn) dabei unterstützen, gegen das aggressive Verhalten von Jonas Widerstand zu leisten? Wen sollten Sie nach Ansicht Ihres Opas statt Frank, der entweder den Jungen schlägt oder Ihnen vorwirft, selbst am Verhalten von Jonas schuld zu sein, einbeziehen?«

An dem Beispiel wird zwar auf der einen Seite deutlich, wie wichtig die Kernfamilie für alle Familienangehörigen, Mutter wie Kinder, als Ort der Heilung von traumatischer Verletzung ist. Doch wirft es auf der anderen Seite folgende Fragen auf: Was, wenn die Herkunftsfamilie einer Mutter der Ort schwerster Traumatisierung gewesen ist? Wenn, wie in Julies Beispiel, weiterhin Männer, die zu Gewalt neigen, die Grenzen der Kernfamilie zu verletzen drohen? Wenn der Sohn die von verschiedenen Männern ausgeübte Gewalttätigkeit gegenüber seiner Mutter und Schwester reproduziert und bei der Mutter Assoziationen an frühere Gewalterlebnisse weckt?

Während in ihrer Herkunftsfamilie besonders Männer – zunächst der Vater, später andere Lebenspartner – Julie durch physische Gewalt und sexuellen Missbrauch hochgradig belasteten, fühlte sie sich auch von ihrer Mutter nicht geschützt oder geborgen. Eltern mit einer solchen Vorgeschichte entwickeln mitunter eine Empfänglichkeit hinsichtlich weiterer Gewalt durch Lebenspartner, die sie selbst, aber auch ihre Kinder wiederum schwer belasten können. Zeigen dann die Kinder etwa der Mutter gegenüber aggressives Verhalten, kommt es leicht zur Retraumatisierung der Mutter, der Geschwister und des aggressiv handelnden Kindes selbst.[14]

Aufgabe der Elterncoachin ist es, eine derartig retraumatisierte Mutter dabei zu unterstützen, ihre Kernfamilie zu einem emotional sicheren Ort umzugestalten, um die eigene Heilung von Traumabelastung und die ihrer Kinder zu ermöglichen. Im obigen Beispiel half ein Zugang aus der narrativen Therapie, das sogenannte *Re-Membering* (White, 1997)[15]. Hierbei wird die »innere« wie die »äußere Gemeinschaft« um Menschen ergänzt, die sich unterstützend und emotional sicher verhalten haben, um auf diese Weise innere wie auch zwischenmenschliche Ressourcen zu aktualisieren. Es werden positive Erinnerungen an verstorbene Menschen hervorgebracht, und der Klient kann sich vorstellen, wie die verstorbene Person sich heute in kritischen Situationen ihr gegenüber verhalten würde – der Verstorbene wird also imaginativ »wiederbelebt«. Bei noch lebenden Personen, die in der Vergangenheit als hilfreich oder auf sonst eine Weise positiv erlebt wurden, wird eine erneute Beziehungsaufnahme angestrebt. Dies ermöglicht es der Klientin, sich mit lebenden wie verstorbenen Personen, die sich unterstützend verhalten haben, wieder verbunden zu fühlen, um aus dieser Verbundenheit Lösungsansätze für gegenwärtige Herausforderungen zu entwickeln. Voraussetzung dafür, mit Re-Membering arbeiten zu können, ist es, als Fachkraft offen und aufnahmebereit dafür zu sein, dass es im sozialen Nahraum unserer Klienten Ressourcen gibt, von denen wir noch nichts oder nur wenig wissen. Diese Hellhörigkeit wird erst mit einer unvoreingenommenen Haltung des »Nichtwissens« möglich.

Gerade dann, wenn andere Menschen im sozialen Nahraum verunsichernd auf Eltern einwirken, ist es notwendig, dass sich die soziale Gemeinschaft um die Familie herum um emotional sicher wirkende Menschen erweitert. Hier

---

14 Aggressiv handelnde Menschen können sich selbst durch das eigene Verhalten schwer traumatisch verletzen, besonders dann, wenn sie zuvor Gewaltopfer gewesen sind oder als hilflose Zeugen Gewalthandlungen an anderen beigewohnt haben. Solcherart traumatische Selbstbelastung wurde zuerst bei amerikanischen Soldaten im Vietnamkrieg beschrieben (Young, 2002).

15 Bei der Schreibweise von »Remembering« mit Bindestrich handelt es sich um ein Wortspiel, das eine Doppelbedeutung des Wortes zum Ausdruck bringt: zum einen »Erinnerung«, zum anderen (der Gemeinschaft) »Mitglieder hinzufügen«.

wird es zur Aufgabe der Elternberaterin, Eltern bei der Vergrößerung des Unterstützungsnetzwerkes zu helfen, und das Re-Membering bietet besonders bei verängstigten oder sehr unsicheren Eltern einen sehr guten Zugang dazu. So kommt es im Fallbeispiel von Julie und Jonas von der Erinnerung zu einer aktuellen zwischenmenschlichen Ressourcenbildung:

In einer Sitzung sagt Julie, dass ihr Opa sicher ihre Freundin Liz mögen würde. Liz und sie gingen früher manchmal mit den Kindern zur Stadtbücherei, und danach las Liz den Kindern im Park Geschichten vor. Meist versammelte sich dann eine ganze Schar von Kindern um Liz und Julie herum, denn es war ganz ungewöhnlich, dass eine Erwachsene so etwas tat! Mit Liz fühlt sich Julie sicher, und sie meint auch, dass Jonas Liz vertraut. Liz kommt in die nächste Therapiesitzung und wird zur ersten Helferin des neuen Unterstützungsnetzwerkes, das sich um die Familie herum bildet.

Immer wieder klagt Julie über die Haltung, welche die Sozialarbeiterin ihr gegenüber einnimmt. So ist es z. B. zu einem Streit zwischen ihr und Jonas gekommen, als er auch nach vielen Ermahnungen nicht den Computer abstellen und schlafen gehen wollte, obwohl sich Julie in den letzten Wochen zunehmend erfolgreich darum bemüht hat, sich deeskalierend zu verhalten. Bei diesem Streit hat sie ihn mit der Haarbürste ins Gesicht geschlagen, nachdem er sie »Hure« genannt und mit weiteren Obszönitäten beschimpft hatte. Hochgradig erregt hat sie den Vater ihres Sohnes angerufen, obwohl er zu Gewalt neigt, was durch seine Abhängigkeit von Crack noch weiter verstärkt wird. Er ist schließlich in die Wohnung gekommen, hat alle angeschrien und den Jungen über Nacht mit zu sich genommen.

Die Sozialarbeiterin, die den Vorfall untersucht, sagt, dass sie nicht glaube, Jonas könne in seinem Alter noch Bindungssicherheit in der Beziehung zur Mutter entwickeln. Auf diese negative Prognose und andere, ähnlich gelagerte Botschaften reagiert Julie abwechselnd mit starken Unsicherheitsgefühlen und großem Ärger, und daher vermeidet sie es, die Anrufe der Sozialarbeiterin zu beantworten. In einem Telefongespräch beklagt dann die Sozialarbeiterin ihrerseits mir gegenüber die »fehlende Kooperationsbereitschaft« von Julie und beschreibt diese als Risikofaktor für das Kindeswohl.

Liz hat mittlerweile im Auftrag von Julie noch zwei weitere Unterstützerinnen hinzugezogen. Die Sozialarbeiterin folgt einer Einladung zu einem Treffen mit den drei Unterstützerinnen, bei dem ich die Gesprächsleitung habe. Julie und ich haben zuvor in einer Therapiesitzung sorgfältig das Narrativ entwickelt, das sie von sich geben will. Sie berichtet schließlich im Treffen davon, was das Wort »Hure« und die Obszönitäten in ihr ausgelöst hätten und welchen Hintergrund diese Gefühlsreaktion in ihrer sexuellen Missbrauchserfahrung habe, welche Schuldgefühle sie empfunden habe, nachdem sie Jonas geschlagen habe, wie sie sich danach allein und isoliert gefühlt und in der Not Frank angerufen habe, welche Angst sie dann, als er die Wohnung betreten habe, empfunden und welche Sorgen und Selbstvorwürfe sie sich gemacht habe, als Frank den Jungen mitgenommen und sie nicht gewusst habe, ob er ihm etwas antun oder wie er ihn behandeln würde. Dann aber – und dies ist überaus wichtig, um den Boden für eine Haltungsänderung der Sozialarbeiterin zu bereiten und gleichzeitig in Julie selbst ein Gefühl von Eigenkompetenz im Dialog mit der Sozialarbeiterin aufkommen zu lassen – berichten in der Sitzung Julie und ihre Helferinnen von den Erfolgen, die Julie bereits im Zuge des Elterncoaching erzielt hat.

Wir besprechen im Anschluss, was Julie tun könne, damit sich die Familie von diesem Rückschlag im Veränderungsprozess erholen kann, und wie die Unterstützerinnen dazu beitragen werden. Insbesondere besprechen wir die Frage, wie es Julie zukünftig bei hochgradigen Erregungszuständen gelingen wird, sich an eine der Unterstützerinnen statt an Frank zu wenden. In der Folge äußert sich die Sozialarbeiterin optimistischer hinsichtlich der Zukunftsaussichten der Familie und erklärt sich bereit, auch selbst an der *Besorgniskampagne*[16] teilzunehmen. Im Zuge dieser Bemühungen verbessert sich Jonas' Verhalten zunehmend. Eine Fremdunterbringung kann verhindert werden.

Die Verankerung der Eltern in einem *ökologischen,* also nicht nur aus Fachkräften bestehenden Unterstützungssystem (siehe Glossar), das in erhoffter Weise mit ihnen zusammenarbeitet, ist grundsätzlich unabdingbar dafür, dass Eltern Autorität erlangen (Omer, persönliche Kommunikation). Wie das Beispiel von Julie und Jonas veranschaulicht, ist dabei vor allem die Verankerung einer traumaerfahrenen Mutter im sozialen Nahraum wichtig, um nicht angesichts des retraumatisierenden aggressiven Verhaltens des eigenen Kindes und anderer bedrohlicher Ereignisse von Angstgefühlen oder Zornreaktionen überwältigt zu werden. Gleichzeitig ist es notwendig, dass sich Eltern nicht kritisch angegriffen fühlen. Wenn Eltern von kritischer Kommunikation, etwa durch Familienangehörige, Freundinnen, Nachbarn oder Fachkräfte berichten, frage ich oft, wie »alt« sie sich dann (entwicklungsgeschichtlich) fühlen. Meist

---

16 Bei dieser gewaltfreien Methode, die später noch genauer vorgestellt wird, berichten Eltern oder Erziehende ihren Unterstützern, wenn es zu einem aggressiven oder sonstwie erheblich schädigendem Vorfall gekommen ist, und bitten einige von ihnen, mit dem Kind diesbezüglich in Kommunikation zu treten. Von Omer ursprünglich als »Public Opinion Intervention« bezeichnet, nenne ich diese Methode »Besorgniskampagne«, um damit die Grundhaltung zum Ausdruck zu bringen, mit der alle gemeinsam ihre Besorgtheit auf die Betroffenen des schädigenden Vorfalls ausrichten, einschließlich auf das Kind selbst, das den Vorfall verursacht hat.

wird ein Alter aus der Kindheit oder frühen Jugend genannt. Wenn etwa ein Vater, dessen Erziehungsverhalten kritisiert worden ist, sich »zwölf Jahre alt« fühlt, hindert ihn das daran, die eigene Erziehungskompetenz zu spüren und zu aktualisieren: Ein im Augenblick psychisch »zwölfjähriger« Vater kann nur schwer kompetent mit einer sich problematisch verhaltenden 13-Jährigen umgehen! Es kommt auch nicht selten vor, dass im Zuge häufiger, mitunter auch wohlgemeinter Kritik kindlich fühlende Eltern Traumaassoziationen aus der eigenen Kindheit erleben.

Methode: Re-Membering

Diese Methode eignet sich für Eltern, Pflegeeltern, Erzieher mit traumatisierenden Vorerfahrungen. Sie ist besonders hilfreich für Eltern, die sich sozial isoliert fühlen, weil sie es ihnen ermöglicht, sich wieder mit anderen Menschen emotional verbunden zu fühlen. Im systemischen Elterncoaching kann Re-Membering als Vorbereitungsschritt für den Aufbau eines Unterstützungsnetzwerkes eingesetzt werden.

Vorgehensweise:
- Hören Sie aufmerksam zu, wenn eine Mutter oder ein Vater von einem traumatisierenden Ereignis aus der eigenen Herkunftsfamilie berichtet.
- Reagieren Sie als anteilnehmende Zeugin – teilen Sie in Ich-Form mit, wie Sie die Schilderung der Mutter berührt hat, aber achten Sie bei Ihrer Rückmeldung auch auf die Resilienz ihrer Klientin: *»Danke, dass Sie mir das anvertraut haben. Ich stelle mir vor, es hat Sie viel Mut gekostet, das in Erinnerung zu bringen und mir auch noch zu schildern, was damals geschehen ist. Es ist berührend, wie Sie als kleines Mädchen nach einer solchen schrecklichen Erfahrung weitermachen konnten und auch noch auf Ihre Geschwister aufpassten. Ich hätte dieses Mädchen gerne gekannt!«*
- Fragen Sie nach Personen, von denen die Klientin positive Erinnerungen hat: *»Wer hätte dieses Mädchen geschützt, wenn er oder sie gewusst hätte, was daheim vor sich ging? Wer hätte ihren Mut und ihre Fürsorge für die Geschwister gewürdigt? Was hätte die Großmutter gesagt? Was hätte sie getan?«*
- Sie können imaginativ diese Person aus der Vergangenheit wiederbeleben: *»Wie würde er darauf reagieren, dass Sie sich so bemühen, Ihre Tochter zu schützen? Was würde er dazu sagen, dass Ihr Sohn Sie herumschubst?«*
- Fragen Sie nach gegenwärtigen Personen, die als Unterstützungsperson infrage kommen: *»Wer fällt Ihnen unter den Menschen, die sie heute kennen, ein, der dieses kleine Mädchen damals unterstützt hätte?«*

- Bereiten Sie die Möglichkeit einer Kontaktaufnahme vor: *»Stellen Sie sich vor, Sie würden ... (dieser hilfreichen Person) jetzt eine SMS schicken oder sie sogar anrufen – was glauben Sie, wie würde sie reagieren?«*

Die Verankerung der Eltern in einem ökologischen, emotional sicheren Unterstützungssystem ist umso notwendiger, je mehr eine Familie Belastungen aus ihrem sozialen Umfeld ausgesetzt ist, z. B. einer Bedrohung durch andere Erwachsene. Sie ermöglicht unter anderem eine emotionale Selbstregulierung der Eltern. Das Fallbeispiel von Julie veranschaulicht, wie aktuelle Bedrohung aus dem sozialen Nahraum sich besonders gravierend auswirken kann, wenn bereits das Leben in der Herkunftsfamilie mit Unsicherheit und Angst belastet gewesen ist.

Julies Herkunftsfamilie war kein heilendes System. Der Verkehrsunfall entsprach einem Trauma Typ 1, also ein einmaliges Ereignis, das nicht im Rahmen einer zwischenmenschlichen Beziehung stattfindet. Die aversiven Erfahrungen aus Julies Herkunftsfamilie und die späteren aversiven Erfahrungen, die sie und ihre Kinder mit Jonas' Vater und anderen Lebenspartnern von Julie machten, entsprachen dagegen dem Trauma Typ 2. Bei diesem Traumatypus kommt es immer wieder innerhalb enger zwischenmenschlicher Beziehungen zu existenziell angstauslösenden, aber auch erniedrigenden Angriffen auf die Person. Solche Angriffe wirken sich oft auch negativ auf die anderen Beziehungen zu engen Bezugspersonen der Angegriffenen aus. Gegen diese Hintergrunderfahrungen stellte sich nun für Julie die Herausforderung, die Beziehungen mit Menschen aus dem sozialen Nahraum und der Familie so umzugestalten, dass die Kernfamilie – sie selbst und Jonas – zu einem heilenden System für beide wird. In einem ersten Schritt dazu wurden emotional sichere Personen aus der Vergangenheit und Gegenwart identifiziert und in eine innere wie auch reelle Gemeinschaft um Julie und Jonas, das heißt um die Kernfamilie herum einbezogen.

Am Fallbeispiel sehen wir das Spannungsfeld zwischen konstruktiven Interaktionsmustern einerseits und problematischen Interaktionsmustern mit Außenstehenden andererseits, in das eine Kernfamilie mit schwerer Traumaerfahrung vom Typ 2 eingebunden sein kann. Um dieses Spannungsfeld zu verdeutlichen, kann es hilfreich sein, drei Positionen zu unterscheiden, in die sich Personen im sozialen Nahraum um die Familie herum begeben:
- die kritisch-vorschreibende Position,
- die bedrohlich-kontrollierende Position,
- die emotional sichere Position.

Die kritisch-vorschreibende Position

Kritik wird oft als soziale Abweisung empfunden. Dies kann in erheblicherem Maß der Fall sein, wenn ein Mensch emotional misshandelt worden ist[17]. Wir erleben soziale Abweisung als schmerzlich – fast im buchstäblichen Sinne. So zeigte sich in einem Laborexperiment, dass bei sozialer Abweisung jene Gehirnareale aktiviert werden, die auch bei körperlichem Schmerz erhöhte Aktivität aufweisen (Eisenberger, Lieberman u. Williams, 2003). Viele Eltern, mit denen wir arbeiten, fühlen sich durch häufige Kritik sozial abgewiesen; sie fühlen sich isoliert und der sozialen Gemeinschaft nicht mehr zugehörig.

Fortgesetzte Kritik geht oft mit der Ausschüttung von Stresshormonen einher. Dies ist gerade auch im Erziehungsgeschehen der Fall. So korreliert z. B. in konflikthaften Gesprächen zwischen Elternpaaren über Erziehungsprobleme mit ihren adoleszenten Kindern die Ausschüttung des Stresshormons Cortisol mit dem Grad der Kritik aneinander (Rodriguez u. Margolin, 2013). Es ist naheliegend, dass eine solche Stressreaktion auf Kritik in noch größerem Maß bei Eltern auftritt, die über lange Zeiträume hinweg einem hochgradig kritischen, emotional misshandelnden Verhalten ausgesetzt waren, das ihr Selbstwertgefühl untergraben hat.

Menschen, die Eltern oder andere Erziehende wiederholt in Bezug auf ihr Erziehungsverhalten oder ihre Person kritisieren, ihnen Vorschriften machen oder aber sogar ungebeten in die Erziehung eingreifen, zeigen ein Haltung, die ich als *kritisch-vorschreibend* bezeichne. Sie vermitteln die Botschaft, es fehle den Eltern an ausreichender Erziehungskompetenz. Ihre Kritik oder ihr Einschreiten ins Erziehungsgeschehen soll korrektiv wirken. Sie führen häufig aggressive oder selbstschädigende Handlungsweisen der Kinder auf die Reaktionen der Eltern zurück und sprechen viel über deren gegenwärtige oder vergangene erzieherischen Versäumnisse.

Ich gehe nicht davon aus, dass solch ein Verhalten auf einer bestimmten Persönlichkeitseigenschaft beruht. Wir können eine solche Haltung stattdessen als das Einnehmen einer bestimmten, und zwar einer kritisch-vorschreibenden

---

17 Misshandlungsformen wie körperliche Gewalt oder sexueller Missbrauch stellen grundsätzlich auch eine emotionale Misshandlung dar, indem sie das Opfer erniedrigen, es als Menschen geringeren Wertes behandeln und ausdrücken, dass die Misshandelnden ihre Beziehung zum Opfer geringschätzen. Hinzu kommen oft verbale Äußerungen und nonverbale Botschaften, die den menschlichen Wert des Opfers, seine Intelligenz, seine Fähigkeit zum eigenständigen Denken und Handeln oder seine äußere Attraktivität anderen Menschen gegenüber in Abrede stellen. Es handelt sich also bei solchen emotional misshandelnden Botschaften um Extremformen sozialer Abweisung.

Position verstehen, zu deren Einnahme mitunter äußere Faktoren stark beitragen. Besonders wenn Personen aus dem Umfeld der Familie wissen, dass die Kinder hochgradig aversiven Erfahrungen ausgesetzt waren, ist es nachvollziehbar, wenn sie das belastende gegenwärtige Verhalten des Kindes direkt auf die früheren belastenden Ereignisse zurückführen. Oft machen sie den nicht misshandelnden Elternteil für die traumatischen Erlebnisse des Kindes und damit indirekt auch für das gegenwärtige Kindesverhalten verantwortlich.

Wer die Not der Eltern oder Erziehenden miterlebt, kann schnell zu einem einseitigen und reduzierten Elternbild verleitet werden, die Eltern erzieherisch für unfähig halten und rasch eingreifen und für Abhilfe sorgen wollen. Viele Personen, die mit den Angehörigen einer Familie privat oder beruflich befasst sind, die mehrfachen Belastungen ausgesetzt ist, drücken oft explizit eine kritisch-vorschreibende Position in Gesprächen mit einem nicht misshandelnden Elternteil aus. Sie zeigen ihre Missbilligung aber auch implizit in ihrer Körperhaltung, Ausdrucksweise und in dem, was sie nicht sagen oder fragen. Es gibt eine Vielfalt von Äußerungen und Ausdrucksweisen, die uns in einem bestimmten Kontext sinnvoll erscheinen. Jede Äußerung wird damit zu einer Auswahl, die alle anderen möglichen Varianten außer Acht lässt – und damit alle Beziehungsmöglichkeiten ausschließt, zu denen solche Varianten einladen könnten[18]. So wird bspw. eine Fachkraft, die einer Mutter gegenüber eine kritisch-vorschreibende Position einnimmt und ihren Erziehungsschwierigkeiten die Schuld an der vergangenen häuslichen Gewalt in der Familie gibt, eher weniger inneren Raum dafür haben, Empathie für die Mutter zu empfinden, wenn es um die Auseinandersetzung mit dem aktuellen Kindesverhalten geht. Das wird sich nicht nur in ihren Verbaläußerungen ausdrücken, sondern auch in dem, was sie *nicht* sagt und durch ihre Körpersprache.

Gerade dann, wenn *nichts* zur emotionalen Belastung von Erziehenden gesagt wird, teilt sich die Missbilligung anderer oft am deutlichsten mit. Das folgende Fallbeispiel zur verbindenden Kommunikation unter Erziehenden verdeutlicht das:

Ich komme zum ersten Mal zur Supervision in das Team einer stationären Jugendwohngruppe. Bereits während der Vorstellungsrunde spüre ich in mir ein Unbehagen. Atmosphärisch fühlt es sich so an, als ob zwischen den Pädagoginnen eine emotionale Distanz herrscht; ein Kältegefühl macht sich breit. Gesprächsthema ist

---

18 Vgl. das »pragmatische Axiom«, nicht nicht kommunizieren zu können (Watzlawick, Beavin u. Jackson, 2016).

ein Vorfall, bei dem eine Jugendliche ihren Bezugspädagogen ins Gesicht gespuckt hat. Die anderen Pädagogen äußern sich auf eine emotionslose Weise, aber auch der Bezugsbetreuer der Jugendlichen selbst wirkt auf mich fast geistig abwesend.

Er sagt immer wieder, fast formelhaft, dass er trotz des Vorfalls »*professionell*« dem Mädchen gegenüber handeln werde; er werde alle Vorschriften beachten, weiterhin seinen Dienstverpflichtungen ihr gegenüber nachkommen usw. Als ich auf seine geballte Faust hinweise und wissen möchte, ob er gerade Ärger spüre, versichert er mir erneut, er werde »professionell« bleiben. Erst als ich frage, was es für ihn persönlich bedeute, angespuckt worden zu sein, wird der Pädagoge lebendiger und kommt darauf zu sprechen, dass es für ihn als Roma eine ganz tiefgreifende Verletzung darstelle, angespuckt zu werden – schließlich würden die Roma seit Jahrhunderten mit Verachtung behandelt.

Schnell wird das Gespräch reger, und die Kolleginnen äußern sich betroffen. Einige sagen, dass sie sich nun schuldig fühlen würden, weil sie keine Reaktion auf den Vorfall gezeigt, »*nichts getan*« hätten. Ein Erzieher erklärt, dass er den Kollegen nicht ernst genommen, ihn nach diesem Vorfall als etwas »zimperlich« wahrgenommen habe und dass ihm das jetzt leid tue. Schließlich planen wir, wie das Team zusammenarbeiten wird, um mit einer Besorgniskampagne der Jugendlichen zu verdeutlichen, dass solche Vorfälle nicht mehr akzeptiert würden und dieses Verhalten dem Bezugspädagogen und ihr selbst schade. Eine Gruppenpädagogin erklärt sich bereit, das Mädchen bei einer Wiedergutmachung gegenüber ihrem Bezugspädagogen zu unterstützen. Das Team wird zunehmend animierter; es hat sich eine viel wärmere Atmosphäre eingestellt.

Schließlich erklärt der Bezugsbetreuer, dass es ihn nun interessiere, welches Erleben bei dem Mädchen hinter dem Anspucken gesteckt habe. Vorher konnte er sich nicht innerlich dafür öffnen, was wohl in ihr vor sich gegangen sei. Dies wird nun zum weiteren Gesprächsthema der Supervision.

Wir können an dem Fallbeispiel erkennen, wie das Einnehmen kritisch-vorschreibender Positionen – in diesem Fall bei den Erziehenden in der Wohngruppe gegenüber ihrem Kollegen – nicht nur isolierend auf die Einzelperson wirkt, sondern auch die Gruppenkohärenz gefährdet.

Am Anfang dieses Buches wurde von einem überweisenden Psychiater berichtet, der sich ebenfalls auf kritisch-vorschreibende Weise einer Mutter mit traumatischer Erfahrung gegenüber positionierte. Er beschrieb sie als veränderungsunfähig und drückte bereits im Vorfeld der Überweisung implizit die Erwartung aus, dass ich seine Beschreibung ihrer Person teilen und damit professionelle Konformität zeigen, mich der Klientin gegenüber also in einer ähnlich kritisch-vorschreibenden Weise positionieren würde. Auf solche und ähnliche Weise verbreiten sich in professionellen Netzwerken vermeintliche Wahrheiten über Eltern mit traumatischer Erfahrung. So kommt es zu dominanten Diskursen, die bei aggressiven und bedrohlichen Verhaltensweisen der Kinder die Eltern beschuldigen und pathologisieren und somit die kritisch-vorschreibende Position weiter verstärken.

Solche Wahrheiten über traumatisierte Eltern unreflektiert zu übernehmen, birgt zudem die Gefahr, dass der Aufbau einer kooperativen, wertschätzenden Beziehung mit diesen verhindert wird, auch wenn eine solche möglich gewesen wäre. Breiten sich innerhalb des professionellen Systems um die Familie herum kritisch-vorschreibende Positionen aus, fühlen sich die Eltern unverstanden und bevormundet, die Kommunikation mit ihnen verarmt, Gespräche werden weniger bedeutungsvoll geführt, Veränderungsmöglichkeiten übersehen und die Eltern weiter isoliert.

Auch die Sozialarbeiterin des Jugendamtes im Fallbeispiel von Julie nahm zunächst der Mutter gegenüber eine kritisch-vorschreibende Position ein, indem sie:
- nicht auf die Befindlichkeit der Mutter und die Bedeutung, die die Obszönitäten für sie hatten, einging,
- mit dem Anspruch, sich einer Expertenwahrheit gewiss sein zu können, eine theoretische Erklärung für das Verhalten des Sohnes abgab,
- der Mutter absprach, zur Verbesserung der Beziehung zu ihrem Sohn beitragen zu können,
- sich dem Sohn gegenüber kritisch verhielt, indem sie eine negative Prognose *seiner* Veränderungsfähigkeit im Kontext der Beziehung zur Mutter stellte, also seine »Bindungsunsicherheit« als ein chronisches Persönlichkeitsmerkmal charakterisierte.

Die aufgeführten Reaktionen der Sozialarbeiterin verunsicherten die Mutter. Eine solche Verunsicherung wirkt sich stets auf das gesamte Beziehungsgefüge der Kernfamilie aus.

Das Gespräch mit den Unterstützerinnen verhalf der Sozialarbeiterin jedoch dazu, der Mutter gegenüber zu einer emotional sicheren Position zu wechseln: Die emotionalen Befindlichkeiten und die Handlungskompetenz der Mutter konnten ausgesprochen und ihre Verankerung im Kreis der Unterstützerinnen konnte deutlich wahrnehmbar werden. Die Sozialarbeiterin wurde auf diese Weise zur Zeugin von Julies Bemühen und erzieherischen Handlungen. So war es ihr möglich, die Mutter als kompetenter als zuvor anzusehen, damit ihre Prognose zu verändern und auch den Sohn als veränderungsfähig einzuschätzen.

Ein solcher Positionswechsel wirkt sich darauf aus, wie eine Fachkraft mit den Familienangehörigen kommuniziert. Dass die Fachkraft zuversichtlicher wurde, ermöglichte die Überwindung des Beziehungsrisses zwischen beiden Frauen. Der Positionswechsel der Sozialarbeiterin ging also mit einem Wechsel von einem verunsichernden Einfluss auf das Familiensystem zu größerer emotionaler Sicherheit für die gesamte Kernfamilie einher.

Wir sehen am Beispiel, wie eine bestimmte Einstellung zum Expertinnenwissen das Einnehmen einer kritisch-vorschreibenden Position begünstigt. Barthelmess (2016) spricht von der Hybris des Wissens, der Hybris des Verstehens, der Hybris der Distanzierung und der Hybris des Misstrauens, das Berater oft ihren Klientinnen gegenüber zeigen. Die Botschaft des »wissenden« Therapeuten an die Klientin ist: »Ich verstehe deine Motive, ich weiß, warum du dich auf diese oder jene Weise verhältst, ich kann einschätzen, ob und wie du dich veränderst«. Die »wissende« Beraterin kommuniziert: »Ich kenne dich besser, als du dich selbst.«

Barry Mason (2015) operiert mit vier Zuschreibungspaaren in Bezug auf Sicherheit und Gewissheit: sicherer oder gefährlicher Ungewissheit (»safe/unsafe uncertainty«) und sicherer oder gefährlicher Gewissheit (»safe/unsafe certainty«). Will der Therapeut mit Familienangehörigen zusammenarbeiten, die miteinander in komplexen, kontrollierenden Interaktionen verstrickt sind, muss er sich selbst ein bestimmtes Maß an Ungewissheit (»safe uncertainty«) zugestehen; nur so wird er zusammen mit seinen Klientinnen das für ihr Verhalten und Handeln relevante Wissen hervorbringen und sie zum Handeln ermutigen. Bringt die Therapeutin stattdessen eine Haltung der »gefährlichen Gewissheit« (»unsafe certainty«) zum Ausdruck, ist die Zusammenarbeit nicht mehr gewährleistet, die therapeutische Beziehung wird belastet, und das Verständnisniveau der Fachkraft kann der Komplexität des Geschehens nicht mehr gerecht werden.

Die Haltung der gefährlichen Gewissheit wird oft von Menschen eingenommen, wenn sie sich angesichts der Not, die Familienangehörige mit traumatischer Vorerfahrung signalisieren, hilflos fühlen. Gleichwohl führt sie, wenn sie in eine kritisch-vorschreibende Position mündet, zu dominanten Interaktionsformen. Besonders problematisch wird dies aufgrund des Machtgefälles zwischen Fachkräften und Familienangehörigen. Dominante Interaktionen durch Fachkräfte wirken sich nicht nur hemmend auf die Veränderung von Familiensystemen mit einer Vorgeschichte von oft über Jahren oder Jahrzehnten erlebter Dominanz aus. Solche Interaktionen können darüber hinaus auch das auf Familienangehörige einwirkende Belastungspotential erhöhen. Dies ist besonders dann der Fall, wenn ohnehin schon viele Menschen im natürlichen sozialen Umfeld dominant positioniert sind, sei es auf kritische oder auf bedrohliche Weise. Der Druck kommt dann sozusagen von allen Seiten: »Alle sagen mir was ich tun soll! Ich weiß schon gar nicht mehr, was ich denken soll! Und wenn ich was sage, wird gleich abgewunken!«

Mitunter scheinen jedoch gerade Eltern mit traumatischer Erfahrung solch gefährliche, weil zusätzlich belastende Gewissheit im Gegenüber zu suchen. Dem liegt meines Erachtens eine Beziehungslogik zugrunde, die aus der Erfahrung stammt, dominiert zu werden: »Wer dominiert, ist stark. Ich fühle mich schwach und hilflos. Daher kann mir mit meinem Kind nur helfen, wer dominant ist!« So richten manche Eltern Beziehunsangebote an andere, sich kritisch-vorschreibend zu positionieren, und delegieren ihre elterliche Autorität in besonders belastenden Situationen, vor allem wenn das Verhalten des Kindes eine retraumatisierende Wirkung auf sie hat, an Personen, die kritisch-vorschreibend handeln. Nichtsdestoweniger untergräbt dann die in der Folge erlebte Dominanz die Selbstwirksamkeitserwartung dieser Eltern. In folgendem Fallbeispiel geht es dementsprechend darum, dass die Klientin Marie ihre Selbstwirksamkeit nach kritischer Kommunikation wiedererlangt:

Der Sohn von Marie greift diese oft tätlich an. Sie hat ihren Vater als potentiellen Helfer mit ins Beratungsgespräch gebracht. Der Großvater wird rot im Gesicht, schlägt sich immer wieder mit der flachen Hand auf den Oberschenkel und gibt in lautem Ton von sich: »Das Militär! Er muss zum Militär! Da lernt er sich unterzuordnen, der Mistkerl! Genau wie sein Vater. Der Apfel fällt nicht weit vom Stamm! Aber vorher werd ich ihm zeigen, wo's langgeht! Du bist immer viel zu gut zu ihm gewesen!«

Die Mutter des Jugendlichen verstummt, sieht ihren Vater an, um dann mit vornübergebeugtem Oberkörper und dem Gesicht in beiden Händen weinend den Kopf hin- und herzuschütteln.

Auf meine Anfrage hin ist der Großvater erstaunt zu hören, dass seine Botschaft schwer zu ertragende Emotionen bei Marie ausgelöst hat: Hilflosigkeit, Angst, Scham und Schuldgefühle. Als besonders beschämend erlebt Marie, wie der Großvater den Charakter ihres Sohnes auf negative Weise mit dem von seinem (gewalttätigen) Vater gleichsetzt. Dies führt zu einem diffusen Bedürfnis, den Sohn vor der Missbilligung seines Großvaters zu beschützen, was ihr jedoch nicht gelingt: Denn sie fühlt sich gleichzeitig ihrem eigenen Vater gegenüber loyal verbunden und von seiner Unterstützung abhängig.

Um zu ermöglichen, dass der Vater Anteil daran nimmt, wie seine Tochter die Situation erlebt, bitte ich sie, sowohl von den Empfindungen zu erzählen, welche die Aggressionen ihres Sohnes bei ihr auslösen, als auch von denen, die die Bermerkungen des Großvaters über seinen Enkel hervorrufen.

Dann bitte ich sie, von einer *erfolgreichen* gewaltlosen Widerstandshandlung zu berichten, damit der Großvater ihre mütterliche Handlungskompetenz bezeugen und anerkennen kann.

Wir führen schließlich darüber ein Gespräch, wie der Großvater, anstatt wie bisher selbst auf ungebetene Weise einzuschreiten, auf eine Weise handeln könne, die seine Tochter dabei unterstützt, sich selbst stärker und handlungskompetenter ihrem Sohn gegenüber zu erleben.

Wir sehen in dem Fallbeispiel viele Komponenten eines kritisch-vorschreibenden Interaktionsmusters. Der Großvater handelt in guter Absicht: Er möchte seine Tochter vor der Gewalt des Enkels geschützt wissen und fordert sie aus diesem Grund dazu auf, ihre elterliche Autorität an andere abzugeben: ans Militär und an ihn. Er vermittelt ihr damit jedoch, dass sie selbst unfähig sei, erzieherisch erfolgreich auf den Sohn einzuwirken. Jahrelang dominantem, gewalttätigem Verhalten durch den Vater ihres Sohnes ausgesetzt, fühlt sich Marie nun auch noch durch den Sohn dominiert. Der Großvater trägt ungewollt zur Dominanz, unter der seine Tochter leidet, bei, so dass ihre Selbstwirksamkeit noch weiter geschwächt wird. Sie wirkt zunächst nach außen hin passiv und leistet gegen das kritisch-vorschreibende Beziehungsangebot des Großvaters keinen Widerstand. In dem Moment, in dem in der Therapiesitzung allerdings Raum für die Frage geschaffen wird, welche Verhaltensweisen des Großvaters für sie selbst stärkend wirken könnten, weiß sie sofort, welcher Unterstützung sie bedarf. Bei solchen dominanz-gesättigten sozialen Systemen ist es die Aufgabe der Elterncoachin, Gesprächsraum für eine Neupositionierung zu schaffen.

Im therapeutisch-beratenden Gespräch kann es gelingen, mit »Bündnisrhetorik« (Grabbe, 2012)[19] unterstützende Interaktionen hervorzubringen. Im obigen Fall glückt dies, als der Großvater dazu eingeladen wird, Interesse für die Ziele und Absichten seiner Tochter zu zeigen, und schließlich zuhört, als sie ihm mitteilt, was sie von ihm erwartet, damit *sie selbst* in der Auseinandersetzung mit ihrem Sohn *die Erfahrung eigener Stärke machen kann.*

Um ein kritisch-vorschreibendes Interaktionsmusters zu verändern, ist es hilfreich, sich bewusst zu machen, dass auch Menschen mit schwerer Traumaerfahrung potentiell dazu in der Lage sind, eine eigene Motivation zu entwickeln, sich gegen vorschreibendes und kritisches Verhalten anderer Erwachsener zu

---

19 Grabbe bezieht sich mit dem Begriff der Bündnisrhetorik auf eine Kommunikation, die ein offenes Beziehungsangebot zur Kooperation mit dem anderen und zur Unterstützung des anderen macht, ohne dies an Vorbedingungen zu knüpfen oder einseitig die Art der Unterstützung zu bestimmen. So entspricht etwa: »Ich stehe dir gerne zur Verfügung, was brauchst du von mir?«, einem bündnisrhetorischen Zugang, nicht aber: »Ich sage dir, was du brauchst.«

wenden und die Art von Kooperation einzufordern, derer sie bedürfen. Anstatt die Duldungshaltung als Persönlichkeitsmerkmal zu sehen, können wir sie als ein zeitweiliges Hindernis verstehen, den eigenen Willen selbst wahrzunehmen und zu äußern. Erst mit einem entsprechenden Bewusstsein nimmt die Fachkraft eine Haltung ein, die keine kritisch-vorschreibende Position zum Ausdruck bringt.

Kommuniziert die Betroffene schließlich, welche Art von Unterstützung *sie selbst* wünscht, kann Bündnisrhetorik aufkommen. Geschieht dies jedoch nicht, kann im Familiensystem eine *Traumakaskade* entstehen, die das System geradezu mit traumatischen Reaktionen durchflutet. Erkenntnisse aus der Neuen Autorität und der Traumatheorie können dies erklären:

Symmetrische und komplementäre Eskalation: Omer (2001) hat beschrieben, wie zwei unterschiedliche Eskalationsprozesse in Familien mit einem Gewaltproblem beim Kind stattfinden. Bei der *symmetrischen Eskalation* versuchen Eltern und Kind jeweils Kontrolle über den anderen zu erlangen, bis eine Seite – meist der Erwachsene – nachgibt oder es zu einer handgreiflichen bzw. sonstigen destruktiven Handlung kommt. Bei der *komplementären Eskalation* zeigt das Kind zunehmend kontollierendes Verhalten, während die Erwachsenen die Situation durch Nachgeben, Beschwichtigung, Unterwürfigkeit oder Vermeidung zu meistern suchen. Beide Eskalationsformen können sich abwechseln oder beide Elternteile reagieren gewohnheitsmäßig unterschiedlich, der eine einer komplementären, die andere einer symmetrischen Weise gemäß. Bei beiden Eskalationsformen kommt es zu hohen psycho-physischen Erregungszuständen bei Eltern und Kindern, die mit Angst- oder Ärgergefühlen einhergehen. Je besser die Eltern das eigene Erregungniveau regulieren können, desto höher liegt die Schwelle, bei der es zur Eskalation kommt.

Bedrohungsreaktionen – »Freeze«, »Flight«, »Fight«, »Fright« und »Flag«: Bei der Wahrnehmung erhöhter Bedrohung kommt es beim Menschen wie bei anderen Säugetieren zu einem bestimmten Reaktionsablauf. Eine Erstarrungsphase (auch Freeze genannt) dient sowohl dem »sich verstecken« und »sich unsichtbar machen« als auch der Orientierung, um welche Art von Bedrohung es sich handelt. Der Erstarrungsphase folgen Reaktionen wie z. B. Flucht (Flight) oder Angriff (Fight). Ist keine der Optionen erfolgsversprechend, kommt es zur erneuten, mit einer hochgradigen Erregtheit verbundenen Bewegungslosigkeit – dem Fright. Dauert der Fright lange an, folgt ein rasches Absinken der Erregung bis unter die vorherige Norm, das sogenannte Flag (auch Totstellreflex genannt). Frauen neigen mitunter auch zu schutzsuchenden oder aber (z. B. Kindern gegenüber) beschützenden Reaktionen (Tend and Befriend). Bei all diesen Reaktionen (außer dem Flag) werden aufgrund von Adrenalinausschüttung enorme Energien im Körper freigesetzt, die sich in hochgradigen Erregungszuständen äußern. Da sich Adrenalin schnell abbaut, fließt bei andauernder Bedrohungserfahrung unter anderem Cortisol ins Blut, um den hohen Erregungszustand dauerhaft aufrechtzuhalten.

Traumareaktionen und Eskalationsabläufe: Eltern und Kinder mit traumatischer Vorerfahrung weisen oft eine chronisch erhöhte psycho-physische Erregung auf. Diese erhöht die Bereitschaft, etwas als Bedrohung zu empfinden und entsprechend zu reagieren, und senkt damit die Schwelle für Eskalationsabläufe. Traumatische Angriffsreaktionen (Fight) der Eltern führen zu symmetrischen Eskalationsabläufen, Fluchtreaktionen (Flight) hingegen sowie die sekundäre Bewegungslosigkeit (Fright) zu komplementären. Es kommt zu Angstäußerungen der Eltern, Vermeidungsverhalten, Unterwerfungsbezeugungen oder aber zu einer Opferpassivität angesichts aggressiv-eskalierenden Verhaltens des Kindes oder der Jugendlichen (siehe Abb. 4). Kritisch-vorschreibende Kommunikation aus dem weiteren System der Familie, sei es aus ihrem direkten sozialen Umfeld, sei es seitens der Fachkräfte, wird meiner Erfahrung nach meist von Eltern als beschuldigend und bedrohlich empfunden. Das Bedrohungsempfinden erhöht die traumatische Reaktionsbereitschaft und damit die Wahrscheinlichkeit symmetrischer oder komplementärer Eskalation.

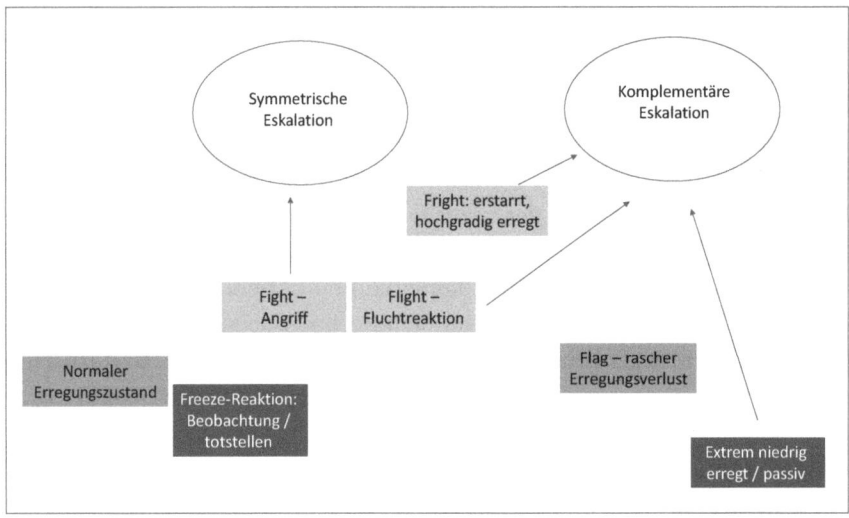

Abbildung 4: Traumareaktionen und Eskalation

Die als Opferbeschuldigung wirkende Kritik kann Schamgefühle auslösen (Haw, 2010). Diese führen dazu, dass Eltern vermeiden, Schutz und Unterstützung zu suchen (Holt, 2013). Viele Eltern berichten, wie sie bei Kritik von außen sich dermaßen sozial isoliert und alleingelassen fühlen, dass ihre Beunruhigung wächst und sie immer ängstlicher oder ärgerlicher werden. Sie scheuen daher davor zurück, sich hilfesuchend an andere Erwachsene zu wenden oder auf deren Kommunikationsangebote einzugehen[20]. Isolation und wachsende Angst- oder Zorngefühle lassen somit die Schwelle zur Eskalation bei Menschen mit einem ohnehin schon traumatisch bedingt hohen Erregungsniveau noch weiter absinken (siehe Abb. 5).

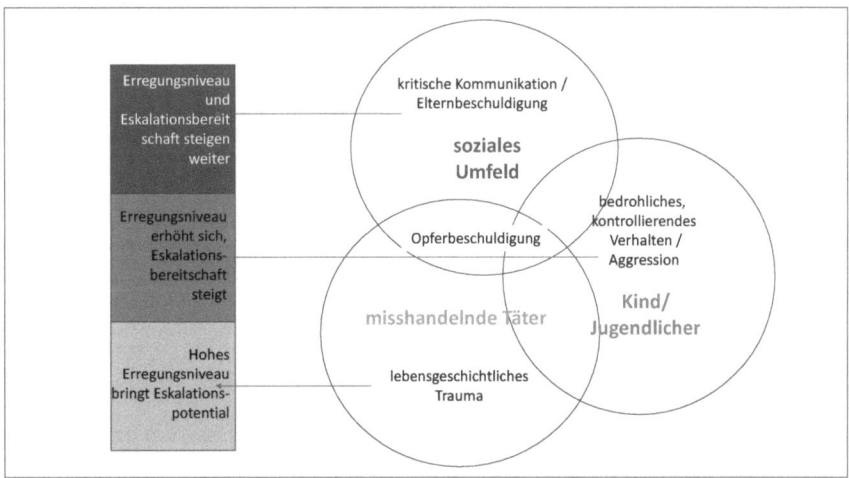

Abbildung 5: Erregung und Eskalation

Meine Erfahrung in der Therapie legt nahe, dass der beschriebene Effekt zwischen Erregungszuständen und Eskalationsabläufen umso stärker wird, je größer das Machtgefälle zwischen außenstehenden Personen und Eltern ist und je mehr sich Eltern von einer außenstehenden Person abhängig fühlen. Abbildung 6 verdeutlicht, wie eine ganze Reihe sozialer Benachteiligungsfaktoren das Machtgefälle zwischen Menschen aus dem weiteren System um die Familie herum und traumatisierten Eltern vergrößern. Alleinerziehende Mütter, die Zugehörigkeit zu einer niedrigen sozialen Schicht und/oder einer ethnischen Minderheit, ökonomische Benachteiligungen – all diese Faktoren und noch mehr treten einzeln oder gehäuft in Familien mit mehrfacher Belastung auf. Erfahrungen der *Intersektionalität*, das heißt der Überschneidung von Kategorien der Diskriminierung (siehe Glossar) legen nahe, dass sich die Auswirkungen

---

20 Ein solches Vermeidungsverhalten wird oft als fehlende Kooperationsbereitschaft der Eltern ausgelegt, was wiederum die kritische Einstellung Eltern gegenüber noch weiter erhöhen und zu negativen Prognosen führen kann.

solcher Benachteiligungsfaktoren nicht nur kumulativ, sich häufend, sondern sogar exponentiell erhöhen.

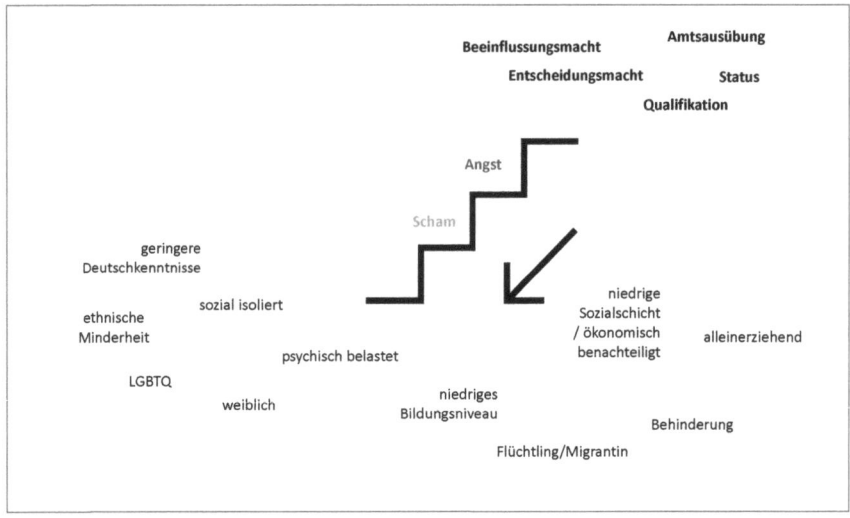

Abbildung 6: Machtgefälle

Auch Kinder, Jugendliche und junge Erwachsene mit aggressivem bzw. kontrollierendem Verhalten beschuldigen häufig Eltern oder Erziehende (Holt, 2013). Häufige Beschuldigungen der Eltern, Erzieherinnen oder Pflegeeltern durch jüngere Menschen mit kontrollierendem Verhalten kann zu starken Schuldgefühlen führen, aufgrund derer die Erwachsenen noch mehr den unangemessenen Forderungen der Kinder nachgeben (Omer u. Dulberger, 2021; Lebowitz, Dolberger, Nortov u. Omer, 2012). Beschuldigungen der Erziehenden durch Außenstehende können den jungen Menschen noch weiter ermutigen, seinen Eltern, Pflegeeltern oder Erzieherinnen die Verantwortung für das eigene aggressive oder sonstwie destruktive Verhalten zuzuschreiben.

In einer britischen Untersuchung zu Erziehungsschwierigkeiten und Familienzusammenbrüchen in Adoptivfamilien gaben die Eltern mehrheitlich an, dass die Fremdunterbringung aufgrund einer Kombination von gewalttätigem Verhalten des Kindes, fehlender Unterstützung von außerhalb der Familie (gemeint sind behördliche bzw kinderpsychiatrische Dienste) und Schuldzuschreibungen für das Kindesverhalten an die Eltern durch psychosoziale Fachkräfte erfolgt sei (Selwyn, Wijedasa u. Meakings, 2014). In der Familientherapie mit gewaltlosem Widerstand bzw. Neuer Autorität erleben meine Kollegen und ich im systemischen Institut PartnershipProjects immer wieder, dass von schwer belastender Elternbeschuldigung durch Fachkräfte berichtet wird.

So wurden etwa häufig sofort Kinderschutzmaßnahmen eingeleitet, sobald sich Eltern hilfesuchend wegen der Gewalttätigkeit ihres Kindes ans Jugendamt wandten, oder Psychotherapeutinnen schrieben Eltern den Wunsch zu, ihr Kind zu dämonisieren, wenn sie detailliert Gewalthandlungen und andere destruktive oder selbstdestruktive Handlungsweisen beschrieben oder auf dem Handy aufzeichneten.

In unseren Beratungs- und Therapiegesprächen wird deutlich, wie die Elternbeschuldigung durch Außenstehende und Kinder die Opferbeschuldigungen jener Erwachsenen spiegeln, die in der Vergangenheit den Eltern gegenüber Gewalt ausgeübt haben. Eltern mit traumatischer Vorerfahrung haben meist bereits in der Vergangenheit Opferbeschuldigungen erlebt. Beschuldigende Botschaften fließen damit in ein bereits bestehendes negatives, teilweise oder weitgehend verinnerlichtes Narrativ des Vaters oder der Mutter ein und verstärken dieses. Die Person der Mutter oder des Vaters wird auf diese Weise von anderen beschrieben, sie beschreibt sich nicht selbst. Dass die Aneignung der Definitionsmacht über die Person durch andere in der Gegenwart weiterhin stattfindet, kann Eltern zutiefst verunsichern und die Belastung durch ihre Traumaerfahrungen noch weiter erhöhen (Jakob, 2021).

Auch die mit Neuer Autorität arbeitende systemische Elterncoachin kann Gefahr laufen, selbst eine kritisch-vorschreibende Position einzunehmen. Gerade das Instrumentarium zum gewaltlosen Widerstand, das den Erwachsenen angeboten wird, wie z. B. die Ankündigung, das Sit-in oder die Besorgniskampagne, kann vom Berater als Handlungs*anleitung* für Eltern und Erziehende benutzt werden, statt als Handlungs*möglichkeit* in den Raum gestellt zu werden. In der Supervision sprechen Beraterinnen manchmal davon, dass eine Mutter oder ein Vater »Widerstand« gegen das Elterncoaching in Neuer Autorität zeige. Damit stellt sich ein solcher Berater hierarchisch über die Klientin und wird dann eher dazu neigen, Hypothesen darüber zu bilden, warum sie entweder nicht willig oder nicht dazu in der Lage sei, seinen Anweisungen Folge zu leisten. Solche Hypothesen stellen eine Beurteilung der Person dar; sie sind aber nicht im Erleben des Klienten selbst begründet. Um dieser Beurteilung von außen, aber auch dem sogenannten Burnout des Elterncoaches vorzubeugen, ist es wichtig, dass die Supervision gemäß Vikki Reynolds (2019) »im Geiste sozialer Gerechtigkeit, solidarischer Praxis und einer Ethik des Widerstands« stattfindet (S. 2, Übers. P. J.). Von besonderer Bedeutung ist hier die Prozessbeobachtung, die es der Therapeutin oder dem Berater ermöglicht, sich reflektierend selbst als Teil des therapeutischen Systems wahrzunehmen. Dies macht organisationelles Lernen möglich und hilft der Fachkraft, zu erkennen, (Grabbe, 2013), wenn sie Gefahr läuft, trotz bester Absicht der elterlichen Autonomie entgegenzusteuern.

Nicht nur Fachkräfte, sondern auch Freunde, Angehörige des weiteren Familienkreises, Nachbarinnen oder Mitglieder der Gemeinde äußern sich oft elternbeschuldigend oder handeln auf andere Weise kritisch-vorschreibend. Gerade bei Familien, die mehrfachen Belastungen ausgesetzt sind, kommt es gehäuft dazu, dass Menschen aus dem sozialen Umfeld ihnen kritisch-vorschreibend gegenübertreten. Dies mag zum Teil mit einer Beziehungslogik zusammenhängen, die Konfliktlösung weitgehend nur durch die Kontrolle des Kindes für möglich hält und mehrfach belastete Eltern als unfähig wahrnimmt, diesem Anspruch gerecht zu werden. In sozioökonomisch hochbelasteten Wohngegenden wird eine solche Beziehungslogik mitunter noch durch aggressiv-kontrollierende Konfliktmuster verdichtet, die im Extremfall mit Gang-Aktivitäten und anderen kriminellen Handlungen verbunden sein können.

Zusammenfassend lässt sich feststellen: Die kritisch-vorschreibende Haltung von Menschen aus dem weiteren System um die Familie herum führt zu größerer sozialer Isolierung traumabelasteter Familien, schneidet sie von Hilfeleistungen ab, untergräbt die Selbstwirksamkeitserwartung der Eltern, lässt das ohnehin schon traumabedingt erhöhte psycho-physische Erregungsniveau der Eltern und Kinder noch weiter ansteigen und setzt die Schwelle zur Eskalation herab.

Soll die Kernfamilie, Familienwohngruppe oder Pflegefamilie zum Heilungssystem für Erwachsene wie Kinder werden, müssen die Erziehenden die elterliche Ankerfunktion erfüllen können. Das wird traumaerfahrenen Eltern, aber auch Adoptiveltern, Pflegeeltern und Erzieherinnen traumatisierter Kinder nur dann gelingen, wenn sie im weiteren System um die Familie oder Wohngruppe herum emotional sicher verankert sind. Um dies zu gewährleisten, ist es notwendig, dass sich genügend Außenstehende, die sich bislang kritisch-vorschreibend verhalten haben, auf emotional sichere Weise neu positionieren, so wie dies die Sozialarbeiterin Julie gegenüber tat. Es ist die Aufgabe des Elterncoaches, die Rahmenbedingungen für solche Positionswechsel zu schaffen. Ein praktisches Vorgehen dazu wird im nächsten Kapitel beschrieben.

Die bedrohlich-kontrollierende Position

Während kritisch-vorschreibendes Kommunizieren bereits dominante Züge aufweist, ist dies bei der Einnahme bedrohlich-kontrollierender Positionen in noch viel gravierenderer Weise der Fall. Im Fallbeispiel von Amanda geht es um den Widerstand gegen bedrohlich-kontrollierende Kommunikation anderer Erwachsener:

Amanda ist eine alleinerziehende Mutter von zwei Söhnen und einer Tochter, die zu Beginn unserer Arbeit von Sozialleistungen lebt. In ihrer ersten Sitzung erstarrt sie immer dann, wenn ich ihr eine Frage stelle – jedwede Frage. Ich denke laut nach und beobachte dabei ihre nonverbalen Reaktionen. Bald wird uns beiden deutlich, dass ihr ältestes Kind, ein Sohn, sie mit Fragen kontrolliert. Bereits sein Vater hat seine Mutter in der Vergangenheit auf diese Weise kontrolliert, und davor während ihrer Kindheit ihr eigener Vater. Stets sind die Art der Fragen an seine Mutter extrem abwertend: »Wo ist mein Fussballtrikot? Bist du zu wieder zu blöd, um zu wissen, wo du es hingeräumt hast? Was, du antwortest nicht? Fällt dir wieder einmal nichts ein?« Manchmal folgt solchen Fragen ein gewalttätiger Angriff; so schlägt er ihr z. B. einmal ein blaues Auge. Das mit hochgradiger Erregung einhergehende Erstarren der Mutter ist eine traumatische Fright-Reaktion, wie sie in als ausweglos erlebten Bedrohungssituationen eintritt. Es verschlägt Amanda im Wortsinn die Sprache; sie ist buchstäblich wie gelähmt.

Allmählich lernt Amanda zwischen offenen, unvoreingenommenen Fragen und den abwertenden Pseudofragen Tobys zu unterscheiden. Anstatt sprachlos zu verharren, beginnt sie sich zu entfernen, wenn Toby abwertende Fragen stellt. So kann sie ihre Würde bewahren und sich gleichzeitig vor körperlichen Angriffen schützen. Zunehmend gewinnt sie Handlungskompetenz, indem sie *später* auf die »Frage-Tiraden« zu sprechen kommt und Toby mitteilt, er müsse seine Wünsche auf höfliche Weise an sie richten. Sie verweigert elterliche »Dienstleistungen«, wenn er sie abwertend behandelt hat.

Die seit kurzem verwitwete zweite Ehefrau von Tobys Vater führt auf Facebook eine Verleumdungskampagne gegen Amanda, der sich dann eine Vielzahl von Facebook-Nutzern anschließen und Amanda trollen, das heißt schikanieren. Sie beschuldigt Amanda dem Jugendamt gegenüber, ihre Kinder zu misshandeln. Ein Sozialarbeiter des Jugendamtes stellt nach einer Kinderschutzuntersuchung fest, dass die Anschuldigungen gegenstandslos sind. Trotzdem nimmt er an einer Sitzung mit Lehrerinnen der Kinder und Amanda teil, die ich einberufen habe und die in meinem Praxisraum stattfindet. Er sagt, er müsse die Gesprächsführung übernehmen, behauptet, die Amtsgewalt dazu zu besitzen, und fängt an, Amanda vor den Lehrerinnen Fagen dazu zu stellen, wie sie die Kinder morgens auf den Schulbesuch vorbereite. Er beharrt trotz meiner Einwände weiterhin auf der Gesprächsführung, so dass ich daraufhin das Treffen auflöse[21]. Zwar bleibt Amanda auch bei dieser Sitzung stumm, doch diesmal ist ihr der Ärger ins Gesicht geschrieben.

---

21 Ich möchte anmerken, dass mir solchermaßen extrem kontrollierendes Verhalten durch eine Fachkraft selten begegnet. Dennoch berichten gerade traumaerfahrene Mütter immer wieder, dass Amtsträger versucht haben, über sie Kontrolle auszuüben, z. B. um sie sexuell auszubeuten.

In der folgenden Therapiesitzung fragt mich Amanda, ob ich bereits ihre E-Mail gelesen habe? Ohne dass ich es vorgeschlagen hatte, hat sie dem Sozialarbeiter eine Ankündigung im Stil des gewaltlosen Widerstandes gemacht. Sie hat ihm geschrieben, dass sie sein übergriffiges Verhalten nicht akzeptieren könne, ihm jeglichen Kontakt zu ihr selbst und zu ihren Kindern untersage und ihn aus der durch eine Mitarbeiterin der Jugendhilfe anberaumten Familiengruppenkonferenz auslade. Amanda und ich formulieren in der Sitzung eine gemeinsame Beschwerde ans Jugendamt.

An dem Fallbeispiel von Amanda können wir viele Merkmale gefährlich-kontrollierenden Verhaltens erkennen. Die Witwe des verstorbenen Vaters sowie der Sozialarbeiter des Jugendamtes richteten ihre Übergriffe auf eine als verwundbar wahrgenommene Mutter. Sie nutzten beide die Kinder als Mittel, um ihre jeweilige Machtposition auszubauen: die Witwe des Vaters durch die falschen Beschuldigungen ans Jugendamt und in der Verleumdungskampagne auf Facebook, der Sozialarbeiter durch den Bezug auf seine angebliche Amtsgewalt (obwohl er nach abgeschlossener Kinderschutzuntersuchung keinen Auftrag mehr hatte, mit der Familie weiterzuarbeiten).

Nicht selten eröffnen die Verhaltensschwierigkeiten der Kinder ehemaligen Lebenspartnern, die sich gewalttätig verhalten haben, den Zugang zur Mutter (siehe auch das Fallbeispiel von Julie und Jonas). Die Besorgnis um das Kind ist in solchen Fällen oft nur vorgetäuscht, und es geht dem früheren Partner um die Wiederherstellung der Kontrolle über die Frau. Nicht selten scheint eine Mutter den früheren, gewalttätigen Partner wieder in die Familie einzuladen, wenn sie sich angesichts problematischen Verhaltens ihres Kindes ratlos fühlt. Gerade Eltern mit traumatischer Vorerfahrung, denen es schwerfällt, ihre Schamgefühle zu regulieren, erwarten oft kritisch-vorschreibende Kommunikation. Das kann dazu führen, dass sie im Alltag den Kontakt mit anderen Erwachsenen meiden, um dann auf sich gestellt in Krisensituationen zur Überreaktion zu neigen. So kommt es vor, dass sie keinen anderen Ausweg sehen, als sich an die Person zu wenden, die in ihrem Leben eine zentrale Rolle gespielt hat, wenn auch oft auf eine misshandelnde Weise. Denn gemäß der bestehenden Beziehungslogik (vgl. die Ausführungen zur kontrollierend-vorschreibenden Position) werden Konflikte durch zwischenmenschliche Kontrolle, also durch Machtausübung bewältigt (!): »Ich selbst bin hilflos, sprich: machtlos. Der Mann, der mich jahrelang kontrollierte, ist mächtig. Nur er kann meinen Sohn kontrollieren, damit mein Sohn mich nicht mehr kontrolliert.« Es kommt dann zur Delegation der Erziehungskompetenz an eine bedrohlich handelnde Person, und die Grenzen der Kernfamilie sind verletzt.

Im Falle von Julie und Jonas erwarb die Mutter das Vertrauen der Sozialarbeiterin unter anderem dadurch, dass sie in der Therapie geplant hatte, wie sie der eigenen Neigung entgegenwirken konnte, den gefährlich-kontrollierenden Vater ihres Sohnes in die Erziehung miteinzubeziehen. Die Sozialarbeiterin konnte wahrnehmen, wie Julie die Integrität der Kernfamilie wahren lernte und ihre Erziehungskompetenz zunehmend auch in schwierigen Situationen mit Jonas zeigte – unter Zuhilfenahme der nichtdominanten Unterstützerinnen. Dies erleichterte es der Sozialarbeiterin, in eine *emotional sichere* Position hinüberzuwechseln.

Wie der Berater Eltern dabei unterstützen kann, selbst in solchen Situationen handlungsfähig zu bleiben, in denen das Verhalten ihres Kindes in ihnen traumatisches Erleben auslöst, wird im nächsten Kapitel behandelt.

Die emotional sichere Position

Eltern mit traumatischen Erfahrungen brauchen ein ausreichend starkes Zugehörigkeitsgefühl zur Gemeinschaft, um ihrer sozialen Isolierung entgegenzuwirken. Sie benötigen Geborgenheit, Trost, Mitgefühl und Anerkennung. Es ist notwendig, dass sie sich in den Augen anderer Menschen als kompetent und selbstwirksam erleben. Sie wollen sich im Gespräch mit anderen Erwachsenen hinsichtlich der Familienprobleme verstanden fühlen. Dazu bedarf es genügend Erwachsene im Umfeld der Familie, die den Betroffenen gegenüber emotional sichere Positionen einnehmen.

Welche Merkmale weist eine emotional sichere Position auf? Bereits in der Einleitung wurde die zentrale Bedeutung des anteilnehmenden und anerkennenden Bezeugens der Not für die Wiederherstellung der Menschenwürde und für die Stärkung von Handlungskompetenz und Selbstwirksamkeit aufgezeigt. Hierzu sind dialogische Kommunikationsformen erforderlich. Das Gespräch sollte frei von Beschuldigung sein. Diese Art der Psychoarchäologischen Ursachenforschung führt allzuoft zu einem Fokus auf Versäumnisse oder vermeintliche Versäumnisse des nicht oder nicht mehr misshandelnden Elternteils[22]. Eine solche Vorgehensweise bringt ein Narrativ elterlichen Ungenügens und elterlicher Schuld hervor; sie eröffnet keinen Gesprächsraum für positive Zukunftsperspektiven und Lösungsansätze im Hier und Jetzt.

---

22 Ein konstruktiver Umgang mit elterlichen Versäumnissen der Vergangenheit wird in Teil IV, Kapitel »Der Sorgedialog« vorgestellt.

Emotional sichere Positionen können entstehen, wenn Menschen im sozialen Umfeld der Familie den Eltern *wirklich* und nicht wertend zuhören, selbst wenn sie sich von den Berichten über das Verhalten des Kindes oder über die Konflikte in der Familie emotional betroffen fühlen. Sie stellen offene, von Interesse geleitete Fragen – also Fragen, bei denen der Fragende nicht im Voraus schon die Antwort zu wissen glaubt und die Erziehenden nicht in einer Weise beeinflussen will, die den eigenen Lösungsvorstellungen entspricht.

Bei einer ökologisch-systemischen[23] Interventionsarbeit mit gewaltlosem Widerstand bei Familien mit aversiver Erfahrung ist es nicht ausreichend, dass der systemische Elterncoach selbst eine emotional sichere Position einnimmt. Die Beraterin ist zudem gehalten, den Aufbau eines Unterstützungsnetzwerkes, einer sorgenden Gemeinschaft, in der die Eltern emotional sicher verankert sind, um die Familie herum aktiv zu fördern.

Aber auch, wenn sich andere Erwachsene den Eltern wie der gesamten Kernfamilie gegenüber emotional sicher positionieren, bedarf es noch eines weiteren Schrittes: Die emotional sicher kommunizierenden Personen müssen zu emotional sicheren *aktiven Unterstützerinnen* werden. Nur so helfen sie den nichtmisshandelnden Eltern, sich einerseits gegen destruktives oder selbstschädigendes Verhalten des Kindes zu wehren und andererseits die Grenzen der Kernfamilie zu wahren, um sie vor Übergriffen durch Menschen zu schützen, die eine bedrohlich-kontrollierende Position einnehmen. Zudem unterstützen sie die Eltern dabei, zu einer Haltungsänderung gegenüber kritisch-vorschreibendem Kommunizierenden beizutragen. Die mit Neuer Autorität vorgehende Beraterin arbeitet also nicht nur mit einem Fokus auf die Eltern-Kind-Dyade, sondern trägt auf mehrdimensionale Weise zur Entwicklung emotionaler Sicherheit und unvoreingenommener Unterstützungsbereitschaft (sprich Bündnisrhetorik) im weiteren System um die Familie herum bei.

Es stellt sich auf diesem Hintergrund die Frage: Warum entfernen wir nicht einfach alle kritisch-vorschreibend kommunizierenden Personen aus dem Unterstützungsnetzwerk? So betonen z. B. Ingamells und Epston (2014) in ihrem an die Neue Autorität angelehnten Therapiekonzept der »Familienrevolution« ausdrücklich, dass die Eltern gezielt nur solche Menschen als Unterstützungspersonen heranziehen sollten, von denen sie keine kritische Haltung erwarten.

---

23 Im Unterschied zu Therapieansätzen, die sich als »öko-systemisch« oder »eco-systemic« bezeichnen, beziehe ich mich hier auf eine therapeutische Praxis, bei der auf Narrative der Familie und Narrative der Familienmitglieder in allen Teilsystemen in der Familie und um die Familie herum eingewirkt wird. Hierzu gehört auch der Aufbau von neuen Systemen um die Familie herum in der Arbeit mit gewaltlosem Widerstand, in denen positivere, veränderungsfördernde Narrative entwickelt werden können (siehe Jakob, 2021).

Solch ein Vorgehen erweist sich jedoch für die Arbeit mit gewaltlosem Widerstand bei Familien mit mehrfacher Belastung als wenig förderlich: Zu groß sind die emotionalen Anforderungen an die Eltern, als dass sich im sozialökologischen Umfeld genügend Personen befinden, die ihnen von Anfang an emotional sicher begegnen. Daher unterstützt der Elterncoach die Eltern dabei:
- von Personen, die bisher kritisch-vorschreibend kommuniziert haben, eine emotional sichere Resonanz und eine Art von Engagement einzufordern, das die elterliche Selbstwirksamkeit fördert;
- die Menschen, die sich bereits jetzt emotional sicher verhalten, zum aktiven Engagement zu bewegen und
- sich gegen Übergriffe und abträgliches Verhalten von Personen zu wehren, die sich bedrohlich-kontrollierend verhalten.

»Ja, aber meine Klienten, bei denen ist das unmöglich, die wollen ja gar nicht andere mit in das Familienleben einbeziehen.« »Also, ich arbeite mit Leuten, die können vor Angst noch nicht einmal vor die Haustür treten, wie sollen die mit anderen Erwachsenen überhaupt ins Gespräch kommen?« »Diese Mutter schämt sich viel zu sehr ...«:

Solche Vorbehalte sind oft im Fortbildungsseminar zu hören. Das Hilflosigkeitsempfinden der Klientin spiegelt sich im Hilflosigkeitsempfinden des Therapeuten wider. Es geht uns jedoch nicht darum, Mängel zu identifizieren und zu bearbeiten. Ich gehe gerne von der Annahme aus, meine Klientinnen können es potentiell bewerkstelligen, ein ausreichend großes, sicher verankerndes Unterstützungsnetzwerk aufzubauen. Es ist *meine* Aufgabe als Elterncoach, ihnen zu helfen, die Hindernisse, die sich ihnen dabei in den Weg stellen, beiseite zu räumen. Mit den Möglichkeiten, dies zu bewerkstelligen, befassen wir uns im nächsten Kapitel.

Verankern der Eltern: Von der bedrohlichen, verunsichernden Umwelt zu einem emotional sicheren Netzwerk

Ich unterscheide drei Vorgehensweisen, die Beraterinnen ergreifen können, um die Rahmenbedingungen für ein emotional sicheres Unterstützungsnetzwerk – eine sorgende Gemeinschaft um die Familie, Adoptivfamilie, Pflegefamilie oder Heimgruppe herum – zu gewährleisten:

- *Das Ausnahmeprinzip:* Eltern oder Erziehenden wird geholfen, aktiv solche Menschen, die mit Wahrscheinlichkeit emotional sichere Positionen einnehmen würden, zu identifizieren, um sie dann als aktive Helfer zu engagieren.
- *Das Utilisierungsprinzip:* Kritisch-vorschreibend kommunizierende Personen im natürlichen ökologischen Umfeld der Familie und im professionellen System werden eingeladen, sich Familienangehörigen gegenüber auf emotional sichere Weise neu zu positionieren. Dadurch werden ihre Energien, die sie bisher in kritische Reaktionen investiert haben, im bündnisrhetorischen Einsatz kanalisiert, also konstruktiv umgelenkt.
- *Das Widerstandsprinzip:* Nicht misshandelnde Eltern und ihr Unterstützungsnetzwerk üben gezielt gewaltfreien Widerstand gegen gefährlich-kontrollierendes und damit retraumatisierendes Verhalten solcher Erwachsener, welche die Integrität der Kernfamilie bedrohen.

Der Körper als Diagnoseinstrument der Beziehungsqualitäten

Für Eltern, die über Jahre hinweg oder vielleicht sogar ein ganzes Leben lang von anderen dominiert worden sind, fühlt es sich oft normal an, wenn ihnen andere Erwachsene kritisch gegenüberstehen, ihnen vorschreiben, wie sie Erziehungsschwierigkeiten begegnen sollen, sie kontrollieren oder sogar bedrohen. Oft schweigen sie, weil sie sich nicht trauen, ihre eigene Meinung zu äußern, und weichen vor der vermeintlichen Selbstsicherheit anderer zurück. Häufig verrät ihre Reaktionsweise nicht, dass ihnen die Kommunikationsweise des Gegenübers Unbehagen bereitet. Mitunter achten sie selbst nicht auf das eigene Unbehagen. Eine Beobachterin könnte daher den Eindruck gewinnen, dass diese Eltern mit Gleichgültigkeit oder sogar zustimmend reagieren.

Eltern, die gelernt haben, sich mit Unterwürfigkeitsgesten vor gewalttätigen Angriffen zu schützen, neigen dazu, in ihrer Körpersprache scheinbare Zustimmung oder sogar Unterwerfung gegenüber der anderen, mächtigeren Person auszudrücken. Fachkräfte reagieren jedoch nicht selten frustriert, wenn die Eltern scheinbar zugestimmt haben und dennoch nicht dementsprechend handeln. Mitunter wird dies als Scheinkooperation bezeichnet und den Eltern unterstellt, manipulativ zu handeln und unaufrichtig zu sein. Im Spannungsfeld zwischen kritisch-vorschreibendem Kommunizieren von Fachkräften, bedrohlichem oder sogar retraumatisierendem Kindesverhalten und gefährlich-kontrollierenden Verhaltensweisen bestimmter Erwachsener kommt es leicht zu emotionaler Überforderung.

Traumatisierte Menschen reagieren auf Bedrohungshinweise oft mit reflexartigem Gehorsom oder Unterwerfung. Ogden (Ogden et al., 2010) zufolge sollte diese Unterwerfungstendenz als Selbstschutz und nicht als bewusste Zustimmung verstanden werden. Die Autorinnen machen deutlich, dass übergriffige oder misshandelnde Personen diesen unwillkürlichen Selbstschutz oft ausnutzen, um beim anderen eine automatische Fügsamkeit zu bewirken.

Eltern, die solche automatischen Reaktionsformen entwickelt haben, kann es helfen, sich sprachlicher Unterscheidungskategorien zu bedienen, um emotional gefährliches Verhalten anderer bewusst wahrzunehmen und zu benennen. Gegenüber den Eltern bediene ich mich anstelle der drei Begriffe emotional sicher, kritisch-vorschreibend und gefährlich-kontrollierend wenn möglich solcher Sprachformen, die sie bereits selbst benutzen, z. B. »Er zeigt mir Respekt«, »Sie macht mich nieder« oder »Der macht mir Angst.«

Bei Bezugspersonen, die sich kritisch-vorschreibend positionieren, ist es wichtig, dass die Therapeutin über diese Positionierung als *Kommunikationsgewohnheit,* nicht als eine Persönlichkeitseigenschaft spricht: »Sie redet also mit ihnen gewöhnlich auf eine kritisierende Weise«, statt »Sie ist eine kritische Person.«[24] Es kann sich sehr schnell problematisch auswirken, wenn wir uns über die Bezugspersonen der Eltern, mit denen wir abeiten, kritisch äußern. So sind Eltern meist auch jenen Bezugspersonen loyal verbunden, über deren kritische

---

24 In einer Einrichtung, in der ich diese unterschiedlichen Positionierungen begrifflich einführe, breitete sich schnell eine neue Form der Positionierung aus: Fachkolleginnen positionierten sich kritisch-vorschreibend gegenüber Familienangehörigen oder Fachkräften in anderen Einrichtungen wegen deren kritisch-vorschreibenden Positionierens den Eltern gegenüber!

Haltung sie sich bei der Therapeutin beklagen. Mit der vorsichtigen sprachlichen Unterscheidung zwischen Person einerseits und ihren Kommunikationsgewohnheiten dem Klienten gegenüber andererseits trägt der Berater diesem Umstand Rechnung. Ist dem nicht so, kann die Klientin in einen Loyalitätskonflikt geraten, und die therapeutische Beziehung wird gestört. Hinzu kommt, dass die Unterscheidung zwischen der Person und ihrer Kommunikationsgewohnheit sowohl den Elterncoach als auch die Eltern zuversichtlich stimmt: Gewohnheiten ändern sich leichter als Personen!

Nach der Erarbeitung der drei sprachlichen Unterscheidungskategorien wird dem Klienten geholfen, seine eigenen Körperreaktionen auf typische Kommunikationsmuster bestimmter Erwachsener deutlicher wahrzunehmen (siehe die Methode der »Wahrnehmung der Körpererfahrung«). Dies ist besonders deshalb wichtig, weil viele Erwachsene mit Traumaerfahrung durch ihre Gewöhnung an kontrollierendes Verhalten anderer gelernt haben, die eigene Körpererfahrung zu ignorieren.

Methode: Wahrnehmung der Körpererfahrung (vgl. Jakob, 2018)

Diese Methode soll Eltern, die sich gewohnheitsmäßig unterwürfig verhalten, dazu verhelfen, dominante Kommunikationsweisen anderer Erwachsener zu erkennen und zu benennen. Um dies zu erreichen, sollten sie lernen, auf die eigene Körperreaktion zu achten. In einem ersten Schritt geht es darum, dass sie sich vorstellen, andere Erwachsene würden sich über das Verhalten ihres Kindes äußern.

Vorgehensweise:
- Bitten Sie den Vater, sich Folgendes vorzustellen: Er spricht mit einem bestimmten anderen Erwachsenen (z. B. mit seinem Bruder, der Sozialarbeiterin) über das problematische Verhalten seines Kindes. Diese Person sitzt auf einem leeren Stuhl, den Sie ihm gegenüber platziert haben. Gewährleisten Sie, dass der Vater auch tatsächlich auf den leeren Stuhl sieht – es könnte sonst sein, dass er ängstlich oder schamerfüllt wegsieht!
- Bitten Sie ihn, sich die wahrscheinliche Reaktion des Gegenübers vorzustellen: Körpersprache wie Haltung und Bewegung, Gesichtsausdruck, Tonfall und Verbaläußerungen. Lassen Sie ihm genug Zeit dazu!
- Wo spürt der Vater eine Körperreaktion? Was empfindet er körperlich bei der Vorstellung, wie das Gegenüber reagiert? Viele Eltern sind es nicht gewöhnt, auf solche Art die Aufmerksamkeit auf den eigenen Körper zu richten und brauchen hinreichend Zeit, um diese für sie ungewöhnliche Aufmerksamkeitsleistung zu erbringen.

- Führen Sie gegebenenfalls einen Bodyscan durch, wenn es dem Vater schwerfallen sollte, die eigene Körperreaktion zu lokalisieren: Fragen Sie, ob und wo er im Körper Wohlbehagen und Wärme spüre. Wo fühlt sich ein Körperteil kühl an? Fragen Sie, ob und wo er Anspannung spüre. Spürt er einen Bewegungsimpuls? Ist dieser Impuls angenehm oder unangenehm? Nimmt er eine positive Energie im Körper wahr? Empfindet er ein Lähmungsgefühl, Unbeweglichkeit oder körperlichen Schmerz? Wie ist die Gesamtreaktion des Körpers – eher angenehm oder unangenehm?
- Bei manchen Eltern mit Traumaerfahrung kann es zu dissoziativen Reaktionen kommen. Sollten Sie zu irgendeinem Zeitpunkt beim Klienten Anzeichen von Bedrängnis oder starkem Abschweifen wahrnehmen, bitten Sie ihn, mit Ihnen in Augenkontakt zu treten, lassen Sie ihn aufstehen und weisen Sie ihn an, fest aufzutreten und den Boden unter den Füßen zu spüren.
- Welche Gedanken steigen in ihm auf, während sich der Vater die Reaktion des Gegenübers vorstellt? Er soll die Gedanken nur wahrnehmen, sich keiner Selbstzensur unterziehen – er darf die Gedanken äußern, egal was er glaubt, denken zu sollen, oder was er glaubt, dass Sie erwarten würden.
- Welche Gefühle erlebt der Vater? Manche Eltern haben Schwierigkeiten, ihre Emotionen in Worte zu fassen. In dem Fall können Sie ihm vorsichtig mögliche Worte zur Beschreibung seiner Gefühle anbieten.
- Wie verhält sich der Vater gewöhnlich, wenn so (wie von der imaginierten Person auf dem leeren Stuhl) mit ihm kommuniziert wird? Wie möchte er in Zukunft in dieser Beziehung kommunizieren?
- Hat sich die Person, die sich der Vater vorstellt, in der Realität so verhalten? Ist dies ein übliches Interaktionsmuster? Oder hat sich die betreffende Person noch nie so verhalten, und der Vater erwartet eine solche Reaktion grundsätzlich von jedem, etwa aufgrund seiner Schamgefühle?
- Am Ende dieser Übung bitten Sie den Vater, zu identifizieren, welcher Kategorie die Kommunikation des anderen angehört: emotional sicher, kritisch-vorschreibend oder bedrohlich-kontrollierend? Wenn der Vater seine eigenen Worte dafür verwendet, ist es wichtig, dass er sich klar ausdrückt und nicht verharmlost.

Das Ausnahmeprinzip

Wenn für einen Menschen das kontrollierende Verhalten anderer und ihre Unterwerfung unter diese Kontrolle zur Norm geworden ist, ist die Interaktion mit einer Person, die (meist) emotional sicher kommuniziert, eine Ausnahmeerscheinung. In lösungsorientierter Therapie und Beratung wird auf solche Ausnahmen besonders geachtet: Es sind alternative Verhaltensweisen und Interaktionsmuster, die in einem Kontext auftreten, in dem problematisches Verhalten zu erwarten gewesen wäre. Dies war im Beispiel von Julie in der Beziehung zur Freundin Liz der Fall. Julies Interaktionen mit Liz stellten eine Ausnahme dazu dar, kritisiert zu werden – bspw. von der Sozialarbeiterin – oder Bedrohung und Kontrolle ausgesetzt zu sein, wie beim Vater ihres Sohnes. Durch die in der Methode der Wahrnehmung der Körpererfahrung beschriebenen »Körperdiagnose« kann festgestellt werden, wen eine Mutter oder ein Vater als emotional sicher erlebt.

Wird eine solche Ausnahme ermittelt, sollte ihr viel Gesprächsraum eingeräumt werden. Dies allein kann meist schon eine therapeutische Wirkung erzielen und die einfache Aufforderung: »Erzählen Sie mir mehr davon!«, sehr hilfreich sein.

Der nächste Schritt im Ausnahmeprinzip ist, die Ausnahme zur Norm zu erheben. Dies geschieht dadurch, dass die Eltern ermuntert und dabei unterstützt werden, Menschen, die sie als emotional sicher erleben, einzuladen, als aktive Helfer dem Unterstützungsnetzwerk bzw. der sorgenen Gemeinschaft beizutreten. Wenn diese der Einladung folgen, verändern sie die eigene Position gegenüber den Eltern – von *emotional sicher* hin zur *emotional sicheren Unterstützerin*.

Es können sich den Eltern (Pflegeeltern, Erzieherinnen, Adoptiveltern) jedoch ein Reihe von Hindernissen in den Weg stellen, eine solche Einladung auch wirklich zu wagen. Eltern berichten von Schamgefühlen, die oft im Zusammenhang mit der Vorstellung auftreten, sie hätten als Vater oder Mutter versagt. Eltern möchten vermeiden, dass etwa die Freundin, die eigene Mutter oder der Nachbar erfahren, wie aggressiv, destruktiv oder selbstschädigend sich das Kind bzw. der Jugendliche verhält. Gerade Eltern mit traumatischer Erfahrung fürchten, dass Schamgefühle sie beim Gespräch über das Kind und sein Verhalten überwältigen; sie haben Angst, andere könnten ein negatives Bild von ihrer Tochter oder ihrem Sohn entwickeln. Hinzu kommt die Opferscham. Es fällt den Eltern schwer, sich vorzustellen, anderen in die Augen sehen, wenn jene sich vorstellen, wie der jugendliche Sohn sie bedroht und schlägt. Die soziale Isolation von Eltern, die oft schon bestand, bevor sich das schwierige Verhalten des Kindes zeigte, weist auf eine bereits zuvor vorhandene Scham. Schließlich wird die Bitte um Hilfe an sich oft bereits als Zeichen der Schwäche oder des Ungenügens erlebt und deshalb lieber vermieden.

Viele ablehnende oder ausweichende Antworten, wenn es darum geht, emotional sicher kommunizierende Menschen als Unterstützerinnen zu engagieren, sind nach meiner Erfahrung mit einer Schambarriere verbunden. Es ist bei einer solchen weder hilfreich, darüber zu sprechen, *ob* eine Mutter sich einem solchen Menschen anvertrauen kann oder will, noch die Scham zu benennen, zu erforschen oder zu analysieren (Weinblatt, 2018). Täten wir dies als Fachkräfte, würden wir – implizit – den Verdacht eines Ungenügens ausdrücken, was das Schampotential noch weiter vergrößern könnte.

Thema des Gesprächs sollte stattdessen sein, *wie, wann, wo* und *wem* sich die Mutter anvertrauen *wird,* und nicht, *ob* sie dazu überhaupt in der Lage ist. Wir sollten als Fachkraft davon ausgehen, dass Eltern die Bitte um Unterstützung gelingen wird, so dass unsere vermittelte Zuversicht ermutigend wirkt. Meist gelingt es selbst Eltern, die erhebliche traumatische Erfahrungen gemacht haben, *zumindest eine* sich emotional sicher verhaltende Person zu gewinnen, die sie in die Beratungssitzung begleitet. Der Selbstbildtheorie (Growth Mindset Theory) zufolge haben Hypothesen, die wir in Bezug auf die Beständigkeit oder Veränderungsfähigkeit von Persönlichkeitsmerkmalen anderer Menschen haben und implizit *kommunizieren,* einen erheblichen Einfluss darauf, ob und wie schnell sich solche Merkmale im anderen verändern. Halten wir die Merkmale für festgeschrieben (Fixed Trait), verändern sie sich nicht oder weniger schnell, als wenn wir sie für veränderbar halten (»Growth Mindset«; vgl. Dweck, 2000). Wir können daraus folgern, dass sich das Merkmal Scham in den Eltern umsoeher verändert und sich persönliches Wachstum in der Fähigkeit zur Schamregulierung einstellt, wenn wir als Fachkräfte eine solche Veränderung für möglich halten und das auch den Eltern kommunizieren.

Um diese Veränderung zu ermöglichen ist es notwendig, dass der Berater die Eltern dabei unterstützt, ihre eigenen Schamgefühle regulieren zu können. Durch die Unterstützung der Schamregulierung kommuniziert er seine Zuversicht in die Wachstumsfähigkeit der Eltern. Uri Weinblatt (2018) hat sich ausführlich mit der Schamregulierung in der Arbeit mit Neuer Autorität befasst. Er beschreibt Herausforderungen, die sich Menschen in der Kommunikation stellen, wenn sie starke Schamgefühle empfinden:
- »Es fällt uns schwer, zuzugeben, dass wir Scham empfinden.«
- »Es ist uns oft selbst nicht bewusst, wenn wir in einer Gesprächssituation Angst vor unseren Schamgefühlen haben.«
- »Wir wissen oft nicht, wie wir mit dem anderen sprechen können, wenn uns Schamgefühle belasten.«

Weinblatt führt weiter aus, dass ein Risiko bestehe, Scham im System zu erhöhen, wenn versucht werde, konfliktbeladene zwischenmenschliche Schwierigkeiten im Gespräch zu überwinden. Dies führe dann leicht zu weiteren Eskalationen, wenn die Gesprächsteilnehmer versuchen würden, dadurch Scham zu vermeiden, dass sie ärgerlich würden.

Es stellt sich also die Frage, wie wir Eltern helfen können, bei Bitten um Hilfeleistungen die eigene Scham zu regulieren, so dass sie die Schambarriere rasch überwinden. Eine Möglichkeit ist, im Beratungsgespräch die Bitte des Klienten in der Imagination vorwegzunehmen. Auf diese Weise vermittelt die Beraterin implizit ihre Gewissheit, dass es dem Vater gelingen wird, den anderen Menschen anzusprechen, denn es gibt auf der Vorstellungsebene kein »ob«, kein »ja« oder »nein«; es gibt nur das Geschehen selbst. Der Vater erlebt in seiner Vorstellung vorweg, dass und wie es ihm gelingen wird, sich dem anderen trotz bestehender Schamgefühle anzuvertrauen und um Hilfe zu bitten, ohne Verlust an Eigenwürde. Damit übt er die eigene Schamregulierung ein und stellt sich eine verständnisvolle, hilfsbereite Reaktion der Gesprächspartnerin vor (siehe Methode des »Imaginären Unterstützungsdialogs«).

Methode: Der Imaginäre Unterstützungsdialog
(nach Willem Beckers; s. Beckers, Jakob u. Schreiter, 2021)

Eltern, die sich dabei unsicher fühlen, sich emotional sicher positionierende Erwachsene als Unterstützer zu gewinnen, kann mit dieser Methode geholfen werden, die eigene Scham zu regulieren und ihre Vorbehalte zu überwinden. Dadurch, dass die Übung imaginativ durchgeführt wird, machen Eltern eine Erfahrung, die sich der realen Situation in der Zukunft annähert, ohne real jemanden bitten zu müssen. Die Methode lässt ihnen damit die Entscheidungsfreiheit, ob sie dann tatsächlich eine mögliche Helferin ansprechen werden oder nicht.

Vorgehensweise:
- Wenn die Kommunikation einer anderen Person mit der Mutter als »ausreichend emotional sicher« identifiziert worden ist (z. B. durch die Methode der Wahrnehmung der Körpererfahrung), laden Sie die Mutter zu einer Imagination ein.
- Erschaffen Sie mit der Klientin ein detailreiches, alle Sinneswahrnehmungen umfassendes Szenario, in dem ein gewöhnliches (nicht problembezogenes) Gespräch mit der emotional sicheren Person stattfindet. Erforschen Sie mit ihr gemeinsam die Umgebung, die gewohnte Art der gegenseitigen Begrüßung, die typischen kleinen Beziehungsrituale, den Zeitrahmen, den üblichen Smalltalk. Verdichten Sie die Imagination, indem Sie nach Details fragen, die die Sinneswahrnehmungen betreffen: *»Was sehen Sie?«, »Wie ist das Wetter?«* usw.

- Wenn der Kontext ausreichend gestaltet ist, bitten Sie die Mutter, sich ein Gespräch mit der emotional sicheren Person vorzustellen. Sie als Therapeut geben diese oder eine ähnliche Botschaft der Klientin an die andere Person vor:
- *»Ich würde gerne mit dir darüber sprechen, was in meiner Familie passiert. Einiges davon mag für dich neu sein, aber seit Monaten belastet uns das Verhalten von ... wirklich sehr. ... ist uns gegenüber mehrmals sehr gewalttätig gewesen, und das hat uns als Eltern wirklich verunsichert. Wir wollen uns als Familie wieder sicher und verbunden fühlen. Deshalb haben wir begonnen, mit ...* (Name der Therapeutin) *zu arbeiten. Sie hat mit uns besprochen, wie wichtig es ist, bestimmte andere Personen miteinzubeziehen, um Teil dieser Veränderung zu sein. Sie hat uns gefragt: ›Bei wem fühlen Sie sich als Eltern sicher und gut aufgehoben? Wer kommt Ihnen in den Sinn, der bereit wäre, in ein paar Wochen an einem Gespräch unter den Erwachsenen teilzunehmen, um zu besprechen, wie er diese Veränderung unterstützen kann? Sie hat mich gefragt, wer mir einfällt, und da habe ich an dich gedacht.«*
- Nach der Vorgabe der Botschaft fordern Sie die Mutter zu folgender Imagination auf:
- *»Sie stellen sich vor, wie Sie ihr das sagen, und Sie merken, dass sie Ihnen zuhört. Sie schaut Sie an, lässt Sie sprechen. Und am Ende Ihrer Botschaft, fragen Sie ...* (die emotional sichere Person): *›Würdest Du zu einer Sitzung mit mir und ...* (Name der Therapeutin) *kommen?‹ Und dann antwortet sie Ihnen: ›...‹«*
- In der Nachbesprechung der Imagination stellen Sie dann folgende Fragen:
- *»Ich frage mich, wenn ich mir dieses Gespräch vorstelle, was wird es für ...* (die Unterstützerin) *bedeuten, dass Sie sie so um Unterstützung gebeten haben?«*
- *»Was wird ... davon halten, dass Sie die Worte gefunden haben, sie um solch einen Gefallen zu bitten?«*
- *»Wenn wir ein Unterstützertreffen haben, was glauben Sie, würde ... mir auf die Frage antworten: ›Was ist es an ...* (der Klientin), *das Sie dazu gebracht hat, heute mitzukommen?‹«*
- Wichtig ist, dass Sie die Klientin nicht dazu verpflichten, die emotional sicher kommunizierende Person anzusprechen. Es geht hier darum, eine neue Verhaltensmöglichkeit zu eröffnen, nicht eine bestimmte Vorgehensweise zu verordnen.

Anders als bei der üblichen Vorgehensweise im systemischen Elterncoaching ist es bei sehr traumaerfahrenen Eltern meist nicht ratsam, ein großes Unterstützerinnentreffen mit vielen Teilnehmern anzuberaumen. Stattdessen sollten nach einer imaginativen Vorbereitung nur ein oder zwei Personen mit in die Therapiesitzung eingeladen werden. Denn mit dem Aufbau einer sorgenden Gemeinschaft dürfen die Eltern nicht emotional überfordert werden. Ist erst einmal die Schambarriere bei einer Person überwunden, fällt es ihnen leichter, noch mehr Personen anzusprechen, die sich auf eine emotional sichere Weise verhalten.

Neben der Scham gibt es noch weitere Hindernisse, die es Eltern erschweren, andere Erwachsene als potentielle Unterstützer anzusprechen. Ein Hindernis ist die Befürchtung, den anderen über Gebühr zu belasten. Eine Untersuchung über das Erleben von Unterstützerinnen in der Neuen Autorität jedoch verdeutlicht, dass die meisten Menschen, die ohnehin schon emotional sicher mit Eltern kommuniziert haben, es als positiv erleben, als Helfer angesprochen und tätig zu werden (Hicks, Jakob u. Kustner, 2020). Die Neupositionierung als *aktive Helferinnen* stellt bestimmte emotionale Anforderungen, zu deren Bewältigung die Untersuchungsteilnehmer sich konkrete Unterstützung durch die Eltercoach wünschten, doch dies tat ihrem Wunsch und ihrer Entschlossenheit, die Familie zu unterstützen, keinen Abbruch. Sie berichteten weiter, dass die Neue Autorität ihren Werten entspreche und dass sie eine Selbstverpflichtung zum aktiven Handeln eingegangen seien.

Unterstützungspersonen, die mit den Eltern zusammen ins Therapiegespräch kommen, sprechen meist davon, sich »geehrt« oder »tief berührt« zu fühlen, dass sie um Hilfe gebeten worden seien, anstatt dies als Belastung zu empfinden. Eltern erahnen oft schon im Vorfeld eine solch positive Reaktion, wenn sie sich den Gesprächsablauf mithilfe dem Berater vorstellen. Dadurch kann ihre positive Erwartungshaltung verstärkt werden.

In anderen Erziehungssituationen als der Herkunftsfamilie können ähnliche Hindernisse auftreten. In der stationären Jugendhilfe kann es z. B. einer Pädagogin schwerfallen, einer Erzieherin, die in einer anderen Familienwohngruppe arbeitet, als potentielle Helferin anzusprechen: »Wird ihre Unterstützungsleistung Teil ihres arbeitsvertraglichen Erziehungsauftrages sein? Kann ich um so etwas bitten, wenn die Kollegen in dieser Wohngruppe ohnehin schon so sehr durch die schwierige Erziehungssituation belastet sind?« Eine gruppenübergreifend arbeitende Fachkraft kann mit dieser Erzieherin in einer ähnlichen Weise ermutigend arbeiten wie ein Berater mit Eltern.

In einer Untersuchung der Arbeit mit Neuer Autorität in einer großen stationären Einrichtung für hochgradig traumabelastete Jugendliche mit äußerst aggressiven oder selbstschädigenden Verhaltensweisen zeigte sich jedoch, dass in der Tat manche Erzieher die Hilfeleistung als zusätzliche Aufgabe zu einer ohnehin schon anstrengenden Schicht erlebten, wenn die Teilnahme am Unterstützungsnetz als »von oben angeordnet« empfunden wurde. Dies änderte sich jedoch, wenn seitens der Heimleitung Zeit für Hilfeleistung in den Dienstplan eingebaut wurde (Mackinnon, Jakob u. Kustner, 2022). Nach meiner Erfahrung bei der Supervision von Pädagoginnenteams steigt die Bereitschaft zur Unterstützung sehr schnell an, wenn diese nicht als dienstliche Erwartung seitens Leitungskräften eingefordert wird, sondern die Bitte um Unterstützung direkt von einem Erzieher an den anderen erfolgt. Die Erzieherin in einer anderen Wohngruppe kann dann in ähnlicher Weise in die Teamsitzung eingeladen werden, wie Eltern einen zukünftigen Unterstützer in die eigene Beratungssitzung einladen würden.

Nicht immer wird die Bitte um Unterstützung – selbst bei Personen, die als emotional sicher erlebt worden sind – erfolgreich sein, und es kann zu verletzenden Zurückweisungen kommen. Dies ist jedoch selten der Fall, und wenn doch, gilt der Satz: »There are plenty more fish in the sea!« Es ist dann wichtig, die Eltern zu verankern, indem man sie in ihrer Enttäuschung sowohl anteilnehmend begleitet als auch zuversichtlich ermuntert, weiter zu suchen. Dies hilft den Eltern, ein für die Neue Autorität wichtiges Persönlichkeitsmerkmal zu stärken: Beharrlichkeit.

Das Utilisierungsprinzip

Der amerikanische Psychiater und Psychotherapeut Milton Erickson entwickelte eine klientenzentrierte, ressourcenorientierte Form der Hypnotherapie, bei der er besonderen Wert auf die Motivation der Klientin zur Bewältigung schwieriger Lebessituationen legte (Kanitschar, 2000). Besonders in Hinblick auf die Energie, die Klienten in schwerwiegende »Symptome« legen, war es Erickson wichtig, dies im Lichte ihrer Bemühungen zur Lebensbewältigung zu verstehen und wertzuschätzen. Je intensiver die symptomatischen Aktivitäten der Klientin seien, umso besser könne man die investierten Energien zum therapeutischen Fortschritt nutzen, wenn es gelinge, sie in konstruktive Bahnen zu lenken. Erickson nannte diesen Vorgang »Utilisierung«.

Im systemischen Elterncoaching betrachte ich das kritisch-vorschreibende Verhalten anderer Erwachsener den Eltern und anderen Familienmitgliedern gegenüber als eine symptomatische Energie, die es zu nutzen gilt. Manche energischen (!) Kritikerinnen werden so zu äußerst hilfreichen Unterstützern. Die Beraterin kann dafür das Feld bereiten, dass sich bisher kritisch-vorschreibend kommunizierende Personen umorientieren und ihre Energien in Bahnen lenken, die dem Erwerb elterlicher Selbstwirksamkeit dienen.

In einigen der vorangegangen Fallbeispiele kam das Utilisierungsprinzip bereits zum Tragen: Der sich kritisch-vorschreibend äußernde Großvater hörte sich an, welche unangenehmen Gefühle seine negativen Äußerungen über den Enkel bei der Mutter auslösten. Er zeigte sich daraufhin bereit, die Handlungskompetenz seiner Tochter zu unterstützen, anstatt sich selbst die elterliche Autorität anzueignen oder an Dritte delegieren zu wollen. Die Sozialarbeiterin gab eine vorwiegend defizitäre Sichtweise der Mutter und des Sohnes zugunsten einer mehr ressourcenbetonten Sicht auf, als ihr deutlich wurde, wie die Mutter weiteren eigenen traumabedingten Fehlreaktionen vorbeugte und wie sehr sie sich bereits im Verlauf des gewaltfreien Widerstandes erfolgreich bemüht hatte. Vor allem war sie davon beeindruckt, auf welche Weise die Mutter dabei die Hilfeleistungen ihrer Unterstützerinnen in Anspruch nahm. Denn die Existenz eines geeigneten, aktiven Unterstützungsnetzes ist im Kinderschutz ein günstiges Kriterium für eine positive Prognose (Pérez-Hernando u. Fuentes-Peláez, 2020). In beiden Fällen hatten die Personen eine positive Absicht verfolgt und setzten sich in der Folge ihrer Neupositionierung besonders stark für die jeweiligen Eltern ein: Die bisher in der Kritik eingesetzte Energie wurde in neue Bahnen gelenkt, so dass die Selbstwirksamkeitserwartung der Eltern stärker wurde.

Menschen, die sich in einem bestimmten sozialen Kontext anderen gegenüber kritisch verhalten, befürchten oft, in diesem Kontext selbst Kritik ausgesetzt zu werden. Den Bezugspersonen gegenüber, die sie als Unterstützer in eine Therapiesitzung einladen, sind die Klientinnen meist loyal verbunden, besonders dann, wenn es sich um Angehörige oder enge Freunde handelt. Sich bisher kritisch verhaltende Bezugspersonen von Klienten können besonders sensibel auf empfundene Kritik reagieren. Eine Klientin könnte somit in einen Loyalitätskonflikt geraten, wenn die Bezugsperson auf die Botschaften des Therapeuten verletzt reagiert. Um dem vorzubeugen, ist es hilfreich, wenn die Beraterin zunächst eine positive Konnotation[25] des bisher kritisch-vorschreibenden Verhaltens entwickelt.

---

25 Beim in der systemischen Therapie häufig verwendeten Begriff der positiven Konnotation war ursprünglich eine Form der paradoxen Intention, das heißt der widersprüchlichen Absicht gemeint. Die meisten systemischen Therapeutinnen lehnen heute ein solches Vorgehen ab und halten seine theoretischen Grundannahmen für unhaltbar. Wir können jedoch auch problematischen Verhaltensformen positive Aspekte abgewinnen, und sogenannte Symptome stellen oft Lösungsversuche für als unerträglich erlebte Umstände dar. Damit wird eine positive *Teilbewertung* problematischer Verhaltensformen möglich, welche die positive Absicht der handelnden Person anerkennt. Ich verstehe in diesem Buch die positive Konnotation in diesem Sinne.

Wenn der Elterncoach die defensive Barriere durch seine wohlwollende Akzeptanz der Bezugsperson und durch seine Anerkennung ihrer Absicht und ihrer Einsatzbereitschaft überwunden hat, entsteht meist eine offenere Haltung und ein größeres Interesse der Bezugsperson an der Perspektive der Eltern. Erst dann ist es ratsam, sowohl die Opfererfahrung der Eltern als auch ihr Bedürfnis nach Unterstützung der eigenen elterlichen Handlungskompetenz ins Zentrum des therapeutischen Gesprächs zu stellen. Ich verfolge bei der Utilisierung einen Ablauf in vier Schritten:
1. positive Konnotation des bisherigen kritisch-vorschreibenden Verhaltens der zukünftigen Helferin;
2. anteilnehmendes Bezeugen der elterlichen Erfahrung mit dem Kindesverhalten;
3. anerkennendes Bezeugen elterlicher Widerstandsleistungen mit Neuer Autorität und schließlich
4. Umsetzung der elterlichen Unterstützungswünsche in der konkreten Planung gewaltloser Widerstandshandlungen.

Zunächst ist es allerdings notwendig, die Eltern selber imaginativ auf die Sitzung vorzubereiten (siehe Methode der »Vorbereitung einer utilisierenden Beratungssitzung«).

Methode: Vorbereitung einer utilisierenden Beratungssitzung

Utilisierende Beratungssitzungen dienen dazu, eine Person, die sich bisher kritisch-vorschreibend den Eltern und gegebenenfalls auch den Kindern in einer Familie gegenüber positioniert hat, dazu zu bewegen, den Eltern mitfühlend und anerkennend zu begegnen. Auf diese Weise kann die Person ihre Position den Familienangehörigen gegenüber verändern und als emotional sichere Unterstützerin engagiert werden. Diese Methode möchte die Eltern auf eine solche Sitzung vorbereiten, bevor sie eine Person zu dieser einladen. So können sich die Eltern selbst gegenüber dem anderen Erwachsenen neu positionieren, um dann in der Sitzung weder mit Unterwürfigkeit noch mit Ärger oder Rückzug zu reagieren, sondern aktiv um emotional sichere Hilfeleistung zu bitten.

Vorgehensweise:
- Zunächst ist es hilfreich, das bisherige Verhalten des anderen Erwachsenen gegenüber der Mutter positiv zu konnotieren:
  »Obwohl sie sich oft heftig ins Zeug legt und verärgert wirkt, Ihren Sohn böse nennt und Ihnen vorwirft, viel zu nachgiebig mit ihm zu sein – was glauben

Sie, will sie damit erreichen, auch wenn sie es falsch anpackt? Was wünscht sie sich für Sie und Ihren Sohn?«
- Helfen Sie der Mutter, ihre automatische Reaktion auf die kritischen Botschaften des anderen zu erkennen, indem Sie ihr einen leeren Stuhl gegenüberstellen und sie bitten, sich vorzustellen, die Person sitze ihr gegenüber und äußere sich auf kritische Weise:
Reagiert sie automatisch auf eine unterwürfige Weise? Äußert sich das in ihrer Körperhaltung, in ihren Worten oder darin, dass sie wenig oder nichts sagt? Drückt ihre Körpersprache Zustimmung aus, z. B. durch häufiges Nicken, obwohl sie keine Zustimmung empfindet?
Wirkt sie passiv, wird sie bewegungslos, fühlt sie sich »schlapp« (»Flag«-Reaktion) oder empfindet sie eine Bewegungsstarre (»Fright«-Reaktion)? Fühlt sie sich unfähig, sich zu äußern?
Zeigt sie eine schamhafte Reaktion, indem sie z. B. den Blick abwendet?
Reagiert sie verärgert oder zornig?
- Nachdem die Klientin die eigene, spontan auftretende Reaktion erkannt hat, laden Sie sie zu einem Experiment ein: Während sie sich die kritische Reaktion der anderen vorstellt, soll sie den eigenen automatischen Reaktionsablauf unterbrechen, bspw. bei unterwürfiger Reaktionsweise die zustimmenden Körperreaktionen oder Worte unterlassen; bei schamhaftem Wegsehen den Augenkontakt mit dem imaginierten Gegenüber suchen; bei verärgerten Reaktionen einen vorgefertigten, versöhnlichen Satz sagen, der die positive Absicht des anderen hervorhebt.
- Schließlich bitten Sie die Klientin, zu äußern, was sie in der kommenden Sitzung der anderen Person bezüglich folgender zwei Themen mitteilen will:
    1. wie sie sich selbst aufgrund des problematischen Verhaltens ihres Kindes belastet fühlt und wie sie die Belastung der anderen Familienmitglieder erlebt;
    2. auf welche Weise sie sich erhofft, dass die andere Person sie bei der Wahrnehmung ihrer Elternkompetenz unterstützen wird, damit sie ihre Selbstwirksamkeit erfahren kann.

Die auf imaginierte Weise vorgenommene Vorbereitung entspricht den Prinzipien des gewaltfreien Widerstandes: Eltern erfahren, wie sie ihren automatischen, gewohnheitsmäßigen Impulsen entgegensteuern. Dies ist ein Akt der Selbstkontrolle. Traumaerfahrene Eltern, die vor allem Rückzug, Unterwerfung, Vermeidung oder aber aufbrausende Konfrontation als eigene Reaktionen auf kritisches oder vorschreibendes Verhalten kennen, machen auf diese Weise eine völlig ungewohnte und stärkende Erfahrung. Diese erschließt ihnen neue Verhaltensoptionen und führt dazu, dass sie die Integrität ihrer eigenen Person und deren Grenzen wertschätzen können.

Wenn es nach sorgfältiger Vorbereitung schließlich zur Sitzung kommt, ist eine klare, zielgerichtete Gesprächsführung notwendig. Es ist *nicht* Aufgabe der Sitzung, die Vorstellungen der anderen Erwachsenen zu ermitteln. Ziel der Arbeit in dieser Sitzung ist es, den selbstgeäußerten Bedürfnissen der Eltern nach Unterstützung zur Selbstwirksamkeit Gesprächsraum zu verschaffen, um so ein emotional sicheres Kommunizieren des anderen zu gewährleisten und dessen Unterstützungsbereitschaft im Sinne der elterlichen Bedürfnisse zu wecken.

Gelingt es in dieser Sitzung, emotional sicheres, bündnisrhetorisches Kommunizieren herbeizuführen, senkt sich meist das psycho-physische Erregungsniveau der Eltern und damit im Anschluss in der gesamten Kernfamilie. Die Eltern gewinnen an Zuversicht, dass sie die Familienprobleme bewältigen können, und beginnen, sich stärker in einer aus kleinen Anfängen heraus wachsenden, sorgenden Gemeinschaft verankert zu fühlen.

Mitunter handelt es sich beim »anderen Erwachsenen«, der bisher kritisch-vorschreibend kommuniziert hat, um die Lebenspartnerin bzw. den anderen Elternteil. Dort, wo Spannungen oder Brüche in der Beziehung mit auf Erziehungsschwierigkeiten beim Kind zurückzuführen sind, kann die auf dem Utilisierungsprinzip beruhende Arbeit eine paartherapeutische Wirkung erzielen, indem sich Eltern vom jeweils anderen Elternteil oder Partner auf eine neue Weise empathisch verstanden und in ihrem Bedürfnis nach Unterstützung wahrgenommen fühlen.

Nach erfolgter Vorbereitung und Einladung einer Unterstützerin findet schließlich die utilisierende Sitzung statt (siehe Methode der »Utilisierenden Beratungssitzung«, Teil I, II und III). Sie eröffnet einer anderen Erwachsenen, die sich bisher kritisch-vorschreibend Familienangehörigen gegenüber geäußert hat, die Möglichkeit:
1. die Eltern empathisch wahrzunehmen und das Leiden der Familienangehörigen mitfühlend zu bezeugen,
2. von den erzieherischen Erfolgen der Eltern im Aufbau Neuer Autorität zu erfahren und deren Kompetenz anerkennend zu bezeugen,
3. die Bedürfnisse der Eltern nach Unterstützung ihrer Selbstwirksamkeit zu erfahren und
4. sich gegebenenfalls zu solcherart Unterstützung bereit zu erklären und sich selbst zu verpflichten (Commitment – Engagement, ehrliche Hingabe zeigen).

Methode: Utilisierende Beratungssitzung, Teil I – Gesprächsstruktur aufbauen

In diesem ersten Teil der Sitzung geht es darum, dem Unterstützer emotionale Rückversicherung zukommen zu lassen und eine klare Gesprächsstruktur aufzubauen.

Vorgehensweise:
- Viele Personen, die sich bisher kritisierend verhalten haben, erwarten ihrerseits, dass ihnen kritisch begegnet wird. Es ist daher zunächst sehr wichtig, die zukünftige Helferin freundlich zu begrüßen und ihren Einsatz für die Mutter und die Kinder in der Familie zu würdigen sowie die Mühe, die sie sich dabei gegeben hat, anzuerkennen. Bei dieser positiven Konnotation sind Fragen danach, wann sie das Haus verlassen musste, um in die Sitzung zu kommen, was sie sonst getan hätte usw. hilfreich. Damit stimmen Sie die zukünftige Helferin positiv ein und versichern ihr: »*Du wirst hier akzeptiert, deine Motivation und Einsatzbereitschaft finden hier Wertschätzung!*«
- Übernehmen Sie auf klare Weise die Verantwortung für die Gesprächsführung, indem Sie eine »Wagenradstruktur« einführen: Die Teilnehmenden sprechen jeweils direkt mit Ihnen, aber nur auf Ihre Aufforderung hin direkt miteinander. Dies erleichtert es, die Ziele der Sitzung anzusteuern, anstatt das Gespräch in eine beliebige Richtung treiben zu lassen.
- Sollte es zu kritisch-vorschreibender Kommunikation seitens der zukünftigen Helferin kommen, unterbrechen Sie den Kommunikationsverlauf und entwickeln eine positive Konnotation – durch die Anerkennung der guten Absicht der sich kritisch Äußernden, stellen aber im gleichen Zuge klar, dass deren Bemühungen ihre positive Absicht verfehlen.

Mit dem Aufbau einer Gesprächsstruktur, die Raum für das Bezeugen der elterlichen Erfahrung schafft, ist der Neupositionierung als emotional sicherer Unterstützer der Boden bereitet worden, und die Beraterin kann nun zum zweiten Teil der Sitzung übergehen.

Methode: Utilisierende Beratungssitzung, Teil II

Der zweite Teil der Sitzung ermöglicht den Eltern, sowohl von der eigenen Not als auch der Not anderer zu sprechen, ohne Kritik befürchten zu müssen. Sie können davon berichten, was sie erzieherisch mit Neuer Autorität geleistet haben, ohne Vorschläge oder Anweisungen zu erhalten, so dass auch ihre Kompetenz wahrgenommen und gewürdigt werden kann.

Vorgehensweise:
- Bitten Sie den Vater, konkret zu berichten, welche schädigenden oder selbstschädigenden Verhaltensweisen das Kind zeigt und auf welche Weise alle in der Familie (oder Heimgruppe oder Pflegefamilie), einschließlich des sich problematisch verhaltenden Kindes, von den Auswirkungen dieses Verhaltens belastet werden bzw. darunter leiden. Für den zukünftigen Helfer stellt sich dabei die Aufgabe, anteilnehmend zuzuhören.
- Bitten Sie den Vater dann, von einer erfolgreichen gewaltlosen Widerstandshandlung zu berichten. Mit jeder zielgerichteten, sorgfältig geplanten Widerstandshandlung ist eine Alternative zum gewohnten problematischen Interaktionsmuster erprobt worden.
- Um Raum für mitfühlendes und anerkennendes Bezeugen zu schaffen, können sie nun den Unterstützer bitten, auszudrücken, wie er sich von dem, was er gerade gehört hat, berührt fühlt. Es geht hier darum, dass er in der ersten Person, also vom eigenen Erleben spricht, nicht über den Vater eine Meinung äußert, Ratschläge erteilt usw.

Das anteilnehmende Bezeugen durch die anderen Personen dient der Wiederherstellung der Würde des Vaters. Dieses Gefühl der Würde ermöglicht es ihm, sich zum Widerstand gegen schädliches Verhalten und zur Unterstützung von anderen berechtigt zu fühlen[26]. Das anerkennende Bezeugen bereits erworbener Handlungskompetenz setzt den Ton für den dritten Teil der Utilisierenden Beratungssitzung, der sich mit der Erweiterung dieser Handlungskompetenz befasst.

Methode: Utilisierende Beratungssitzung, Teil III

In diesem letzten Teil der utilisierenden Sitzung ermöglicht die konkrete Planung einer Widerstandshandlung dem Vater, der sich die Unterstützung durch den anderen Erwachsenen wünscht, mitzuteilen, welche Art des Handelns ihm helfen wird, seine Selbstwirksamkeit noch zu erweitern. Anstatt auf abstrakte Weise über die erwünschte Hilfeleistung zu sprechen, wird sie praktisch illustriert.

---

26 Siehe Einleitung.

Vorgehensweise:
- Sie planen mit dem Vater und seiner Unterstützerin konkret eine positive Aktion bzw. gewaltfreie Widerstandshandlung, an der die Unterstützerin teilnehmen wird. Es kann sich dabei bespielsweise um eine Ankündigung[27] an das Kind, um ein Sit-in[28] oder ein Auftreten als Stresspuffer[29] handeln, aber auch um Botschaften der Unterstützerin an das Kind, in denen sie ausdrückt, dass sie ein kürzlich stattgefundenes destruktives Verhalten nicht akzeptiere, oder mit denen sie ihre Anerkennung für eine positives Ereignis im Verhalten des Kindes zeigt. Es ist oft am besten, die geplante Aktion im Rollenspiel einzuüben, wobei die Therapeutin den Vater anweist, seiner Helferin zu bedeuten, wie jene sich auf eine Weise verhalten soll, die seine eigene Handlungskompetenz unterstützen wird. Hilfreiche Fragen hierzu sind z. B:

»Wo möchten Sie, dass ... (die Helferin) sitzen soll, so dass sie sich unterstützt fühlen?« (Wichtig ist hier jedoch, darauf zu achten, dass die Helferin nicht so vom Vater platziert wird, dass er auf diese Weise die Handlungsintiative, also seine Autorität an sie zu delegieren sucht!)

»Was soll ... (die Helferin) sagen, wenn ... (das Kind) sie fragt, was sie denn hier zu suchen habe? Was kann sie sagen, so dass Sie selbst das Geschehen weiterhin lenken?

---

27 Bei der Ankündigung handelt es sich um ein sorgfältig vorbereitetes, einmaliges Übergangsritual, bei dem die Eltern oder Erziehenden dem Kind in einer förmlichen Weise ankündigen, dass sie dessen aggressive oder selbstschädigende Verhaltensweisen nicht mehr akzeptieren werden, dass sie nicht mehr Stillschweigen darüber bewahren werden und sich selbst dazu verpflichten, ihrerseits keine gewalttätigen oder erniedrigenden Verhaltensweisen ihm gegenüber zu zeigen (vgl. hierzu Omer u. von Schlippe, 2016a). In der Arbeit mit traumaerfahrenen Kindern verwende ich eine Form der Ankündigung, die besonders stark die Wertschätzung der Person des Kindes zum Ausdruck bringt und die Selbstverpflichtung der Eltern zu zukünftiger Gewaltlosigkeit auf spezifische Weise betont, um dem Kind Sicherheit zu vermitteln und verbindend auf die Eltern-Kind-Beziehung einzuwirken.
28 Das Sit-In ist eine von Omer (2015) entwickelte Methode, mit der Eltern wirksam ihre Präsenz beim Kind nach einem ernsten, z. B. gewalttätigen Vorfall erhöhen, ohne bestrafend oder eskalierend zu handeln. Einige Stunden oder Tage nach einem solchen Vorfall, wenn ihr eigenes Erregungsniveau und das des Kindes niedriger geworden sind, setzen sie sich zum Kind ins Zimmer und verlangen von ihm einen Vorschlag zur Lösung des Problems oder zur Wiedergutmachung für den Vorfall. Anstatt abweisend zu wirken – wie etwa ein vorübergehender Schulausschluss oder Stubenarrest –, wird hier auf das Kind zugegangen und ihm der Wiedereintritt in die Gemeinschaft ermöglicht. Um diesen, gerade für traumaerfahrene Kinder und Erwachsene wichtigen verbindenden Aspekt dieser Methode zu betonen, sprechen meine Kolleginnen und ich zunehmend von »sitting with« (»the child«) anstatt vom »Sit-In«.
29 Als »Stresspuffer« fungiert eine Person, wenn sie in einer hochgradigen Spannungssituation auf Bitten der Eltern (z. B. per SMS) in die Familie kommt und durch ihre Anwesenheit beruhigend wirkt bzw. ein Hindernis für Eskalation darstellt.

> *Wie werden Sie sich gerade dadurch von ...* (der Helferin) *unterstützt fühlen, dass sie während des Sit-ins schweigt, damit Sie sich selbst mit ...* (Ihrem Kind) *befassen können?«*
> - Fragen Sie zum Schluss der Sitzung die zukünftige Helferin, ob sie bereit sei und sich dazu imstande fühle, so zu handeln, wie es der Vater wünsche. Die geplante Aktion sollte nur dann erfolgen, wenn sich die Helferin dazu verpflichtet hat.
> - Sie können der Helferin vorschlagen, als eine Art Hausaufgabe gezielt zu beobachten, welche kompetenten Verhaltensweisen des Vaters sie bei der stattfindenden Aktion wahrnimmt, besonders wenn das Kind auf provokante, abweisende, abwertende oder bedrohliche Weise reagiert. Sie kann Notizen dazu machen und diese für das weitere Elterncoaching zur Verfügung zu stellen.

Die Methode der »Utilisierenden Beratungssitzung« schafft in ihrem dritten Teil Raum dafür, dass elterliches Wissen darüber, welche Bedingungen die Aktualisierung der eigenen Selbstwirksamkeit ermöglichen können, in den Vordergrund gerückt wird. Die Beobachtungshausaufgabe des Unterstützers reichert das Widerstandsnarrativ im Veränderungssystem mit weiteren Beobachtungen elterlicher Kompetenz an.

Unterstützertreffen für Familien mit mehrfacher Belastung

Während es meist ratsam ist, die sorgende Gemeinschaft graduell durch Hinzuziehung einzelner Helferinnen aufzubauen, wird es mitunter auch möglich und empfehlenswert sein, größere Unterstützertreffen (siehe Methode des »Ersten großen Netzwerktreffens«, Teil I und Teil II) durchzuführen, besonders etwa in der Adoptiv- oder Pflegefamilie bzw. in der Heimgruppe. Wegen der erhöhten Rückfallgefahr bei Traumata ist dazu zu raten, ein solches Treffen in bestimmten Abständen zu wiederholen oder aber in einem neuen Kreis zu bestimmten Zwecken durchzuführen. Die oft durch vorhergehende Beziehungsrisse mit anderen Erwachenen, auch mit Fachkräften sehr isolierten Adoptiv- oder Pflegeeltern können ein solches, sorgfältig durchgeführtes Treffen als verbindungsstiftend erleben. Sie fühlen sich dann eher zum Widerstand gegen Aggression und Gewalt ermutigt.

In einer britischen Untersuchung mit Adoptiveltern wird die kindliche Gewalt gegen die Eltern als die wichtigste Ursache für den Familienzusammenbruch und die Fremdunterbringung des Kindes angeführt (Selwyn, Wijedasa, u.

Meakings, 2014). Eltern, die sich in solchen Fällen vom ökologisch-systemischen/ sozial-ökologischen Umfeld (siehe Glossar) und vom professionellen System isoliert fühlen, benötigen dringend emotional sichere Unterstützung. Das folgende Fallbeispiel von Sandra zeigt auf, wie Anteilnahme und Anerkennung durch Unterstützende der Isolierung entgegenwirken:

Seit ihrer Scheidung vor vier Jahren ist Sandra alleinerziehende Adoptivmutter von 15-jährigen zweieiigen Zwillingen. Im Zuge der Trennung war es zu zunehmender Aggression und schließlich physischer Gewalt vonseiten des Vaters gegenüber Sandra gekommen. Seit der Scheidung hat sich das Problemverhalten der Söhne noch erheblich verschärft, und es ist inzwischen unerträglich geworden. Vom Adoptivvater der Söhne fühlt sie sich nicht unterstützt, sondern hat Angst vor ihm, bisher aber nur in seiner Unterstützung einen Ausweg gesehen. Beide Söhne greifen die Mutter tätlich an, wenn sie ihnen das Geld verweigert, das sie zum Drogenkauf benötigen, und bei einer Gelegenheit hat ihr Robert mit der Faust in die Brust geschlagen. Sandra hat keinen Einfluss mehr darauf, wann die Söhne nach Hause kommen. Robert wird von seinem Bruder John und von Mitschülerinnen wegen seines »schwulen Gehabes« gemobbt, aber er hat sich noch nicht öffentlich zur eigenen Homosexualität bekannt. Die beiden Söhne prügeln sich oft heftig, und Robert hat sich einer Gruppe angeschlossen, die mit Drogen handelt. Niemand in der Familie ist glücklich; es gibt seit langem schon keine frohen Momente mehr.

Von all diesen Vorgängen berichtet Sandra im ersten Netzwerktreffen, dem sechs Freunde, ihr Bruder und ihre Eltern beiwohnen, auf detaillierte Weise. Sie berichtet jedoch auch von der Ankündigung, die sie mithilfe einer Freundin jedem der Söhne einzeln gemacht hat. Obwohl sie zunächst viel Angst davor hatte, hat sie beiden angekündigt, dass sie ihnen in Zukunft kein Geld mehr für Drogen geben und ihre Gewalt nicht mehr verschweigen werde. Sie hat zudem erklärt, dass ihr deutlich sei, wie stark beide, gerade als Adoptivkinder unter der Scheidung der Eltern gelitten hätten, aber dass die Aggression und der Drogenkonsum kein gesunder Ausweg aus ihrer Not seien. Die Freundin, die als Zeugin fungiert hat, hat den Ankündigungstext an alle Anwesenden verteilt.

Wie vorab mit der Mutter abgesprochen, interviewe ich ihren Bruder und eine Freundin vor der Gruppe. Beiden war vorher schon deutlich gewesen, dass es große Schwierigkeiten in der Familie gibt; sie weisen aber darauf hin, dass sie vom Ausmaß der Gewalt, des Drogenkonsums und vom Mobbing gegen Robert nicht so viel gewusst hätten. Sandras Bruder berichtet, wie es ihm als junger Mann große Anstrengung gekostet habe, öffentlich zu seiner Homosexualität zu stehen. Er ist von der Gewalt gegen seine Schwester schwer betroffen, aber auch vom Mobbing gegen seinen Neffen und davon, dass der andere Neffe, den er ebenso liebt, auf eine so homophobische

Weise handelt. Die Freundin berichtet davon, wie es sie als Frau erschüttert, von so viel Gewalt – der des ehemaligen Ehemannes und der der Söhne – gegenüber Sandra zu hören. Sie sagt aber auch, dass sie sich große Sorgen um die beiden Jungen mache, die sie habe aufwachsen sehen. Sie sei Sandra für ihre Frage dankbar, ob sie Helferin der Familie sein wolle, und bemerkt, dass es Sandra viel Mut gekostet haben müsse, beiden Söhnen eine Ankündigung zu machen und so offen vor allen Anwesenden die Schwierigkeiten zu offenbaren, mit denen sie zu kämpfen habe.

Zum Schluss des Unterstützerinnentreffens erklären sich alle Anwesenden bereit, an einer Besorgniskampagne teilzunehmen und als Zeugen bei Sit-ins zu fungieren, sollte es wieder zu Gewalthandlungen kommen. Eine Nachbarin schlägt vor, sie könne auf Abruf in die Familienwohnung kommen, wenn die Spannungen zu sehr ansteigen würden, und es wird beschlossen, ihr einen Wohnungsschlüssel zu besorgen. Der Onkel erklärt sich bereit, jedem seiner Neffen davon zu erzählen, welche Schwierigkeiten er dabei zu überwinden hatte, sich als schwuler Mann zu outen.

Das Fallbeispiel verdeutlicht einige Wirkungen des Bezeugens. Ich führe das Unterstützergespräch im Sinne des »Outsider Witnessing« aus der narrativen Therapie (White, 2007) durch: das Bezeugen signifikanter Lebenserfahrung der Person durch beteiligte Außenstehende. Anstatt Rückmeldung von der gesamten Gruppe einzuholen, werden in der Form von Whites »Definitional Ceremony« zwei von der Mutter vorher bestimmte Personen zu ihren Reaktionen auf das Gehörte interviewt. Dies dient zum einen dazu, einer emotionalen Überforderung der Mutter durch zu viele Rückmeldungen vorzubeugen. Zum anderen aber ist es auch wichtig, durch den kleineren Kreis im Rahmen des größeren Treffens eine Verdichtung des emotionalen Gehalts und der Bedeutungsgebung im Gespräch zu ermöglichen. Die Fragen an die zwei Zeuginnen zielen auf ihre innere Resonanz zum Gehörten ab; sie werden aufgefordert, gegen den Hintergrund ihrer eigenen Lebenserfahrung von ihrer eigenen Reaktion auf das Gehörte, nicht aber urteilend oder bewertend über die Mutter oder die Söhne zu sprechen.

Die Strukturierung des Treffens ermöglicht zunächst anteilnehmendes Bezeugen, das vornehmlich auf das Leid der Betroffenen gerichtet ist, gefolgt von anerkennendem Bezeugen, das die Selbstwirksamkeit und elterliche Kompetenz der Mutter in den Blickpunkt rückt. Diese Dualität des Bezeugens ist von zentraler Bedeutung für den Erfolg des Unterstützerinnentreffens: Würde nur das Leid fokussiert, nicht aber die vorangegangenen Erfolgsmomente, bliebe es beim Opfernarrativ allein; es würde kein Widerstandsnarrativ entstehen.

Das Opfernarrativ entsteht in Koautorenschaft zwischen der Mutter, den Gruppenmitgliedern und dem Therapeuten. Sandra nimmt die Definitionsmacht über ihre Selbstbeschreibung wahr; es entsteht eine selbsterzählte Opfergeschichte (Jakob, 2021). Sie kann die schambesetzten Details der ihr gegenüber ausgeübten Gewalt mitteilen. Ihr gelingt es auch, weitere schambesetzte Aspekte wie den Verlust elterlicher Autorität und ihre bisherige Hilflosigkeit, die Söhne vor ihrer Drogengefährdung zu schützen, anzusprechen. Da sie keine kritischen Reaktionen erfährt, kann sie die eigene Scham regulieren. Sie fühlt sich den anderen verbunden und überwindet dadurch die Beziehungsrisse, die mit ihrem Schweigen entstanden waren; ihre Würde wird wiederhergestellt.

Gleichwohl geht es beim anteilnehmenden Bezeugen nicht um das Leid der Mutter allein. Die Söhne gehören zu ihrem erweiterten Selbst. Würde *ihnen gegenüber* keine Anteilnahme gezeigt, gäbe es eine Lücke in der Anteilnahme an Sandras leidvoller Erfahrung. Es ist daher im Gespräch auch vom Mobbing gegen Roger die Rede, von den emotionalen Schwierigkeiten, die sich mit der Trennung der Eltern verbinden sowie davon, dass niemand in der Familie glücklich zu sein scheint. All diese Erfahrungsaspekte der Familienmitglieder werden in den Reaktionen der zwei interviewten Zeugen aufgegriffen.

Beim systemischen Elterncoaching steht die Therapeutin vor einem Dilemma: Im gewaltfreien Widerstand wird notwendigerweise einseitig durch den Erwachsenen gehandelt, wenn der junge Mensch sich unkooperativ verhält. Ich kann nicht mit der Person zusammen Widerstand gegen das leisten, was sie mir antut. Menschen, die anderen fortgesetzt mit kontrollierendem Verhalten Schaden zufügen und sich weigern, das eigene Verhalten zu ändern, erlauben den anderen nicht, sich zu wehren, selbst wenn dieser Widerstand auf gewaltlose Weise erfolgt. Daher ist es nötig, dass die Eltern und ihre Unterstützer Bündnisse gegen die Gewalt eingehen und einseitig handeln. Wie ist es dennoch möglich, die in vielen systemischen Konzepten gebotene Allparteilichkeit (vgl. Stierlin, Rücker-Embden-Jonasch, Wetzel u. Wirsching, 1977) herzustellen, also eine empathiegebundene Würdigung der Perspektiven aller Familienmitglieder, welche die Erfahrung jedes Einzelnen miteinschließt?

Dadurch, dass im Unterstützerinnentreffen Raum für das *mittelbare* Bezeugen der Not der Jugendlichen geschaffen wird – durch den Bericht der Mutter, *bewegt sich das problemlösende soziale System auf Allseitigkeit zu*. Nicht nur erfährt die Mutter Wertschätzung für ihre einfühlsam-sorgende Verbundenheit mit den Söhnen, auch die Teilnehmenden am Treffen können sich emotional sicher statt kritisch-vorschreibend Roger und John gegenüber positionieren. Die Söhne werden nicht zu Gegnern. Gerade der Onkel fühlt sich noch stärker mit ihnen verbunden als bisher, als ihm deutlich wird, worunter auch sie zu leiden haben und welche Sorgen sich seine Schwester um sie macht. Daher wird er, auch wenn er schwierige Themen bei ihnen anspricht, vermitteln, dass sie zur Familiengemeinschaft und dem weiteren System um die Familie herum gehören. Die auf *angestrebter Allseitigkeit* beruhende Narration der Familiengeschichte kann also eine potentiell beziehungsstiftende Wirkung entfalten. Dies ist besonders auch unter dem Gesichtspunkt der Schamregulierung von John und Roger von Bedeutung. Denn Beschämungshandlungen haben eine ausschließende Wirkung, während inkludierendes, in die Gemeinschaft einbeziehendes Kommunizieren in der Familie oder sozialen Gemeinschaft die Schamregulierung unterstützen kann (Weinblatt, 2018).

Ein weiterer zentraler Aspekt des anteilnehmenden Bezeugens ist die Einbettung der Gewalt in einen weiteren soziopolitischen Kontext: Die Freundin der Mutter äußert sich *als Frau* betroffen über die an einer Frau ausgeübte Gewalt; der Onkel äußert sich betroffen über die verletzende Homophobie. So fließen die Aspekte von Gender und sexueller Orientierung, die persönliche Erfahrung des Unterstützers und der Unterstützerin damit sowie diesbezüglich bestehende gesellschaftliche Diskurse mit in das Gespräch ein.

Das Opfernarrativ kann nun um ein Widerstandsnarrativ ergänzt werden. Die Verteilung des Ankündigungstextes an die Anwesenden signalisiert den Übergang von der Anteilnahme zur Anerkennung und damit zur zwischenmenschlich unterstützten Selbstwirksamkeit der Mutter. Die Freundin, welche beide Ankündigungen als Zeugin miterlebt hat, berichtet vom Mut der Mutter und gibt ihre Wahrnehmung von Sandras Handlungskompetenz wieder. Die durch das Bezeugen entstehende Resonanz im problemlösenden sozialen System ist ermutigend; durch die Freundin kann sich Sandra als zwischenmenschlich handlungsfähig wahrgenommen erleben.

Meine Fragen an die Mutter laden sie dazu ein, von der eigenen Erfahrung ihres Handelns zu berichten: »Was motivierte Sie zu diesen Ankündigungen? Was haben Sie über sich und Ihre Söhne gelernt, als sie den Ankündigungstext geschrieben haben und die Ankündigungen durchführten? Was fiel Ihnen schwer, was fiel Ihnen leicht bei diesen Ankündigungen? Wie gelang es Ihnen, die im Raum stehenden Hindernisse zu überwinden? Wie gelang es Ihnen, nicht den Mut zu verlieren, als Ihre Söhne sich abweisend und abwertent verhielten? Welche Kompetenzen erkannten Sie in sich selbst? Wie fühlten Sie sich durch die Anwesenheit der Freundlin unterstützt? Wie haben Sie diese Unterstützung genutzt? In welcher Weise haben Sie die Mutter verkörpert, die Sie sein wollen?«

Im Widerstandsnarrativ eignet sich Sandra die Definitionsmacht zu ihrer Selbstbeschreibung an. Sie ist nicht nur Opfer, sie ist auch Handelnde. Sie wirkt auf jene Umwelt ein, die sie belastet; sie ist keine passiv Erduldende.

Es ist auch für die Unterstützerinnen notwendig, in Sandras *Selbstwirksamkeit* eine Resonanz auf ihre Hilfe zu finden. Meiner Erfahrung nach wirkt es auf potentielle Helfer eher demotivierend, wenn sie die Mutter in erster Linie als hilflos wahrnehmen; das einseitige Opfernarrativ lässt auch in ihnen das Gefühl der Hilflosigkeit aufkommen, so dass manche schnell wieder in eine kritisch-vorschreibende Position verfallen (»Also schick die beiden doch ins Heim!«) oder sich wieder zurückziehen. Durch die Einführung eines Widerstandsnarrativs wird die Gruppe hingegen zu einer Reihe von aktiven Hilfsangeboten ermutigt. Die sorgende Gemeinschaft wird *aktiviert*.

> **Methode: Großes erstes Netzwerktreffen, Ablaufstruktur von Teil I**
>
> Ein großes Netzwerktreffen eignet sich nur für Eltern oder Erziehende, die sich dadurch nicht überfordert fühlen, z. B. für Adoptiveltern, Pflegeeltern oder Pädagoginnen in einer stationären Wohngruppe. Für Menschen, die sich noch sehr durch vorangegangene Misshandlungen wie bspw. häusliche Gewalt belastet fühlen, kommt hingegen das Hinzuziehen einzelner Helfer, also ein kleines Helferinnentreffen infrage.
>
> Das erste Netzwerktreffen dient dazu, die Hilfsbereitschaft der potentiellen Unterstützer zu stimulieren und aus dem Netzwerk eine sorgende Gemeinschaft zu bilden.
>
> **Vorgehensweise:**
> - Vorbereitung mit der Klientin: Die einzuladenden Personen werden sorgfältig ausgewählt. Die Klientin bestimmt vor der Sitzung zwei oder drei Teilnehmende, die von Ihnen interviewt werden sollen. Es wird besprochen, auf welche Weise Ihre Klientin die eingeladenen Personen über Zweck und Ablauf des Treffens informieren wird; gegebenenfalls übermitteln Sie ein Schreiben, dass die Klientin bei der Einladung an die Teilnehmer weiterreichen kann.
> - Das Treffen selbst kann in Präsenz oder online erfolgen. Im Zuge der Covid-19-Pandemie haben sich auch Onlinetreffen bewährt.
> - Zu Anfang des Treffens begrüßen Sie alle Teilnehmerinnen am Treffen und würdigen ihre Bereitschaft, mit aktivem Handeln die Familienangehörigen zu unterstützen. Es wird besprochen, wie mit Informationen umgegangen werden soll.
> - Nach einer kurzen Vorstellungsrunde folgt die Gesprächsführung der Wagenradstruktur – Sie als Gesprächsleiterin sprechen jeweils mit einzelnen Teilnehmenden, bitten sie um Beiträge oder beantworten ihre Fragen; Unterstützerinnen sprechen auf *Ihre* Aufforderung hin direkt miteinander. Wenn ein Teilnehmer etwa vorschnell einen Kommentar zu etwas abgeben will,

- können Sie ihn darauf hinweisen, dass später zwei oder drei Personen Rückmeldung geben werden.
- Sie bitten die Klientin konkret und spezifisch von den Problemen zu berichten. Denn es ist wichtig, dass sie beschreibende Sprachformen verwendet sowie Erklärungen, Verharmlosungen und Abstraktionen vermeidet, also z. B. *»Als ich mich vorgestern geweigert habe, meinen Sohn in die Stadt zu fahren, hat er mich so gestoßen, dass ich die Treppe heruntergefallen bin. Ich habe blaue Flecken davongetragen. So etwas passiert mehrmals die Woche«*, statt: *»Freddie wird immer sehr ärgerlich, wenn er nicht das kriegt, was er will.«*
- Sie bitten die Klientin, die Auswirkungen des Problemverhaltens auf alle Familienangehörigen zu schildern – also auch ihren eigenen Eindruck davon, wie sich das Verhalten auf das Kind oder den Jugendlichen, der sich auf schädigende Weise verhält, selbst auswirkt. Sie soll der Gruppe ihre Besorgnis um die anderen in der Familie, vor allem um die Geschwister und um sich selbst mitteilen. Hierbei kann es wichtig sein, auf vorangegangene Misshandlungen in der Familiengeschichte hinzuweisen, wenn etwa problematische Vorfälle retraumatisierend auf Eltern und Kinder wirken.
- Im nächsten Schritt bitten Sie die Mutter von einer gewaltfreien Widerstandshandlung zu berichten, bei der sie sich selbst als handlungswirksam erlebt und die eigene elterliche Stärke gespürt hat. Hierbei eignet sich z. B. eine Ankündigung, ein Sit-in, eine Verweigerung des elterlichen Gehorsams[30] oder aber eine Versöhnungs- bzw Beziehungsgeste[31], die sie dem Kind gegenüber gemacht hat. Berichtet sie von einer Beziehungsgeste, sollte sie zusätzlich über eine weitere Handlung sprechen, die ihr schwerfiel[32], aber ihre Präsenz erhöht hat.

---

30 Mitunter wird in der Arbeit mit Neuer Autorität übersehen, dass es sich bei der »Aufkündigung des Elterngehorsams« um die zentrale Widerstandsleistung im Veränderungsprozess handelt, wogegen die präsenzerhöhenden Protestmethoden, wie etwa das Sit-In, vor allem den Zweck erfüllen, den elterlichen Freiraum dafür zu schaffen, sich der Kontrolle durch das Kind zu verweigern. Gerade Eltern mit traumatischer Vorerfahrung neigen zunächst oft besonders stark dazu, unter Angst den Forderungen des Kindes nachzugeben, sich unterwürfig zu zeigen oder Vermeidungsverhalten an den Tag zu legen. Selbst eine symbolische Geste, wie z. B. sich auf den vom Kind »verbotenen Sessel« ins Wohnzimmer zu setzen, kann eine dramatische Veränderung etablierter Interaktionsmuster hervorrufen.

31 Diese Gesten sind im ursprünglichen Konzept des systemischen Elterncoachings als strategische Manöver intendiert, die es dem Kind schwerer machen sollen, elterliche Feindbilder aufrechtzuerhalten. Für die Arbeit mit traumabelasteten Kindern und Jugendlichen habe ich eine Form des Umgangs mit Beziehungsgesten entwickelt, die den unbefriedigten psychischen Grundbedürfnissen dieser Kinder Rechnung trägt. Damit befasst sich Teil IV dieses Buches ausführlich.

32 Omer (2018) spricht von Handlungen, die sich die Eltern vorher selbst nicht zugetraut hätten, als wichtige Meilensteine im Aufbau ihrer (Neuen) Autorität und ihres Mutes. Dies ist die Art von Erfahrung, die elterliche Stärke vermittelt.

- Sie interviewen nun die zwei oder drei vorab von den Eltern ausgewählten Personen zu ihrer Resonanz auf das von der Mutter Berichtete: »*Sie haben gehört, was* ... (die Mutter) *erlebt hat, was das mit allen in der Familie macht und wie* ... (die Mutter) *bereits einige Schritte unternommen hat, um Veränderungen in der Familie herbeizuführen. Wie hat Sie all das angesprochen? Was hat es in Ihnen persönlich ausgelöst? Welchen Nachhall in Ihrer eigenen Lebenserfahrung hat das, was* ... (die Mutter) *gerade berichtet hat?*«

Die im ersten Teil der Methode des »Großen Netzwerktreffens« durch sowohl anteilnehmendes als auch anerkennendes Bezeugen stimulierte Hilfsbereitschaft ermöglicht nun den thematischen Übergang zum unterstützenden Handeln der Helferinnen im zweiten Teil. So kann sich die sorgende Gemeinschaft um eine gemeinsame Handlungsperspektive herum festigen.

Methode: Großes erstes Netzwerktreffens, Ablaufstruktur von Teil II

Im diesem zweiten Schritt geht es um die Planung konkreter Handlungen der Unterstützer.

Vorgehensweise:
- Informieren Sie die Teilnehmenden über bestimmte konkrete Handlungsweisen, mit denen sie die Mutter in ihrem gewaltfreien Widerstand unterstützen können.
- Besprechen Sie mit ihnen, wie Sie sich in unterschiedlichem Maße beteiligen können, je nachdem, wie viel Zeit und Energie sie dazu aufbringen können. Besonders eignet sich an dieser Stelle die Methode der Besorgniskampagne. Wichtig ist, mit den Beteiligten zu besprechen, wie ihre Teilnahme an der Besorgniskampagne ihre Beziehung zum Kind verbessern und zu größerer Nähe und Verbundenheit führen kann.[33]
- Sie können nun auf Fragen der Teilnehmenden antworten. Ein Gruppengespräch zu einer bestimmten Frage kann hilfreich sein, sollte aber beim Thema bleiben und nicht ausufern.

---

[33] Unterstützerinnen sind oft besorgt, ihre Teilnahme an der Besorgniskampagne könnte erhebliche Spannungen bzw. eine Entfremdung zwischen ihnen und dem Kind hervorrufen. Es entsteht jedoch oft im Zuge der Besorgniskampagne (siehe Methodenbeschreibung im letzten Teil) eine viel engere Bindung als zuvor.

- Anschließend an das Unterstützerinnentreffen erstellen die Eltern eine WhatsApp-Gruppe[34], die der Besorgniskampagne dient.

Das Widerstandsprinzip: Eltern helfen, gewaltfrei die Grenzen der Familie zu schützen

Wie das Beispiel von Amanda verdeutlicht, ist es unwahrscheinlich, dass die Kernfamilie zum emotional sicheren, heilenden System werden kann, wenn Familienmitglieder Menschen begegnen, die ihnen auf bedrohlich-kontrollierende Weise gegenübertreten. Wenn bestimmte verunsichernde Ereignisse die Familie zusätzlich belasten, kann es häufiger zu emotionalen Instabilitäten bei den Eltern kommen, die sie zeitweilig anfälliger für die Einmischung durch bedrohlich handelnde andere Erwachsene werden lassen. Zu solchen verunsichernden Ereignissen zählen bspw. anwachsende Spannungen zwischen Familienangehörigen und anderen aus dem sozialen Umfeld, schwere Erkrankung oder ökonomische Schwierigkeiten, eine Kinderschutzuntersuchung durch das Jugendamt oder etwa eine plötzliche Steigerung der Aggression eines Jugendlichen. Löst ein solches Ereignis einen Rückschlag im familialen Veränderungsprozess aus, nutzen oft kontrollierende Personen die zeitweilig ansteigende Verwundbarkeit der Eltern zu Grenzüberschreitungen aus. Es kann sich hierbei um Menschen aus dem engeren oder weiteren Familienumfeld handeln, wie z. B. um einen früheren oder gegenwärtigen gewalttätigen oder emotional misshandelnden Partner, aber auch um andere Personen, die zu Familienmitgliedern in einem Machtverhältnis stehen. Problematisches Kindesverhalten kann oft als Vorwand dazu dienen, den vermeintlichen Anspruch auf die Person der Mutter geltend zu machen. In meiner klinischen Arbeit habe ich auch immer wieder von Übergriffen durch Amtsträger erfahren, wie etwa Polizeibeamte, Geistliche oder aber psychosoziale oder medizinische Fachkräfte. Es kann in solchen Fällen sehr schnell zu Unterwerfungsreaktionen und Handlungsunfähigkeit kommen[35].

Wichtig ist hier, zunächst einmal auf ermutigende, enttabuisierende Weise Gesprächsraum dafür zu schaffen, dass Eltern von solchen Vorkommnissen berichten können. Dies ist auch bei vertrauensvollen beraterischen Beziehungen nicht selbstverständlich, denn Scham wegen eines Rückfalls im Veränderungs-

---

34 Siehe das Teil IV, Kapitel »Der Sorgedialog«.
35 Siehe Teil I, Kapitel »Verankern der Eltern: von der bedrohlichen, verunsichernden Umwelt zu einem emotional sicheren Netzwerk«, Abschnitt »Der Körper als Diagnoseinstrument der Beziehungsqualitäten«.

prozess, Scham darüber, sich »wieder mit einer gefährlichen Person eingelassen« zu haben oder aber etwa die Angst vor negativen Reaktionen seitens der Behörde oder Missbilligung anderer können sich als Hindernisse zu solcher Offenheit erweisen.

Werden aber Übergriffe auf die Integrität der Eltern und gesamten Kernfamilie im emotional sicheren Rahmen des Eltercoachings offenbart, kann wie im Fallbeispiel von Christina die sorgende Gemeinschaft schützend *mit gewaltfreiem, mehrdimensionalem Widerstand* eingreifen:

Christina lebt als alleinerziehende Mutter mit ihrem zwölfjährigen Sohn Liam auf einem Dorf. Aufgrund des mehrfachen Missbrauchs an einem neunjährigen Mädchen aus dem früheren Freundeskreis der Familie lebt der 15-jährige Sohn Benjamin in einer stationären Sondereinrichtung für Jugendliche, die sexuellen Missbrauch verübt haben. Christina wurde selbst als Kind in der Herkunftsfamilie sexuell missbraucht. Die Mitarbeiterinnen der stationären Einrichtung, Christina und ich arbeiten zusammen mit Neuer Autorität, um konstruktiv Widerstand dagegen zu üben, dass Benjamin nach wie vor die Verantwortung für sein Handeln leugnet und dem Mädchen beschuldigend vorwirft, ihn »verführt« zu haben; sein Leugnen schadet dem Mädchen, seinem Bruder und seiner Mutter auf unterschiedliche Weise und disponiert ihn für weiteres Missbrauchsverhalten.

Mittlerweile ist in Liams Schule eine Mobbingkampagne gegen ihn als Reaktion auf die Taten seines Bruders entstanden; die Familie wird von den meisten Bekannten gemieden, und auf Facebook läuft eine Hetzkampagne. Auf dem Nachhauseweg wird Liam von Mitschülern verprügelt. Ein Polizeibeamter, der mit Bens Straftaten befasst ist, bedrängt Christina, mit ihm eine sexuelle Beziehung einzugehen. Danach tritt sie mit einem früheren Partner in Kontakt, der unmittelbar wieder in die Familie einzieht. In dieser hochgradig belastenden Bedrohungssituation – Isolation der Familie, Facebookkampagne, Gewalt gegen Liam, Übergriff durch einen Polizeibeamten – erhofft sich Christina Schutz durch die Anwesenheit ihres früheren Partners in der Familie. Innerhalb einiger Tage entfaltet sich jedoch wieder sein kontrollierendes Verhalten, und er will bestimmen, was Christina anzieht, mit wem sie sich trifft usw. Allerdings – wie Christina in der folgenden Therapiesitzung berichtet – ist sie aufgrund ihrer Erfahrungen im gewaltfreien Widerstand diesmal nicht dazu bereit, sich so behandeln zu lassen. Es kommt zum Streit, bei dem der Freund die Mutter gegen die Wand wirft und ihr weiter verbal droht.

Christina teilt mir den Vorfall mit und berichtet ihn dem Jugendamt. Ihr Freund wird verhaftet und bleibt über Nacht in Polizeigewahrsam. In dieser Situation berichtet sie von ihrer Angst vor seiner Rückkehr nach Hause. Wir planen eine gewaltfreie Aktion. Als der Freund nach Hause kommt, findet er im Wohnzimmer mehrere

Freundinnen der Mutter vor. Sie unterbrechen ihr Gespräch, sehen ihn alle direkt an und begrüßen ihn auf ernste Weise, bleiben danach noch etwa eine Stunde im Haus. Kurz darauf und in Abständen die ganze Nacht hindurch erhält Christina Anrufe und SMS-Texte von den Freundinnen, auf die sie mit einem Codewort antwortet (das ihr in einem hochgradig angstbesetzten Erregungszustand nicht einfallen würde), um mitzuteilen, dass keine unmittelbare Gefahr bestehe. Der Freund der Mutter erhält ebenfalls Anrufe und SMS-Texte von den (männlichen) Partnern der Freundinnen, die ihn fragen, wie es ihm gehe, und ihm mitteilen, er könne gerne mit ihnen reden, falls ihm »alles zu viel wird«, dass er aber Christina »in Ruhe lassen« solle.

Einige Wochen später trennt sich Christina abermals vom Freund. Rückblickend wird ihr deutlich, dass sie die Beziehung zum früheren Freund wieder aufgenommen hat, als ihr »alles zu viel« wurde, sie »nicht mehr klar denken« konnte und sich allseits bedroht fühlte[36].

In der Bedrohungssituation durch den Polizeibeamten und den früheren Freund stieg auch wieder sehr große Wut auf Benjamin in Christina hoch. Gleichzeitig fühlte sie sich aber wie gelähmt, denn sie wollte ihre Wut nicht an Benjamin auslassen und sagte deshalb den Besuchstermin im Heim abrupt ab. Aufgrund der gemeinsamen Aktion mit ihren Freundinnen und deren Partnern fühlt sie sich jedoch mittlerweile ermutigt und bestärkt, den Widerstand gegen Benjamins Leugnungsverhalten wieder aufzunehmen und weiter mit seinen Therapeuten in der Einrichtung zusammenzuarbeiten. Mit ihrem Handeln hat sie auch Mut gefasst, sich mit Liams Schulleiter zu treffen und energisch zu fordern, dass die Schule Schutzmaßnahmen für Liam ergreifen solle.

Wir besprechen abschließend, an welche Freundinnen sie sich wenden wird, wenn ihr wieder einmal »alles zu viel« wird, und wie diese Freundinnen unmittelbar handeln können, damit die Familie Schutz erfährt.

Das Beispiel von Christina besticht in mehrfacher Hinsicht:
- Die Bedrohung durch den Freund der Mutter belastet sie unmittelbar, aber auch den jüngeren Sohn und verletzt die Integrität der Familie. Der präsenzerhöhende, gewaltfreie Widerstand im Kreise einer sorgenden Gemeinschaft bietet praktischen Schutz.
- Der Genderaspekt kommt zum Tragen: Die Freundinnen demonstrieren in weiblicher Solidarität, dass sie Christina vor männlicher Gewalt schüt-

---

36 Während Fight, Flight und Fright am häufigsten als Reaktionen auf Bedrohung bzw. Traumareaktionen genannt werden, hat die neuere Traumaforschung aufgezeigt, dass Frauen außerdem zu schutzsuchenden oder schutzgebenden Verhaltensweisen neigen.

zen wollen und dabei machtvoll auftreten können[37]. Die Männer treten im Bündnis mit Christinas Freundinnen auf; die Frauen sind jedoch die maßgebenden Entscheidungsträgerinnen. Wie Christina später berichtet, stärkt sie dies auch später in der Auseinandersetzung mit Benjamin und hilft ihr, nicht wieder die Beziehung zum Freund aufzunehmen: »Ich brauche keinen Mann, um mich zu schützen!«
- Die Unterstützung durch emotional sichere Helferinnen zeigt dem Jugendamt, dass die Mutter kooperationsbereit und dazu in der Lage ist, ihren jüngeren Sohn davor zu schützen, der Partnergewalt gegen seine Mutter ausgesetzt zu sein. Dies beugt kritisch-vorschreibenden Reaktionen auf die Mutter durch Amtsträger vor, deren erhebliche Macht gegenüber der Familie sonst zu noch weiterer Verunsicherung und einem erhöhten Angstniveau führen könnte.
- Es ist nicht der Fall, dass sich die Klientin erst nach einer langjährigen Traumatherapie gegen Übergriffe wehren kann – eine Therapie, die ihr womöglich verweigert würde, weil ihre aktuelle Lebenssituation sie noch immer traumatisch belastet! Stattdessen ist es der Klientin aufgrund ihrer Erfahrungen mit gewaltlosen Widerstand im Elterncoaching möglich, rasch von einem traumatischen in einen funktionellen Bewusstseinzustand zu wechseln.

Während in der psychologischen Literatur meist zwischen »traumatischen« und »normalen« Bewusstseinszuständen unterschieden wird, lassen sich auch ganz spezifische Bewusstseinszustände beschreiben, die im Zuge von gewaltfreiem Widerstand auftreten, und zwar durch fortgesetzte gewaltfreie Widerstandshandlungen zunehmend häufiger. Wir haben solche funktionellen Bewusstseinszustände als »Präsenzbewusstsein« beschrieben (Dulberger et al., 2016; Beckers et al., 2021). Eine Reihe konkreter Methoden des gewaltfreien Widerstandes bietet sich an, um den raschen Wechsel aus einem traumatischen Bewusstseinszustand in einen zu ermöglichen, der praktischen Schutz gewährleistet, die Grenzen der Kernfamilie wiederherstellt und somit als funktionell bezeichnet werden kann. Anders als bei traumatheoretischen Ansätzen, die traumaerfahrene

---

[37] Im deutschen Sprachraum wird der Machtbegriff im Rahmen der Neuen Autorität als problematisch betrachtet; das Wort Macht hat einen viel engeren Bedeutungsrahmen als etwa power im Englischen und trägt viel öfter die Konnotation von »Macht über andere«. Daher wird oft von »Stärke« statt »Macht« gesprochen (vgl. Omer u. von Schlippe, 2016b). Mir scheint jedoch ein vorsichtiger Umgang mit dem Machtbegriff hilfreich zu sein: Durch Grenzüberschreitung bzw. fortgesetzter Bereitschaft dazu entsteht ein Machtgefälle in zwischenmenschlichen Beziehungen, das den Unterlegenen verwundbar macht. Durch gewaltfreien Widerstand kann hier die Machtverteilung in der Beziehung ausgewogener werden.

Menschen als *grundsätzlich* in ihrer psychischen Funktionalität gestört ansehen, wird hier eine ressourcenorientierte Sichtweise vorgeschlagen. Sich der emotional sicheren Präsenz des Helfers bewusst zu sein, kann dem traumabedingt subjektiven Empfinden der Isolation entgegenwirken. Die traumaerfahrene Mutter, der traumaerfahrene Vater oder die emotional belastete Erzieherin verfügen über psychische Ressourcen, die in der zwischenmenschlichen Unterstützung aktualisiert werden können. Es wird sozusagen dadurch eine Brücke zwischen dem traumatischen und einem funktionellen Bewusstseinszustand geschlagen, dass im Eltercoaching dann eine Vorbereitung der Mutter und ihrer Unterstützer für den Notfall getroffen wird, wenn sie sich noch in einem funktionellen Bewusstseinszustand befindet. Dies erleichtert es der Mutter, sich im Krisenfall trotz ihres hocherregten, angstbesetzten Bewusstseinszustands der Präsenz ihrer Helferinnen gewahr zu werden. Ich bezeichne daher die Methode, die ich in diesem Zusammenhang anwende und in zwei Teilen hier vorstelle, als *brückenschlagende* Methode (»Bridging Method«; Jakob, 2018; siehe Abb. 7).

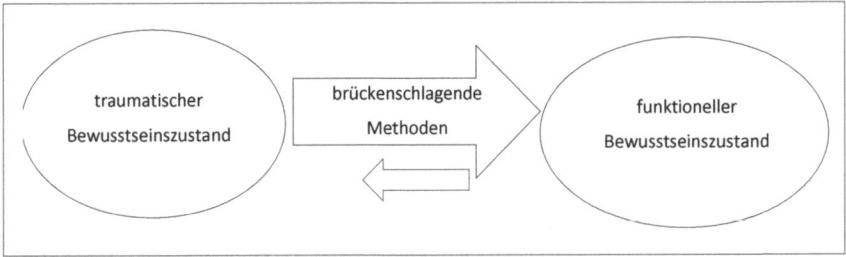

Abbildung 7: Übergang zwischen Bewusstseinszuständen

Methode: Brückenschlagen zwischen Bewusstseinszuständen, Teil I

Die Methode erleichtert es Eltern, die aufgrund schwerer traumatischer Vorerfahrungen leicht in traumatische Bewusstseinszustände geraten, in funktionelle Bewusstseinszustände hinüberzuwechseln. Sie bedienen sich dabei der sorgenden Gemeinschaft als zwischenmenschliche Ressource.

Im ersten Teil der Methode wird vorbereitend mit dem betroffenen Elternteil gearbeitet, um die Voraussetzungen dafür zu schaffen, emotional sichere Unterstützerinnen praktisch einzubeziehen, um einen funktionellen Bewusstseinszustand zu gewährleisten.

Vorgehensweise:
- *Anteilnehmendes Bezeugen und Normalisierung:* Voraussetzung dafür, dass kooperativ vorgegangen werden kann, ist das anteilnehmende Bezeugen der

aktuellen Bedrohungserfahrung der Mutter. Ihre Reaktionen – auch wenn sie mitunter bizarr oder widersinnig wirken sollten – werden empathisch vom Therapeuten wahrgenommen, um dann im Sinne der Traumatheorie verstanden und normalisiert zu werden: *»Viele Menschen, die Ähnliches erfahren haben, neigen zu solchen Kurzschlusshandlungen, wenn sie sich bedroht fühlen. Der Körper will sich ganz einfach schützen, aber dabei kann es zu Reaktionen kommen, die Sie eigentlich nicht wollen. Das soll aber nicht heißen, dass Sie immer unweigerlich so reagieren werden. Sollen wir besprechen, welche Möglichkeiten Sie haben, um solche automatischen Reaktionen zu unterbrechen oder zu verhindern?«*

- *Unterbrechung von Verhaltenswegen:* Bei Zuständen höherer psycho-physischer Erregung kommt es schnell zu Kurzschlusshandlungen, bei denen z. B. eine Mutter sich an ungeeignete Personen wendet oder solch einer Person den Zugang zur Familie ermöglicht. Je weiter ein solcher Verhaltensweg beschritten worden ist, desto schwieriger wird es, davon abzuweichen. Während eines funktionellen Bewusstseinszustandes, z. B. in einer Therapiesitzung, können jedoch Vorkehrungen für einen hochgradigen Erregungszustand getroffen werden. Diese Vorkehrungen erleichtern es, den traumatischen Verhaltensweg frühzeitig abzubrechen und sich alternativ zu orientieren. So kann die Mutter bspw. die Telefonnummern von Menschen, die sich bedrohlich-kontrollierend verhalten, auf ihrem Handy löschen und stattdessen auf ein Blatt Papier schreiben, das an einer schwer zugänglichen Stelle aufbewahrt wird. Dies behindert den automatischen Handlungsablauf. Stattdessen kann z. B. ein Aufkleber auf dem Handy auf eine alternative Verhaltensoption hinweisen, etwa eine emotional sichere Helferin anzurufen, deren Reaktion vorab mit ihr abgeklärt worden ist: *»Ruf Olivia an!«*
- *Ankündigung an sich selbst*[38]*:* Die Selbstankündigung (in der von mir verwendeten Form) erleichtert den raschen Übergang von einem traumatischen zu einem funktionellen Bewusstseinszustand, indem durch sie die Präsenz der emotional sicheren Unterstützer stärker bewusst gemacht und eine Selbstverpflichtung zur Kontaktaufnahme mit ihnen eingegangen wird. Den Eltern werden vier Themen gestellt, die sie schriftlich in einem an sich selbst gerichteten Brief behandeln:
  1. *»Was ich an mir selbst anerkenne, schätze und liebe* oder *was ich an mir selbst als Mutter anerkenne, schätze und liebe«;* (Wenn: *»Was ich an mir*

---

38 Die Selbstankündigung wurde ursprünglich von Heismann (Heismann, Jude u. Day, 2019) in die Arbeit mit Neuer Autorität eingeführt. An dieser Stelle wird eine an die Arbeit mit Traumata angepasste Form der Selbstankündigung vorgestellt.

selbst liebe«, eine Überforderung für den Klienten darstellt, sollte eine andere Formulierung verwendet werden);
2. *»Was ich von nun an unterlassen werde, weshalb ich es unterlassen werde und wie ich stattdessen in den gleichen Umständen handeln werde«;*
3. *»Wen ich in einer solchen Situation zur Unterstützung heranziehen werde«;*
4. *Auf welche Weise sich die Beziehungen in unserer Familie durch mein neues Handeln verändern werden.«*

Es ist hierbei wichtig, dass die neuen Handlungsweisen *spezifisch* und *konkret* benannt werden, z. B.: *»Ich werde Michaels Nummer von meinem Handy löschen und blockieren, damit wir vor ihm sicher sind. Ich schreibe seine Nummer auf ein Blatt Papier und lege es oben auf den Schrank. Stattdessen speichere ich Monikas Nummer unter ›Hilfe‹ ab«.*
- Um ihre sozial verbindende und selbstverpflichtende Wirkung noch weiter zu verstärken, kann die Klientin die Selbstankündigung an bestimmte Personen im Unterstützungsnetzwerk verteilen.

Wird die im ersten Teil der brückenschlagenden Methode geschriebene Selbstankündigung im Unterstützungsnetzwerk verteilt, wird die darin enthaltene Selbstverpflichung, sich des Einsatzes von Helfern zur emotionalen Stabilisierung zu bedienen, zu einem sozialen Ereignis innerhalb der sorgenden Gemeinschaft. Dies ermöglicht es, die Selbstankündigung des ersten Teils mit dem zweiten Teil der Methode zu verbinden.

Methode: Brückenschlagen zwischen Bewusstseinszuständen, Teil II

Im zweiten Teil der Methode wird die Einbeziehung emotional sicherer Helferinnen konkret geplant.

Vorgehensweise:
- *»Invasion« des traumatischen Zustandes durch den funktionellen Bewusstseinszustand:* So, wie eine traumatische Reaktion als Invasion oder Einbruch des Bedrohungsempfindens in den Alltag erlebt wird, kann umgekehrt ein funktioneller Bewusstseinszustand zu gegebener Zeit in das Traumaerleben einbrechen. Es werden für den Krisenfall Vorkehrungen getroffen, wie sich Helfer *unaufgefordert* an die Mutter wenden sollen. Wenn sich die Mutter

etwa nicht innerhalb eines vorbestimmten Zeitrahmens an ihre Helferinnen richtet, treten diese unaufgefordert in Aktion, rufen an, senden per SMS Texte usw. Gegebenenfalls suchen sie die Familienwohnung auf oder rufen die Polizei[39] an, wenn nicht auf ihre Anrufe geantwortet wird oder die Mutter beim Telefongespräch oder im Text ein vorher vereinbartes Codewort nicht verwendet. In einer akuten Gefährdungssituation kann das *Call-in* eingesetzt werden. Es wird – mitunter auch während der Nacht – *unaufgefordert* fortlaufend mit Familienangehörigen Kontakt aufgenommen, um die Präsenz der Unterstützerinnen zu erhöhen und schutzgebend auf die Familie einzuwirken. So wird nicht nur praktisch geschützt, sondern auch dem subjektiven traumatischen Eindruck von Eltern und Kindern entgegengewirkt, alleine der Bedrohung ausgesetzt zu sein.

- *Akutes Risikomanagement:* Wenn eine Mutter Schritte gegen Partnergewalt eingeleitet hat, erhöht sich zunächst das Gewaltrisiko erheblich. Eine Hausbesetzung hat in dieser Risikosituation eine schützende Funktion. Bereiten Sie in der Beratungssitzung mit der Mutter und ihren Unterstützern die gewaltfreien Methoden zum Schutz der Familie sorgfältig vor, während die Mutter sich in einem funktionellen Bewusstseinszustand befindet. Gegebenenfalls sollten die geplanten Maßnahmen auch den zuständigen Behörden wie dem Jugendamt oder der Polizei mitgeteilt werden.

Nicht nur Eltern, sondern auch Pädagoginnen in Einrichtungen der stationären Jugendhilfe können sich mitunter chronisch oder akut bedroht fühlen. Dies kann zu Belastungsreaktionen beitragen, die oft als »Burnout« bezeichnet werden, zu depressiven Erscheinungsbildern oder zu problematischen Angstzuständen. Auch hier können zwischenmenschliche Ressourcen emotionale Unterstützung gewährleisten und die Präsenz von Unterstützern, die über die Anwesenheit im Schichtbetrieb hinausgeht, kann zur Sicherheit beitragen. Dies wiederum ermöglicht die Überbrückung von problematischen Bewusstseinszuständen.

In Einrichtungen der stationären Jugendhilfe kann bei Krisenzuständen mit sogenannten »Hausbesetzungen« gearbeitet werden, bei denen viele verschiedene Mitglieder der sorgenden Gemeinschaft über mehrere Tage hinweg die Wohngruppe besuchen. Es kann sich dabei um Eltern oder andere Verwandte handeln, Nachbarinnen, Erzieher aus anderen Wohngruppen, Freundinnen des

---

39 Für viele Angehörige einer ethnischen Minderheit kann jedoch die Vorstellung, die Polizei in das Familiengeschehen einzubeziehen, hochgradig bedrohlich wirken. Daher sollte diese Option gründlich besprochen und reflektiert werden.

Jugendlichen, die einen guten Einfluss ausüben, oder andere Unterstützer. Die unterstützende Verbindung mit Mitgliedern der sorgenden Gemeinschaft ermöglicht es den Pädagoginnen, auf dem Wege des Brückenschlags zu funktionellen Bewusstseinszuständen wieder die eigenen, psychischen Ressourcen aktivieren zu können. Der sorgfältigen Planung und Vorbereitung einer Hausbesetzung in der Heimgruppe dienen das Supervisionsgespräch und die Teamsitzung. Eine Aufgabenverteilung ermöglicht es, einen Zeitplan aufzustellen, welche Helfer von außen zu welchem Zeitpunkt in der Heimgruppe anwesend sein werden, um eine nahtlose Präsenz der Unterstützerinnengruppe selbst über mehrere Tage hinweg zu gewährleisten. Die Helfer sollten einzeln angesprochen und auf ihre jeweiligen Aufgaben vorbereitet werden und während der Hausbesetzung in ständigem Erfahrungsaustausch mit einer gruppenübergreifenden Fachkraft bzw. Supervisorin stehen. Im Heimbetrieb hat sich gezeigt, dass sich ernsthafte aggressive Vorfälle und die Notwendigkeit, sich an die Polizei zu wenden, die Jugendlichen also zu kriminalisieren, mit der Maßnahme einer Hausbesetzung deutlich verringern lassen. Eine Untersuchung in einer Einrichtung für hochgradig belastete, gefährdete Jugendliche (Mackinnon et al., 2022) belegt, dass sich Mitarbeiter in der stationären Jugendhilfe durch solche Maßnahmen sicherer und erheblich unterstützt fühlen.

Ausgangspunkt für den ersten Teil dieses Buches ist die Auffassung, dass ein emotional sicheres und gleichzeitig aktiv unterstützendes soziales Umfeld notwendig ist, damit die Familie zum heilenden sozialen System für Menschen werden kann, die sich von traumatischen Erfahrungen belastet fühlen. Das Gleiche gilt auch für andere soziale Umfelder, wie etwa Schule oder Jugendhilfeeinrichtung. Das nächste Kapitel schließt den ersten Teil mit Überlegungen dazu ab, wie die Elternarbeit dazu beitragen kann, dass die stationäre Wohngruppe und die Familie jeweils füreinander zum emotional sicheren sozialen Umfeld werden.

Neue Möglichkeiten der Elternarbeit bei Fremdunterbringung

Mitarbeiterinnen in der stationären oder teilstationären Jugendhilfe, aber auch Sozialarbeiter und Pflegeeltern klagen oft über besorgniserregende Schwierigkeiten in ihrer Kommunikation mit Eltern fremduntergebrachter Kinder und Jugendlicher.

Viele Eltern wirken distanziert, vermeiden den Umgang mit den Erzieherinnen oder Pflegeeltern oder äußern sich ihnen gegenüber kritisch bis hin zur Feindseligkeit. Manche vermeiden den Kontakt zu ihren Kindern oder wirken unzuverlässig, wenn es darum geht, Vereinbarungen, die den Kontakt zu ihren Kindern betreffen, einzuhalten. Hier ist zu bedenken, dass es sich bei diesen Eltern oft um Menschen handelt, die in vielen Kontexten ihrer sozialen Umwelt Dominanz, Misshandlung, Vernachlässigung, mitunter Lebensgefahr und unterlassene Hilfe erfahren haben. Oft bilden soziale Dienste langjährig einen Teil des weiteren Systems um diese Familien herum, manchmal sogar über Generationen hinweg, und die Beziehungen zu den – oft wechselnden – Mitarbeitern dieser Dienste können schwer belastet sein. Es gilt hier, eine Vertrauensbasis zu schaffen und beziehungsstiftend zu handeln, um konstruktive Zusammenarbeit im Rahmen der Neuen Autorität zu ermöglichen.

In manchen Fällen äußern sich Pädagoginnen oder Pflegeeltern besorgt über eskalierende Konflikte zwischen Eltern und ihren Kindern, etwa beim Wochenendaufenthalt in der Familie, beim Telefongespräch oder Kontakt per SMS. Die zwischen Eltern und Kind auftretenden Spannungen und Beziehungsbrüche leiten oft Erziehungsschwierigkeiten ein, in deren Folge es zu ernsten Vorfällen im Heim oder in der Pflegefamilie kommen kann – Wutausbrüche, Sachbeschädigung, Gewalt, Drogenkonsum, Selbstverletzung, Suizidversuch oder Fortlaufen. Diese Vorfälle belasten die Beziehungen zwischen Erzieherin und Kind und wirken sich negativ auf das psychische und oft auch körperliche Befinden der Erziehenden aus. Die Pädagogen stehen dann den Eltern oft kritisch gegenüber, was die Beziehung zum Kind noch weiter belasten kann, denn dieses bleibt trotz aller aversiven Erfahrungen aus der Herkunftsfamilie den Eltern loyal verbunden.

Beziehungsstiftende Elternarbeit

Um auf die Beziehung zwischen Eltern und Kind deeskalierend und beziehungsstiftend einwirken zu können, ist es notwendig, eine kooperative Arbeitsbeziehung zu den Eltern aufzubauen. Das Fallbeispiel von Lizzy veranschaulicht den Aufbau eines Bündnisses zwischen den Pädagoginnen und der Mutter Susan:

Die 14-jährige Lizzy stammt aus dem Norden Englands, lebt aber mittlerweile in Südengland in einer Sondereinrichtung der stationären Jugendhilfe für hochgradig gefährdete Jugendliche. Ihre jüngeren Geschwister sind in Pflegefamilien untergebracht. Lizzy zeigt hochgradig aggressives Verhalten, vor allem gegenüber weiblichen Erziehenden im Heim. Sie schließt sich in der Stadt Jugendlichen an, die andere verbal und zum Teil auch tätlich angreifen, öffentliche Einrichtungen beschädigen und illegale Drogen einnehmen. Immer wieder hat sie mit der Polizei zu tun. Bei einer Gelegenheit tritt, kratzt und beißt sie eine Erzieherin; ein anderes Mal schlägt sie auf ihre Sozialarbeiterin ein. Sehr oft hat ihr die Mutter gesagt, sie solle sich *»von denen nichts bieten lassen«*, sie müsse sich selbst behaupten. Manche Fachkräfte wollen Lizzys Kontakt zur Mutter verringern, da sie die Tochter negativ beeinflusse und so ihren Heimplatz gefährde.

Ihre Mutter Susan hat ihrerseits in der Kindheit physische Gewalt, sexuellen Missbrauch und weitere Misshandlungen erfahren. Während ihrer akuten schweren Drogenabhängigkeit verhielt sie sich Lizzy gegenüber oft aggressiv, wenn sie unter Entzugserscheinungen litt, und zwang sie zur Beschaffungskriminalität, um den eigenen Drogenkonsum zu finanzieren. Mittlerweile ist sie nach mehrfachem Entzug und stationärer Rehabilitation seit längerem drogenfrei.

Die für die Elternarbeit zuständige gruppenübergreifende Fachkraft geht von der Hypothese aus, dass für Susan fast die gesamte Umwelt bedrohlich wirke und sie mit ihren Hinweisen, sich nichts gefallen zu lassen, auf ihre Weise die Tochter zu schützen versuche. Wir vermuten auch, dass Susan sich durch die stationäre Unterbringung ihrer Tochter als Mutter ausgegrenzt, abgewertet und beschämt fühlen könnte, dass sie sicher mit Schuldgefühlen kämpfe und wahrscheinlich die emotionale Nähe zu Lizzy vermisse. Sie bedürfe daher der aktiven wertschätzenden Kommunikation durch das Team.

Die Erzieherinnen intensivieren den Kontakt zu Susan, senden ihr Texte per SMS und rufen sie an; es gibt zwischen den Pädagoginnen in der Wohngruppe und Lizzys Mutter mindestens zwei Kontakte pro Tag. Häufig fragen die Erzieherinnen Susan auch nach Rat, da *sie ja ihre Tochter am besten kenne*. Die Heimleiterin plädiert erfolgreich beim Jugendamt für mehr Bahngutscheine, damit die Mutter öfter zur Tochter ins Heim reisen kann, und setzt Susan bei den E-Mails in Kopie.

Susan wird eingeladen, in zweiwöchigem Abstand an Elternarbeitssitzungen über Zoom teilzunehmen. Auch wenn sie die anberaumten Sitzungen versäumt, bleibt die gruppenübergreifende Fachkraft beharrlich und macht immer wieder neue Termine aus. Um Susan die Kooperation zu erleichtern, besuchen wir sie daheim, was mit An- und Abreise einen Arbeitstag in Anspruch nimmt.

Das Erzieherinnenteam erarbeitet eine Ankündigung an die Mutter. Die Pädagoginnen drücken darin vorsichtig die Vermutung aus, dass Susan Lizzy beschützen wolle und schreiben davon, welche positiven Auswirkungen ihre Drogenabstinenz auf die Tochter habe. Sie verdeutlichen aber auch, dass die Aufforderungen an Lizzy, »sich von denen nichts bieten« zu lassen, Lizzy in Konflikt mit dem Erzieherinnenteam bringt und es ihr damit erschwert, im Heim Fuß zu fassen. Auch fiele es so den Erzieherinnen schwer, mit Autorität auf sie einzuwirken, um sie vor dem eigenen aggressiven Verhalten, Drogenkonsum und Ärger mit der Polizei oder sogar Strafverfolgung zu bewahren. Die Erzieherinnen verdeutlichen, dass Susan als Mutter die wichtigste Person im Leben ihrer Tochter ist und das Pädagoginnenteam sie als Verbündete braucht, damit Lizzy gedeihen kann. Sie schließen die Ankündigung mit einer positiven Zukunftsvision ab, in der Erzieherinnen und Mutter füreinander zu Unterstützerinnen im Bemühen um Lizzys Wohlergehen geworden sind.

Allmählich kommt eine Zusammenarbeit zustande, und die Gruppenleiterin, die gruppenübergreifende Elternberaterin und Susan verfassen gemeinsam eine Ankündigung an Susans Tochter. Susan erkennt in der Ankündigung an, dass es ihr leid tue, wie sie Lizzy oft während ihrer akuten Drogenabhängigkeit behandelt habe. Die Ankündigung besagt weiter, dass die Mutter und die Erzieherinnen Lizzys aggressive Handlungen nicht mehr akzeptieren würden und dass die Mutter wolle, dass sie im Alltag – auch im Heim – glücklicher werde und gute Beziehungen zu den Erzieherinnen entwickele.

Lizzy reagiert stark betroffen und zutiefst berührt. Anders als sonst stürmt sie nicht trotzig aus dem Zimmer, sondern verlässt unter Tränen den Raum, um bald darauf zurückzukehren und ihrer Mutter für die Ankündigung zu danken.

Es handelte sich bei Lizzy und Susan um eine Familie mit mehrfachen Belastungen, aber auch die Heimgruppe war mit schwerem Stress belastet. Es ist natürlich naheliegend, den gegenwärtigen Einfluss der Mutter, ihr Erziehungsverhalten in der Vergangenheit und die von Lizzy erlittenen Traumata als die problemverursachenden Faktoren zu betrachten und daher für die Reduzierung des Kontakts zwischen Mutter und Tochter als Lösung des Problems zu plädieren. Zunächst vertraten auch die Mitarbeiter des Jugendamtes diese Auffassung. Stattdessen wurde hier ein anderer Weg beschritten, der sich zunächst kontraintuitiv anfühlte: Die Mitarbeiterinnen der Einrichtung bemühten sich aktiv um die Einbeziehung der Mutter mit dem Ziel, ein Bündnis mit ihr eingehen zu können. Dabei wurde gleichzeitig Widerstand gegen die schädigenden Anweisungen der Mutter an ihre Tochter geleistet. Widerstand und Inklusion schlossen sich nicht aus; sie waren im Gegenteil zwei Seiten der gleichen Medaille.

Während die Erzieherinnen einerseits Unterstützung von der Mutter im konstruktiven Widerstand gegen Lizzys Problemverhalten im Heim und in der Stadt suchten, erklärten sie sich andererseits bereit, die Mutter zuhause in der Familie zu unterstützen. Eine gemeinsame Zielsetzung erleichterte den Übergang zum Wir. Mehrere Faktoren trugen zur Bildung dieses Wir-Gefühls bei:
- Die Mitarbeiterinnen im Heim wirkten der Mutter gegenüber vertrauensstiftend, indem sie ihren eigenen Kontakt zu ihr intensivierten, anstatt zu versuchen, den Kontakt zwischen Mutter und Tochter zu reduzieren oder selbst den Kontakt zur Mutter zu vermeiden.
- Als Beziehungsgeste setzten die Mitarbeiterinnen sich dafür ein, dass die Mutter häufiger ihre Tochter im Heim besuchen konnte. Diese Beziehungsgeste erschwerte es der Mutter, ein Feindbild den Erzieherinnen gegenüber aufrechtzuerhalten.
- Damit, dass sie täglich mit der Mutter in Kontakt traten, kamen die Erzieherinnen dem Bedürfnis der Mutter, für ihre Tocher von Belang zu sein (Mattering) entgegen. Dadurch, dass sie sie um Rat fragten, nahmen sie sie in ihrem Wissen von ihrer Tochter ernst.[40]
- Durch die Überlegungen der die Elternarbeit durchführenden Fachkraft und der Erzieherinnen zum Verhalten der Mutter – etwa, dass sie aufgrund ihrer Lebensgeschichte viele soziale Umfelder der Familie als bedrohlich erleben könnte –, konnte das Verhalten der Mutter als sinnvoll anstatt pathologisch verstanden werden.
- Die positive Konnotation, Susan habe Lizzy vor einer als feindlich erlebten Umwelt schützen wollen, als sie ihr sagte, sie solle sich nichts gefallen lassen, stellte eine emotional sichere Positionierung der Mitarbeiterinnen gegenüber Mutter und Tochter dar.
- Die Erzieherinnen drückten Wertschätzung und Anerkennung für Susans Erfolge aus, etwa mit dem Hinweis auf die positiven Auswirkungen ihrer Drogenabstinenz auf Lizzy.
- Es wurde kontinuierliche Elternarbeit mit ausreichend häufiger Sitzungsfrequenz durch eine Fachkraft angeboten, die nicht der Heimgruppe angehörte.

---

40 Dem Watzlawick'schen Axiom zufolge, dass man »nicht nicht kommunizieren« kann, ist es eine implizite Botschaft an Eltern, dass sie in den Augen der Erzieher nichts von Belang über ihr Kind wissen, wenn sie nie um Rat gebeten werden.

Aus meiner Erfahrung bringt es die Nähe zum Kind und der seltene Kontakt mit den Eltern meist als Regelfall mit sich, dass eine kritisch-vorschreibende Positionierung den Eltern gegenüber entsteht. Es wäre ein Fehler anzunehmen, dass Fachkräfte in der Heimgruppe ohnehin eine emotional sichere Position den Elten gegenüber einnehmen.

Selbst wenn die Auffassungen der Erzieher über die Person der Mutter oder des Vaters und deren elterliche Qualitäten nicht explizit mitgeteilt werden, äußern sie sich in ihrem Handeln und in ihrer nonverbalen Kommunikation. Eine emotional sichere Position muss also gezielt angestrebt und die dazugehörigen Haltungen verinnerlicht werden.

Madsen (2013) betont, wie im Umgang mit Familien, die mehrfach belastet seien, das *Erzeugen* einer respektvollen Haltung bei Fachkräften unerlässlich sei, um eine konstruktive Zusammenarbeit zu ermöglichen. Er regt unter anderem an, nur in Gegenwart der Familie über die Familie zu sprechen. Dies ist natürlich nur in einem rein therapeutischen Setting, nicht aber in einer Einrichtung der stationären Jugendhilfe möglich. Gleichwohl lässt sich eine solche Haltung ausbilden, indem Mitarbeiterinnen stets so über Eltern sprechen, als wären diese anwesend. Die zentrale Frage ist stets: »Würdest du das auch so sagen, wenn die Eltern hier wären?« Wenn nicht, sollten Bemerkungen über die Eltern unterlassen werden. Eine solche Gesprächskultur kann durch interne Fortbildung in der Einrichtung, Teamsupervision und Intervision gefördert werden. Die so erworbene respektvolle Haltung ermöglicht es schließlich den Mitarbeitern, sich auf emotional sichere Weise den Eltern und damit der gesamten Familie gegenüber zu positionieren.

Vertrauen kann nicht vorausgesetzt werden. Ist aber erst einmal eine vertrauensvolle Beziehung zu Eltern aufgebaut worden, sind sie viel eher bereit, sich in einer kooperativen Arbeitsbeziehung mit den Fachkräften der Einrichtung aktiv zu engagieren. Auf dieser Grundlage können dann Bemühungen seitens der Fachkräfte, auf die Beziehung zwischen Eltern und Kind positiv einzuwirken, auf fruchtbaren Boden fallen.

Elternarbeit, konstruktiver Widerstand und verbindende Kommunikation zwischen Eltern und Kind

Beziehungen zwischen Eltern und ihren Kindern im Heim können hochgradig konfliktbeladen sein. Kinder und Jugendliche mit traumatischer Erfahrung zeigen sich oft äußerst aggressionsbereit im Umgang mit ihren Eltern und neigen mitunter zu emotional misshandelnder Kommunikation, während Eltern ihrerseits nicht selten mit ihrem Kind eskalieren, mit Beziehungsabbruch drohen oder den Kontakt mit dem Kind zu vermeiden suchen. Es ist den Fachkräften im Heim auch hier möglich, als Unterstützungsnetz für die Eltern zu wirken, um das Konfliktpotential zu reduzieren. Das Fallbeispiel von Isla und Oliver zeigt, wie Elternarbeit stärkt, zu einer Deeskalation beiträgt sowie die Verbindung zwischen Mutter und Sohn unterstützt (siehe hierzu auch die Methode des »schützenden Kommunikationsprotokolls«):

Der 16-jährige Adoptivsohn Oliver kommt wegen seiner Gewalt gegen die mittlerweile alleinerziehende Mutter Isla und den zehnjährigen leiblichen Sohn Felix der Eltern sowie wegen seiner Drogengefährdung ins Heim. Isla trägt ihrerseits zur Eskalation mit Oliver bei, indem sie ihm bspw. Bilder aus dem Urlaub mit Felix und einer anderen Familie mit langen Begleittexten schickt, in denen sie ausführt, was er alles wegen seines Problemverhaltens entbehren müsse. Ihr Problemlösungsversuch ist zum Teil des Problems geworden. In Telefongesprächen beschimpft Oliver seine Mutter regelmäßig und macht ihr mit ausfallenden, obszönen und frauenfeindlichen Bemerkungen Vorwürfe. Er droht ihr auch, sie umzubringen. Auf diese verbalen Angriffe reagiert Isla zunächst mit unterwürfigen Bitten, ihr nicht so zuzusetzen – ein komplementäres Eskalationsmuster –, um schließlich ihrerseits laut zu werden, Oliver Vorwürfe zu machen und mit Kontaktabbruch zu drohen – eine symmetrische Eskalation. Nach einigen besonders aggressiven Anrufen verweigert sie in der Tat jeweils mehrere Wochen lang und bei einer Gelegenheit sogar über zwei Monate hinweg jeden Kontakt mit Oliver, worunter er sehr leidet. Nach solchen Kontaktabbrüchen kommt es jedesmal zur Verhaltenskrise in der Wohngruppe.

Die gruppenübergreifende Elternberaterin und ich kommen mit der Mutter überein, sie auf eine ganz spezifische Weise in der Kommunikation mit ihrem Sohn zu unterstützen. Fortan schickt sie alle Fotos und Texte zunächst an die Elternberaterin, die sie auf eine Eskalation fördernde bzw. verletzende Bemerkungen hin untersucht und problematische Inhalte mit der Mutter bespricht, um dann erst die redigierte SMS an Oliver weiterzuleiten. Im Rollenspiel üben wir mit der Mutter ein hilfreiches Kommunikationsprotokoll ein, mit dem sie sich vor der Verbalgewalt von Oliver schützen und gleichzeitig die Verbindung zu ihm aufrechterhalten kann. Isla verpflichtet sich, Oliver nicht mehr mit Kontaktabbruch zu drohen und stattdessen die Elternberaterin anzurufen, wenn ihr nach einer solchen Drohung ist.

Isla findet das Redigieren und Besprechen ihrer Texte hilfreich. Sie lernt so, sich auf nichteskalierende Weise ihrem Sohn anzunähern, und hält sich zunehmend erfolgreicher an das vorgeschlagene Kommunikationsprotokoll. Die Kommunikation zwischen Mutter und Sohn verbessert sich über einige Monate hinweg derart, dass erste Besuche in der Familie wieder möglich werden. Bei diesen Besuchen unterstützen die Erzieherinnen Isla dadurch, dass sie mit in der Familienwohnung bleiben, um so gut wie möglich zu verhindern, dass Oliver wegläuft, und ihn auf diese Weise vor Drogenkonsum zu schützen.

Oliver will durch Kleidung und Körperschmuck seine Identität ausdrücken. Seine Erzieher erleben die Haltung seiner Mutter dazu als einschränkend. Er selbst rebelliert oft wütend gegen Islas Haltung. Aber auch dann, wenn Isla noch nichts erwidert hat und beabsichtigt, eine freizügigere Einstellung an den Tag zu legen, trägt Oliver sein Anliegen voller Verärgerung vor. Wir besprechen mit Isla, dass es leichter ist, sich der Adoptivfamiie zugehörig zu fühlen, wenn man sich frei fühlt, die eigene Identität auszudrücken. Wir unternehmen mit ihr eine imaginative Übung, die ihr empathisches Verstehen von Oliver fördern soll[41]. In der Folge führt Isla eine Reihe von Versöhnungs- bzw Beziehungsgesten durch, die mit Taten statt Worten ihre Offenheit gegenüber seinen Identitätsäußerungen signalisieren und damit sein Zugehörigkeitsgefühl zur Familie unterstützen sollen. So schenkt sie ihm bspw. eine »geile« Hose und gibt ihm zu einem anderen Zeitpunkt die Erlaubnis zu einer kleinen Tätowierung, die er sich sehnlich wünscht. Er weiß, dass ihr dies nicht leicht fällt, und reagiert mit Begeisterung auf die Beziehungsgesten seiner Mutter, zeigt z. B. die neue Hose überall herum und betont, sie von seiner Mutter erhalten zu haben. Die Erzieherinnen bemerken, dass Oliver dabei auf wohltuende Weise kindlich wirke, anstatt wie sonst »toxische Maskulinität« auszustrahlen.

In einer Krisenzeit, in der Oliver häufig unerlaubt vom Heim fortbleibt und Drogen nimmt, nimmt Isla zusammen mit einer Erzieherin an einem Sit-in bei Oliver im Heim teil, anstatt mit Kontaktabbruch zu reagieren.

Zu einem späteren Zeitpunkt willigt Oliver ein, eine traumabasierte Psychotherapie zu machen.

Im Fallbeispiel sahen wir das Senden von Fotos und langen SMS-Texten der Mutter an den Sohn als einen kontraproduktiven Versuch an, Oliver zu kontrollieren, bzw. als einen fruchtlosen Versuch, besseres Verhalten beim Sohn zu bewirken. Omer hat die Einstellung, derzufolge kontrollierendes Verhalten problemlösend wirken soll, als »Illusion der Kontrolle« bezeichnet (Omer u. von Schlippe, 2010). Wir waren darum bemüht, *gleichzeitig* beziehungsstiftend *und* schützend auf die Familie einwirken zu können. Wir besprachen mit Isla die Vergeblichkeit ihrer Kontrollversuche, würdigten aber mit einer positiven Konnotation gleichwohl ihre vergangenen Verhaltensweisen als dadurch motiviert, dass sie ihren Sohn vor seinem selbstdestruktiven Verhalten hatte schüt-

---

41 Siehe Teil IV, Kapitel »Der Sorgedialog«, Abschnitt »Der Sorgedialog in der Imagination der Erwachsenen«, Methode »Interview des Zukunftskindes«.

zen wollen. Auf diese Weise konnte Isla die unbeabsichtigte Kontraproduktivität ihrer vergangenen Bemühungen einsehen.

Die Deeskalation, die mithilfe des Kommunikationsprotokolls gelang, schaffte schließlich die Voraussetzung für weitere Veränderungen. Dadurch, dass sich die Mutter stärker fühlte und sich nicht mehr den verbalen Aggressionen ihres Sohnes aussetzte, war sie nicht länger in einer Opferposition gefangen. Erst die Erfahrung der Stärke ermöglichte es ihr, sich innerlich auf die psychischen Grundbedürfnisse von Oliver einlassen zu können, was dann in der Elternarbeit thematisiert werden konnte. Schließlich gelang es, den Übergang zur kindfokussierten Neuen Autorität zu schaffen und den Sorgedialog zu »entfachen«[42].

Die Methode des »schützenden Kommunikationsprotokolls«, mit dem sich Eltern vor verbaler Aggression ihres Kindes schützen können, ist einfach durchzuführen und kann mit Eltern leicht eingeübt werden.

Methode: Ein schützendes Kommunikationsprotokoll

Beim Kommunikationsprotokoll handelt es sich um die Vorgabe eines strukturierten Verhaltensablaufs für die Kommunikation der Eltern mit dem Kind. Das leicht zu erlernende Vorgehen ermöglicht den Eltern, sich vor Verbalangriffen zu schützen und gleichzeitig die Eskalation mit ihrem Kind zu vermeiden. Es kann gerade bei der Heimunterbringung von Kindern oder Jugendlichen hilfreich sein, um Beziehungsrisse zwischen ihnen und den Eltern zu vermeiden. Gruppenübergreifende Fachkräfte können hier als Elterncoach fungieren.

Vorgehensweise:
- Geben Sie der Mutter ein Kommunikationsprotokoll für ihr Gespräch mit dem Kind vor, das heißt eine klare Struktur und Reihenfolge der einzelnen Gesprächs- und Verhaltenselemente. Beachten Sie diesbezüglich die nächsten Anleitungsschritte.
- Besprechen Sie das Protokoll mit der Mutter. Händigen Sie es ihr gegebenenfalls in schriftlicher Ausfertigung aus.
- Üben Sie es mit ihr im Rollenspiel ein. Dabei ist es hilfreich, die Mutter ihr Kind spielen zu lassen, damit sie sich empathisch auf die mögliche Erfahrung des Kindes einstimmen kann. Dann spielt im Wechsel die Beraterin das Kind – unterbricht aber das Rollenspiel immer wieder, um der Mutter Rückmeldung zu geben, wie sie die Wortwahl, den Tonfall und andere Gesprächsqualitäten

---

42 Siehe Teil IV, Kapitel »Der Sorgedialog«.

- empfindet. Vorrangig ist, dass diese Gesprächsqualitäten verbindend statt abweisend wirken, ohne dabei aber Unterwürfigkeit zu signalisieren.
- Die Einserregel: Die Mutter bittet ihre Tochter einmal, ohne zu tadeln, die verletzenden oder emotional misshandelnden Äußerungen zu unterlassen. Sie spricht dabei in der ersten Person, in einem ruhigen Ton und einer zugewandten, aber offenen und nichtaggressiven Körperhaltung: *»Bitte sage diese verletzenden Dinge nicht, sie belasten mich, und es ist nicht gut für unsere Beziehung. Ich will, dass wir ein gutes Gespräch miteinander führen können.«*
- Drückt sich ihr Kind weiterhin oder später im Gespräch wiederholt auf eine nichtakzeptable Weise aus, steht die Mutter langsam (nicht abrupt) auf und sagt: *»Es klappt im Augenblick nicht zwischen uns. Ich mache eine Pause, aber ich komme in (bspw.) zehn Minuten wieder, damit wir weiterreden können.«*
- Nach ihrer Rückkehr ins Zimmer (ins Zoom- oder Telefongespräch) setzt die Mutter das Gespräch ohne Kommentar über die vorhergegangene Störung fort.
- Äußert sie sich abermals auf unakzeptable Weise, bittet die Mutter ihre Tochter wie vorher nur einmal, dies zu unterlassen, aber mit weniger Worten: *»Bitte höre auf mit diesen Worten, es ist nicht gut für uns.«*
- Sollte die Tochter weiterhin auf unakzeptable Weise kommunizieren, steht die Mutter erneut langsam auf und sagt ruhig: *»Es klappt heute nicht zwischen uns. Ich komme dich morgen wieder besuchen (rufe morgen wieder an).«*

Die einfache Methode des schützenden Kommunikationsprotokolls beruht auf einem grundlegenden Prinzip des gewaltfreien Widerstands: schädigendes Verhalten anderer nicht zu dulden, aber im Widerstand dagegen nicht selbst dem anderen Schaden zuzufügen. Dadurch, dass die Mutter signalisiert, das Gespräch später weiterführen zu wollen, wird vermieden, durch Abweisung dem Kind Schaden zuzufügen. Wir können dies als einen Akt inklusiver Autorität verstehen (siehe auch Abbildung 8).

Inklusive Autorität ist besonders für Jugendliche oder Kinder wichtig, die ohnehin schon von schädigender sozialer Ausgrenzung betroffen sind, wie etwa besonders traumaerfahrene, aber auch sozial benachteiligte oder wegen ihrer ethnischen Herkunft diskriminierte junge Menschen. So liegt bspw. in England die Rate der vom Schulausschluss betroffenen Kinder und Jugendlichen afrikanischer oder karibischer Herkunft 2,5-mal über dem Landesdurchschnitt, bei Sinti und Roma 3,9-mal, und bei sogenannten Irish travellers 2,9-mal (Department

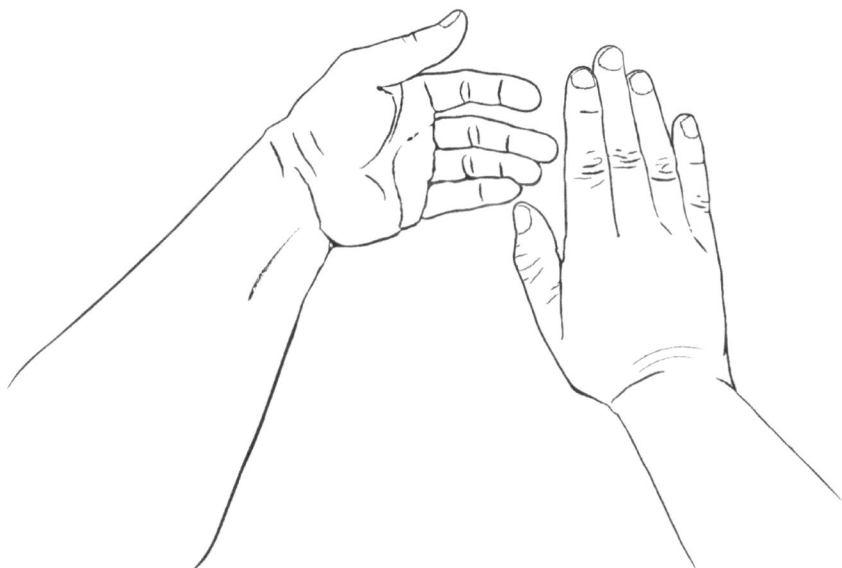

Abbildung 8: Elternpräsenz als soziale Inklusion und Schutz vor destruktiven Impulsen

for Education, 2020). Traumatische Belastung in der Kindheit ist eine starke Vorhersagevariable für spätere sozio-ökonomische Entbehrungen (Deprivation) (Metzler, Merrick, Klevens, Ports u. Ford, 2017), die ihrerseits weitere Traumabelastung in der Nachfolgeneration vorhersagen (Doidge et al., 2017).

Soziale Ausgrenzung und Trauma bilden einen Teufelskreis miteinander. Ausgrenzung und Beziehungsabbrüche verstärken das traumatisch bedingte Erleben des Jugendlichen, sich nicht zugehörig zu fühlen. Zugehörigkeit suchend, begeben sich viele Jugendliche in soziale Kontexte, in denen sie Gefährdungen und weiterer Traumabelastung ausgesetzt sind, z. B. durch sexuelle Ausbeutung, Verführung zu kriminellem Handeln oder physische Gewalt. Bereits die Fremdunterbringung stellt eine enorme soziale Ausgrenzung dar. Soll also, ohne zu schaden, dem schädigenden Verhalten eines Jugendlichen entgegengewirkt werden, ist es notwendig, dass nur solche Interventionen gewählt werden, die inklusiv wirken, damit die psychische und soziale Isolation verringert wird und der Gefährdung weiterer Traumatisierung in außerfamilialen sozialen Kontexten vorgebeugt werden kann.

Teil II
Widerstand gegen Elterntrauma

Hoffungsstiftende Gesprächsführung: Erkennen der eigenen Stärke und Handlungskompetenz

Meist richten Fachkräfte den Blick auf den jungen Menschen selbst, aber nicht so sehr auf seine sozialen Bezüge. Sie übersehen dann leicht die Befindlichkeit der Eltern oder Erziehenden. Eltern wenden sich meist in großer Hilflosigkeit und mit einer allenfalls vagen Hoffung auf Verbesserung ihrer Situation an den systemischen Eltercoach. Sie erwarten sich diese Verbesserung oft »von außen« – etwa dadurch, dass eine Fachkraft in direkter Arbeit mit dem Kind auf irgendeine Weise eine Veränderung bewirken soll – ohne aber Vertrauen in die eigene Handlungskompetenz und -fähigkeit zu haben. Die Hilflosigkeit von Eltern, die mit den Belastungen durch traumatische Vorerfahrungen und mit elterlicher Löschungserfahrung zu kämpfen haben, kann extrem erscheinende Züge annehmen. In einem Parallelprozess kommt es leicht dazu, dass auch der Berater eine solche Hilflosigkeit empfindet; er verstrickt sich dann leicht in kontraproduktive Interaktionsmuster mit der Klientin, wenn er bspw. Vorschläge macht, die von der Mutter als unmöglich zurückgewiesen werden, um dann »noch bessere« Vorschläge hervorzubringen. Es ist dann, als ob Beraterinnen und Eltern im Strudel des immergleichen Narrativs herumgetrieben werden, ohne einen Blick über die Wasseroberfläche werfen zu können.

Es handelt sich dabei meist um eine bestimmte Form eines problemgesättigten, pathologisierenden Opfernarrativs. So sind die Eltern Opfer des Kindes, oder der Sohn ist ein Opfer seines Traumas, die Familie ist ein Opfer unzulänglicher Hilfeleistung oder die Tochter schlägt ihre Mutter nur deshalb, weil sie auf irgeneine Weise ihr Opfer gewesen ist. Es wurde bereits erörtert, dass es eine zentrale Aufgabe des Therapeuten ist, der Mutter oder dem Vater zu helfen, die *eigene Opfergeschichte* zu entwickeln, die frei von beschuldigenden, pathologisierenden oder entwertenden Zuschreibungen ist, was ihnen ermöglicht, die eigene Menschenwürde wieder stärker zu empfinden. Im Übergang vom anteilnehmenden zum anerkennenden Bezeugen richtet sich das Augenmerk aller auf die elterliche Handlungskompetenz, so dass nicht nur die Selbstwirksamkeitserwartung der Eltern gestärkt wird, sondern auch in den Helferinnen Zuversicht aufkommt. Das neue Narrativ, in dem der Vater sich selbst als handlungsfähig erlebt und von anderen als handlungsfähig erkannt wird, bezeichne ich als *Widerstandsnarrativ* (Jakob, 2021). Er wird zum Protagonisten einer selbsterzählten Geschichte seiner Person. Diese Geschichte erzählt davon, wie er jene Umwelt beeinflusst, die auf ihn einwirkt.

Strukturelemente von Widerstandsgeschichten

Widerstandsnarrative und Opfernarrative weisen unterschiedliche Strukturen auf. Eine Möglichkeit, zu Widerstandsnarrativen anzuregen, liegt darin, die sprachlichen Strukturelemente, die Widerstandsnarrativen eigen sind, ins therapeutische oder beraterische Gespräch einzuführen. Abbildung 9 illustriert die unterschiedlichen sprachlichen Strukturelemente der beiden Narrativformen.

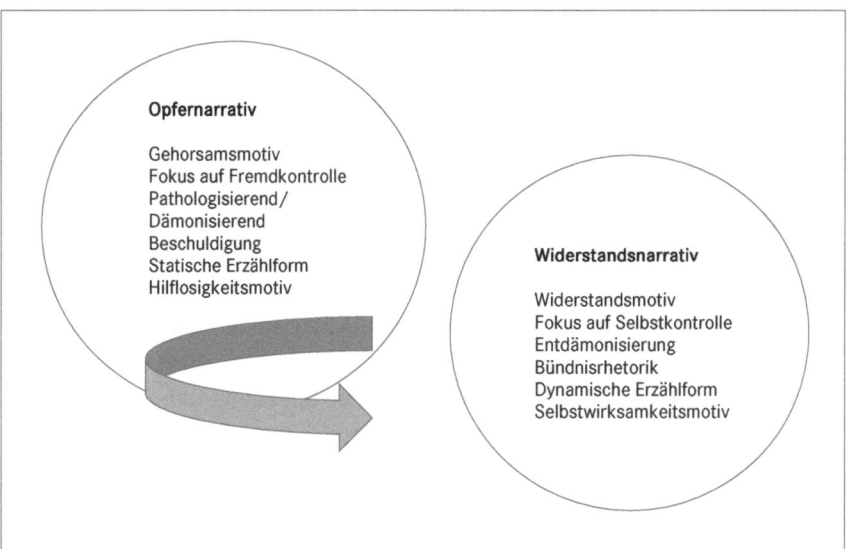

Abbildung 9: Sprachliche Strukturelemente von Opfernarrativ und Widerstandsnarrativ im Vergleich

Vom Erzählmotiv Gehorsam zum Erzählmotiv Widerstand

Beim Erzählmotiv *Gehorsam* ist davon die Rede, dass das Kind nie folgt, dass die Eltern dem Zwang des Kindes unterworfen sind und seinen Forderungen Folge leisten müssen, dass eine außenstehende Person das Kind dazu bringen muss, folgsam zu werden usw. Immer kontrolliert irgendwer irgendjemanden, oder irgendwer sollte irgendjemanden kontrollieren, damit derjenige nicht mehr kontrollieren kann. Besonders traumatisierte Eltern, die sich dem Kind oft gegenüber unterwürfig zeigen, verwenden auf sich selbst bezogen Worte und Formulierungen, die mit dem Motiv des Gehorsams im Einklang stehen: »Ich *darf* noch nicht einmal meine Freundin in die Wohnung bringen.« »Ich *muss* auf Zehenspitzen laufen.« »Das würde mein Sohn *nie zulassen.*« »*Wenn ich* das täte, *dann würde er* ...«

Der sprachliche Wechsel zu Worten, die Widerstand ausdrücken, kann eine Bewusstseinsveränderung bewirken: Anstatt sich selbst als reagierend wahrzunehmen, können sich Eltern als autonom handelnd begreifen, selbst wenn ihnen solche Widerstandshandlungen schwerfallen (siehe Methode zum »Erzählmotiv Widerstand«).

Methode: Erzählmotiv Widerstand

Diese Form der Gesprächsführung hilft Erziehenden, die sich häufig Sprachformen bedienen, welche Unterwürfigkeit und Elterngehorsam ausdrücken, Erzählraum für Widerstand zu gewinnen.

Vorgehensweise:
- Ermitteln Sie zunächst, in welchen Situationen sich die Klientin ihrem Kind untergeordnet fühlt. Laden Sie sie dann dazu ein, über die Möglichkeit zu sprechen, persönliche Autonomie zurückzugewinnen und selbstwirksam zu handeln.
- Regen Sie in Bezug auf eine der ermittelten Situationen ein Rollenspiel mit einer Widerspruchshandlung an:
  »Sie haben also das Gefühl, Sie könnten noch nicht einmal unbehelligt im eigenen Wohnzimmer sitzen und ein Fernsehprogramm ansehen, das Ihnen gefällt. Deshalb gehen Sie früh ins Bett. Sollen wir uns darüber unterhalten, wie Sie ein wenig mehr persönliche Freiheit bei sich daheim erlangen können - auch wenn der Gedanke an die Folgen einer solchen Initiative zunächst einmal bei Ihnen Angst auslöst?« ... *»Okay, Sie wollen also eine Stunde länger im Wohnzimmer sitzen, aber es macht Ihnen Angst, dass es zum Streit kommen könnte. Lassen Sie uns doch im Rollenspiel ausprobieren, was passieren könnte, wenn Sie es tun, und wie Sie damit umgehen können.«*
- Sie erkennen die Angst der Klientin vor den Folgen ihres autonomen Handelns an, behandeln sie aber nicht als *Hinderungsgrund,* sondern lediglich als *erschwerenden Faktor* bzw. Herausforderung. Die emotionale Selbst-

regulierung bzw. die Selbstregulierung des eigenen psychisch-körperlichen Erregungszustandes wird als möglicher Weg ins Auge gefasst. Benennen Sie als Elterncoach das von der Mutter erwartete – angstauslösende – mögliche Kindesverhalten im Konjunktiv, besprechen Sie hingegen das geplante autonome Verhalten der Mutter im Indikativ, damit sich der Mutter Ihre Überzeugung vermittelt, dass sie zum selbstgewollten Handeln fähig ist[43].

Selbstkontrolle und Selbstregulierung

In der Literatur zur Neuen Autorität setzen sich Autorinnen intensiv mit dem Begriff der Kontrolle auseinander. So wird die von den meisten Eltern verinnerlichte Auffassung infrage gestellt, derzufolge ihre Begleitung des Kindes und sein Schutz vor Gefahren in der außerfamilialen Umwelt mit Kontrolle gleichzusetzen sei. Da die Kontrolle des Heranwachsenden als eher archaisches, patriarchalisches Kulturerbe angesehen wird, ist es in heutigen, westlich orientierten Gesellschaften unmöglich, auf kontrollierende Art und Weise das Kind oder die Jugendliche erfolgreich zu begleiten, zu schützen und seine Orientierung zu unterstützen. Versuche, dies durch Kontrolle zu tun, führen demzufolge nur zu einer symmetrischen Eskalation, also einem Interaktionsmuster, bei dem Eltern und Kind jeweils in immer stärker werdendem Maße versuchen, sich der Kontrolle des anderen durch die eigenen Kontrollversuche zu entziehen. Es wird in diesem Zusammenhang von der *Illusion der Kontrolle* gesprochen, die aufzugeben zugleich enttäuschend und befreiend wirken kann: enttäuschend, weil Handlungsoptionen, von denen man glaubte, sie könnten eine Veränderung im Kind bewirken, nicht mehr zur Verfügung stehen; befreiend, weil das innere Zwangsempfinden, das Unmögliche bewirken zu sollen, schwindet: »Ich muss also gar nicht gewährleisten, dass er höflich zur Lehrerin ist, weil ich es ohnehin nicht kann!«

---

43 Die Forschung im Rahmen der »Growth Mindset Theory« weist auf, dass implizite, also nicht bewusste Theorien über die eigene Veränderbarkeit oder Unveränderbarkeit einen starken Einfluss darauf ausüben, ob oder inwieweit sich persönliche Eigenschaften verändern bzw. sich persönliches Wachstum einstellt (Dweck, 2016). Dabei beeinflussen die Theorien von Bezugspersonen des Betroffenen zu seiner Veränderbarkeit dessen eigene Theoriebildung stärker, wenn sie gezielt kommuniziert werden. Es liegt demzufolge nahe, dass im Indikativ ausgedrückte Zukunftsaussichten eine größere Auswirkung auf das Selbstkonzept einer Klientin haben. Hier ist angeraten, sich über die Gepflogenheiten mancher Therapieschulen hinwegzusetzen, denen zufolge sich der Berater nur des Konjunktivs bedienen sollte. Mit der Bedeutung der Growth Mindset Theory für Kinder und Jugendliche mit Traumaerfahrung, die fremduntergebracht sind, werden wir uns in Teil III des Buches befassen.

Die Schlussfolgerung ist, dass Eltern um *Selbstkontrolle* bemüht sein sollten. Sie können das Kind schützen und seine Orientierung dadurch gewährleisten, dass sie es mit erhöhter Präsenz und dem eigenen Beispiel dazu anregen, verinnerlichte, selbstschützende Haltungen und positive Wertvorstellungen zu erwerben (Omer, 2015). Mit Selbstkontrolle widersetzen sich Eltern eigenen Impulsen, wider besseren Wissens wütend zu werden oder dem Kind nachzugeben.

Besonders für Eltern, die traumatische Erfahrungen gemacht haben, kommt zur Selbstkontrolle noch eine weitere Dimension hinzu. Im Kern handelt es sich darum, dem automatisch ausgelösten eigenen Vermeidungsverhalten gegenüber potentiell mit Angst verbundenen Situationen – oder Vermeidungsverhalten gegenüber dem Kind generell – entgegenzuwirken. Anstatt bspw. wie gewohnt nichts zu dazu zu sagen, dass der Sohn seine Mutter beschimpft und bedroht hat, überwindet sich der Vater, sich später mit seinem Sohn darüber auseinanderzusetzen, entweder im Gespräch oder sogar in Form eines Sit-ins. Er handelt so, obwohl dieses Vorhaben ihm extrem starkes Unbehagen bereitet. Dieser Akt der Selbstkontrolle – die Überwindung der eigenen Tendenz zum Vermeidungsverhalten – schafft die Voraussetzung zur *emotionalen Selbstregulierung*: Der Vater wird erleben, dass es selbst bei stark aversivem Kindesverhalten nicht zur Katastrophe kommt und sorgfältige Vorbereitung und Zusammenarbeit mit Helfern das Schlimmste zu verhindern hilft. So senkt sich allmählich – sogar in bisher primär angstauslösenden Situationen – sein psycho-physisches Erregungsniveau, die Angst reduziert sich, bedrohungsunabhängiges Denken wird wieder möglich, und der Vater erlebt sich selbst als handlungsfähig. Hier geht es darum, in der Gesprächsführung den Übergang zu einer Selbstnarration des Vaters zu ermöglichen, in der er sich als zumindest potentiell fähig zur Selbstkontrolle und schließlich zur emotionalen Selbstregulierung beschreibt (siehe Methode zum »Fokus auf Selbstkontrolle«).

Methode: Fokus auf Selbstkontrolle

Die Methode schafft dafür Gesprächsraum, dass Eltern, die aufgrund ihrer traumatischen Vorerfahrung entweder zu hochgradig zornigen oder aber angstvoll-vermeidenden Reaktionen neigen, sich vorstellen können, wie sie den eigenen unmittelbaren Impulsen entgegenwirken.

Vorgehensweise:
- Der sprachliche Übergang von einer Orientierung an der Kontrolle durch andere (Fremdkontrolle) zu einer an der Selbstkontrolle kann durch gezielte Fragen bewirkt werden. Stellen Sie dem Vater daher Fragen, bei deren

Beantwortung es erforderlich ist, dass er sich vorstellt, mit Selbstkontrolle zu handeln, z. B.:

»Wie werden Sie sich der eigenen Angst entgegenstellen und den ersten Schritt wagen, Ihrem Sohn die Ankündigung zu machen? Welche Unterstützerin wollen Sie dabeihaben, bei der Sie sich ruhiger fühlen? Was ist es an dieser Person, das Ihnen helfen wird, das durchzustehen? Wenn sie die Ankündigung einmal durchgestanden haben, was wird es für Sie bedeuten, dass Sie das geschafft haben? Zu welchem weiteren Schritt wird Sie diese Leistung ermutigen, auch wenn er nicht leicht sein wird?«

- Wichtig ist hier, dass Sie nicht fragen, *ob* der Vater Selbstkontrolle ausüben wird, sondern *wie* es ihm trotz der Angst gelingen wird, das, was er geplant hat, auch durchzuführen. So wird die Angst normalisiert, als regulierbar beschrieben und die Angst vor der Angst reduziert.
- Besprechen Sie das zukünftige Handeln, also die Selbstkontrolle im Indikativ statt im Konjunktiv, um dem Vater Ihre Zuversicht zu vermitteln.
- Weiß der Vater zunächst keine Antwort auf eine der Fragen bezüglich der Selbstkontrolle, besagt das nicht, dass er zur Selbstkontrolle unfähig ist, sondern ist lediglich ein Indiz dafür, dass er sich solche Selbstkontrolle bisher selten vorgestellt hat. Warten Sie daher geduldig und ermutigend, wenn er keine Antwort geben kann oder ausweichende Antworten gibt, und das so lange, bis er Ihre Fragen beantwortet.

Entdämonisierung und Entpathologisierung: Die Eltern und das Kind sind »mehr als das Problem«

Im Verständnis der narrativen Therapie tragen problemgesättigte Narrative der Person mit zur Aufrechterhaltung von Beziehungsschwierigkeiten und intrapsychischer Leidenserfahrung bei. Sie werden daher als »pathologisierende Narrative« bezeichnet, also als oft auf ähnliche oder gleiche Weise erzählte Geschichten, welche die Person als im Wesen krankhaft, gestört oder psychisch eingeschränkt beschreiben. Dadurch, dass sie die Person auf diese Weise definieren, wirken sie auf diese pathologisierend: Die Person sieht sich im Spiegel der Geschichten, die über sie erzählt werden, und handelt dementsprechend.

Viele Arten der Narration können entmutigend wirken, Selbstzweifel und Verwirrung hervorrufen und Problemlösungen im Wege stehen. Dies sind etwa Geschichten, in denen Opferbeschuldigung vorkommt, Geschichten, die von Unfähigkeit erzählen – etwa das Behinderungsnarrativ, das sich auf eine Person mit

Traumaerfahrung beziehen kann –, oder aber dämonisierende Geschichten, die dem Einzelnen eine elementare Bösartigkeit unterstellen. Alle diese Geschichten haben bestimmte Strukturelemente gemeinsam: Sie reduzieren die Beschreibung des Einzelnen weitgehend auf die zugeschriebenen negativen Eigenschaften und stellen dabei diese Eigenschaften auf unkonkrete Weise in den Raum. So entzieht sich die Narration der Überprüfung und entfaltet damit ein stabiles Eigenleben als »Wahrheit« über den Menschen (Omer, Alon u. von Schlippe, 2016).

Auch Mitglieder des weiteren Systems um die Familie herum werden mitunter auf dämonisierende Weise beschrieben. So wird bspw. mit dem Kinderschutz beauftragten Sozialarbeiterinnen oft zugeschrieben, »Familien zerstören« und Eltern »die Kinder wegnehmen« zu wollen, also die Annahme in den Raum gestellt, solche Fachkräfte hätten böse Absichten und wollten Kinder und Eltern schädigen.

In der Gesprächsmethode »Pathologisierende und dämonisierende Narrative überwinden« geht es nicht darum, konfrontativ den Aussagen pathologisierender Narrative zu begegnen, sondern sie dadurch zu hinterfragen, dass die Beschreibung der Person erweitert wird. Damit verliert das pathologisierende Narrativ ein zentrales Strukturelement – das der Reduzierung der Person auf ein oder wenige negative Beschreibungsmerkmale – und der Weg für neue, ermutigende Narrative der Person wird freigelegt.

> **Methode: Pathologisierende und dämonisierende Narrative überwinden**
>
> Mit dieser Methode wird im unmittelbaren sozialen System oder im weiteren System um die Familie, Pflegefamilie oder Wohngruppe herum der Wahrnehmungsraum vor allem um positive Eigenschaften der betroffenen Personen erweitert, um der Sicht entgegenzuwirken, sie seien wesenhaft gestört oder üblen Charakters.
>
> **Vorgehensweise:**
> - Stellen Sie der betroffenen Person oder Personen aus dem unmittelbaren sozialen System oder dem weiteren System Fragen, die Gesprächsraum für die Erkundung bisher verborgener oder selten wahrgenommener Eigenschaften der Person eröffnen und somit eine reichhaltigere Personenbeschreibung zutage treten lassen, z. B.:
> *»Was lieben Sie an Ihrer Tochter, auch wenn Sie es schon lange nicht mehr wahrgenommen haben? Was wird es für Sie bedeuten, wenn dieser Wesenszug Ihrer Tochter wieder hervortritt? Welche ersten Zeichen dafür, dass dieser Wesenszug wieder an den Tag tritt, werden Sie wahrnehmen?«*

»Wie würde die Sozialarbeiterin besser mit Ihnen reden? Und wenn sie so mit Ihnen reden würde, wie Sie es gern hätten, was würde Ihnen noch an ihr auffallen?«

»Der Arzt hat also bei Ihnen eine Depression diagnostiziert. Sie fragen sich, ob die Depression das ist, was Sie hilflos macht? Jemand hat einmal gefragt: ›Ist es Depression oder ist es Unterdrückung?‹[44] Wie werden Sie fühlen, wenn sie erst einmal ihre Unterstützerinnen zusammengerufen haben, damit alle zusammen der Unterdrückung, unter der alle in der Familie leiden, widerstehen? Wie werden Sie nach diesem Schritt über sich selbst denken? Wie wird sich ihr Selbstbild verändern?«

- Weiterführende offene, interessegeleitete Fragen von Ihnen können ein neues, entdämonisiertes, entpathologisiertes Narrativ der Person verdichten.

Von der Beschuldigung zur Bündnisrhetorik

Selbst- oder fremdbeschuldigende Äußerungen sind oft Ausdruck des Hilflosigkeitsempfindens von Eltern mit traumatischer Erfahrung, aber auch Menschen im weiteren System um die Familie herum, die sich hilflos fühlen, können zu beschuldigenden Beschreibungen der Familienangehörigen neigen. Es kommt zudem oft zur Beschuldigung der Eltern, Pflegeeltern oder Erzieher durch das Kind und nicht selten zu falschen Anschuldigungen.

Beschuldigungsmuster sind dort sehr verbreitet, wo die erzählenden Personen sich hilflos fühlen und die vermeintlichen oder wirklichen ursprünglichen Verursacherinnen des Leidens unzugänglich bleiben, etwa ein gewalttätiger früherer Partner der Mutter, die Großeltern, die den Vater in seiner Kindheit vernachlässigt haben, oder, aus der Sicht von Erziehern oder Pflegeeltern, die Eltern des Kindes. Beschuldigungsmuster können sich auf viele Beziehungen in der Familie und im weiteren System ausbreiten und damit die Familienangehörigen voneinander, von anderen Erziehenden, Lehrerinnen oder von anderen wichtigen Angehörigen des weiteren Systems entfremden.

Anstatt des fruchtlosen Versuches, den mit dem Opfernarrativ verbundenen Beschuldigungen eine andere Sicht der Person gegenüberzustellen, kann der Eltercoach die Bezichtigungen damit relativieren, dass er das Gespräch auf die *Bündnisrhetorik* (Grabbe, 2012) umlenkt. Grabbe sieht beziehungsstiftende Bündnisangebote bei konflikthaften zwischenmenschlichen Herausforderungen

---

44 »Is it depression, or is it oppression?« (Wade, 1997).

als resilienzbildend an. Dabei kann es sich um Bündnisangebote an die Eltern handeln, aber auch um Bündnisangebote der Eltern an das Kind, gegen dessen schädigendes oder selbstschädigendes Verhalten sie Widerstand leisten. Die Verlagerung des Gesprächs von beschuldigenden zu bündnisrhetorischen Sprachformen kann durch Fragen des Elterncoaches eingeleitet werden (siehe Methode zum »Einleiten der Bündnisrhetorik«).

Methode: Bündnisrhetorik einleiten

Diese Methode hilft, die Kommunikation von Eltern oder Menschen im Umfeld der Familie oder Wohngruppe von eingefahrenen Beschuldigungsmustern auf unterstützende Gesprächsformen umzulenken. Bündnisrhetorische Kommunikationsformen sind offene Hilfsangebote. Dies erleichtert es den Eltern, das eigene Bedürfnis nach Unterstützung zur Selbswirksamkeit zu formulieren. Anstatt dass es zu Beziehungsrissen wie bei beschuldigender Kommunikation kommt, wirken solche Bündnisangebote darüber hinaus beziehungsstiftend und -fördernd.

Vorgehensweise:
- Ermöglichen Sie Gesprächsräume, in denen die Unterstützungsbedürfnisse der Eltern und Kinder ermittelt werden. Es ist wichtig, dass keine eigenen Vorannahmen zu den jeweiligen Bedürfnissen das Gespräch beeinträchtigen; alle Bündnisfragen sollten immer im Sinne von: *»Was können wir tun, um dich in deiner Kompetenz zu unterstützen?«*, gestellt werden. Dabei ergeben sich folgende zwei Möglichkeiten:
    1. Unterstützer befragen den Vater bzw. die Mutter zu deren Unterstützungsbedürfnissen.
    2. Die Eltern befragen einander gegenseitig zu ihren jeweiligen Unterstützungsbedürfnissen.
- Bündnisrhetorische Kommunikation der Eltern dem Kind gegenüber bringt die Bedingungslosigkeit der elterlichen Zuwendung zum Ausdruck, auch wenn sich die Eltern genötigt fühlen, gegen schädigendes oder autodestruktives Verhalten Widerstand zu leisten. Ermöglichen Sie mit gezielten Fragen zur zwischenmenschlichen Unterstützung den thematischen Wechsel von beschuldigender zu beziehungsstiftender Interaktion, so wie z. B. in folgendem Beispiel in Bezug auf den Sohn Frank und den Nachbarn als Unterstützer: *»Also, Sie haben das Gefühl, dass Frank mit seinem Schreien, seinen Drohungen und seinen Beschuldigungen (!) die Familie zerstört hat. Möchten Sie mit mir darüber sprechen, wie sie erste Schritte unternehmen können, damit ihre Familie heilen kann?*

Sie wollen also Frank verdeutlichen, dass Sie seine Aggressionen nicht mehr akzeptieren werden und dass Ihnen dabei andere Menschen zur Seite stehen. Wie wird es Ihnen anders ergehen als bisher, wenn Ihnen andere zur Seite stehen? Wer kommt dafür infrage? Was ist es an Ihrem Nachbarn, dass Sie ihn dazu für geeignet halten?
Wie soll der Nachbar mit Frank reden, so dass Sie sich gestärkt fühlen und mehr Handlungsraum gewinnen?
Womit soll der Nachbar denn Frank gegenüber verdeutlichen, dass Sie nicht mehr alleinstehen? Wie möchten Sie, dass der Nachbar Frank verdeutlicht, dass er ihn mag und wertschätzt, auch wenn er Franks Gewalt nicht akzeptiert? Mit welcher Art von Beziehungsgeste möchten Sie, dass der Nachbar Frank zeigen soll, dass nicht alle gegen ihn sind oder ihn bloßstellen wollen, sondern dass Sie den Nachbarn zur Unterstützung der ganzen Familie herangezogen haben?«

Von der statischen zur dynamischen Erzählform

Statische Erzählformen sind in einer nichtendenwollenden problematischen Gegenwart gefangen. Sie verallgemeinern und lassen keinen Raum für die Wahrnehmung und die Würdigung von Ausnahmen, für die Möglichkeit, von diesen Ausnahmen zu lernen und für die Ermutigung, die der Fokus auf diese Ausnahmen mit sich bringt. Statische Erzählformen weisen viele Parallelen zu traumatischen Erinnerungen auf, in denen das immer Gleiche geschieht, ohne Vorgeschichte und ohne Nachgeschichte – wie in einem GIF geben sie auf immergleiche Weise nur einen ganz kurzen Zeitabschnitt wider. Auch in traumatischen Erinnerungen nehmen die Dinge scheinbar unabdingbar auf immergleiche Weise ihren Verlauf; nichts Neues kann erwartet, keine Veränderung herbeigeführt werden, alles wiederholt sich. Die deutlichsten sprachlichen Markierungen einer solchen Erzählung sind die Verwendung des Präsens, von Adverbien wie »immer« oder »nie« und vom Verb »sein«: »Georg bringt *immer* Unruhe ins Haus, schreit und wirft mit allem um sich, was er in die Hände kriegt. Nicht einmal der Hund ist vor ihm sicher. *Nie* räumt er sein schmutziges Zeug weg, das darf *immer* ich machen. Es *ist* bei uns zuhause einfach unerträglich. Es *ist* einfach kein Zuhause mehr. Mir wird *immer* schon schlecht, wenn er aus der Schule kommt.« Es könnte sich bei dieser Schilderung durchaus um die Beschreibung eines traumatischen Flashbacks handeln, so eindrücklich wirken die Unmittelbarkeit und die scheinbare Unabänderlichkeit der Erfahrung. Verallgemeinerungen verstärken den Eindruck des Unvermeidlichen: »Sie ist *immer* wütend.« »Mir gelingt es *nie*, nein zu sagen.« »Bei uns kann *keiner* auch nur den Mund aufmachen.«

Bei der *progressiven Narration* hingegen handelt es sich um das Erzählen fortschreitender Geschichten, die einen weiten Erzählbogen aufweisen. Diese Geschichten berichten von Veränderung und den mit der Veränderung verbundenen Kontexten. Aus sozialkonstruktionistischer Sicht können wir davon ausgehen, dass sie die Realität des sozialen Nahraums nicht nur auf neue Weise abbilden, sondern auch auf sie einwirken, also eine andere soziale Wirklichkeit hervorzubringen vermögen. Dies geschieht dadurch, dass eine Weltsicht, in der es Veränderung gibt, neue Reaktionsformen im Menschen begünstigt oder hervorbringen kann.

Anstatt ein statisches Narrativ infrage zu stellen, kann der Therapeut seine Klientinnen zu einem progressiven Narrativ ermuntern, indem er sprachliche Ausdrucksweisen dynamischer Erzählformen ins Gespräch einführt (siehe Methode zum »Hervorbringen einer dynamischen Erzählform«).

Methode: Die dynamische Erzählform hervorbringen

Durch die differenzierte, auf Einzelheiten sowie konkrete Zeitangaben eingehende Schilderung von Situationen sowie die Unterscheidung zwischen Vergangenheit, Gegenwart und Zukunft geraten unbewegliche Darstellungen von Sachverhalten in Bewegung, und es entsteht ein Gesprächsraum für Ausnahmen.

Vorgehensweise:
- Relativieren Sie erstarrte Erzählungen, indem sie verallgemeinernde Worte durch solche ersetzen, mit denen Sachverhalte nuancierter geschildert werden können. Bleiben Sie aber empathisch und verständnisvoll, während Sie das Erleben ihres Klienten ermitteln[45]:
  Mutter: *»Er schreit mich IMMER gleich an, wenn ihm etwas nicht passt, und ich bin sofort wie gelähmt, ich kann nichts mehr sagen!«*
  Sie daraufhin: *»Er schreit Sie VIEL ZU OFT an! Das ist schlimm! GANZ OFT verschlägt es Ihnen die Sprache. Letzte Woche war es einmal anders. Können Sie mehr dazu sagen?«*
- Dehnen Sie den Zeitrahmen aus, in dem die Erzählung angesiedelt ist, indem Sie Perfekt, Imperfekt und Futurum einführen und Fragen stellen, die dazu

---

45 O'Hanlon, O'Hanlon u. Beadle (1999) haben dieses Vorgehen als »Carl Rogers mit einem besonderen Dreh« (»Carl Rogers with a twist«) bezeichnet.

auffordern, Unterschiede zwischen dem, was war, dem, was ist, und dem, was sein wird, machen:
»Sie sagen also, Marianne ist gewalttätig. Wann ist es zum letzen Mal zu einem gewalttätigen Vorfall gekommen? ... Vor einem Monat war das also? Der letzte Monat war also die längste Zeit ohne Gewalt bei Ihnen im Haus! Worauf führen Sie das zurück? ... Wie haben Sie dazu beigetragen? ... Was haben Sie dabei über sich selbst gelernt? Wie geht Ihre Tochter zurzeit damit um, wenn sie nicht das bekommt, was sie von Ihnen fordert? ... Es gibt also jetzt schon erste Anzeichen dafür, dass Marianne besser mit Frustration umgehen kann. Wie wollen Sie diese Entwicklung in den nächsten Tagen und in den kommenden Wochen noch weiter fördern?«

Das heroische Widerstandsnarrativ: Von der Hilflosigkeit zu Erzählungen von Selbstwirksamkeit

Die vorgeschlagenen Methoden zur Gesprächsführung dienen alle dem Zweck, ein Narrativ herbeizuführen, in dem Eltern ihre Fähigkeit, auf Situationen und Handlungen anderer einzuwirken, erkennen und spüren, Zuversicht schöpfen und eine größere Selbstwirksamkeitserwartung entwickeln, trotz der vielen Rückschläge, die sie erfahren. Denn es kommt in Systemen mit traumatischer Belastung meiner Erfahrung nach häufiger zu Rückschlägen im therapeutischen Prozess. Es ist daher notwendig, eine Form des Narrativs hervorzubringen, dass diesem Umstand gerecht wird.

Arthur Frank (2013) hat sich im Zusammenhang mit schweren Erkrankungen des Körpers mit unterschiedlichen Formen des Narrativs beschäftigt. Bezugnehmend auf die eigene Chemotherapie setzt er sich mit dem sogenannten Restitutionsnarrativ auseinander, demzufolge medizinische Fachkräfte erwarten, dass alle Erfahrung im Rahmen der angestrebten Wiederherstellung von Gesundheit verstanden werden soll. Sie selbst, die Fachkräfte, bringen in einem solchen Narrativ die erhoffte Genesung zuwege, während der Patient nicht als Akteur auftritt, also nichts zur Genesung beiträgt. Diese Form des Narrativs bietet Frank zufolge weder Raum für die Erfahrung des Chaos, in das er zu Beginn der Erkrankung gestürzt ist, noch für die Art und Weise, in der man über das Patientsein hinaus sein Leben und damit seine Krankheitsbewältigung gestaltet. Er schreibt:
»Ich leistete zunehmend Widerstand gegen das Restitutionsnarrativ, vor allem deshalb, weil es den Arzt in die Position des Protagonisten stellte und

mich zum Gegenstand seines heroischen Handelns herabsetzte. Ich war zwar ganz bestimmt ein Teil dieser Geschichte, aber sie konnte nie wirklich meine Geschichte sein« (Vorwort, S. XIV; Übers. P. J.).

Wir können eine Parallele zu der Art von Narrativ ziehen, das Eltern in Familien mit mehrfacher Belastung oder Erziehenden in der Jugendhilfe aufgedrängt wird. Eltern und Kinder mit traumatischer Erfahrung weisen oft ein sogenanntes diagnostizierbares »Störungsbild« auf, sei es eine »posttraumatische Belastungsstörung«, sei es eine »Borderline Persönlichkeitsstörung«, »Depression« oder »Abhängigkeitsstörung«. Ist einmal das »Störungsbild« zum Ausgangspunkt des Narrativs von der Familie geworden, wird die psychosoziale Fachkraft mit Expertenwissen zur heroischen Protagonistin der Erzählung, welche die zu Patienten gewordenen Eltern und Kinder wiederherzustellen sucht. Dies ist eine medizinisch-psychologische Geschichte der Familie; sie kann niemals *ihre eigene* sein.

Frank zufolge wird hingegen das Quest-Narrativ folgenden Anforderungen gerecht:
- Es kann die Bewältigung des erlebten Chaos beschreiben,
- die Lebensgestaltung des Betroffenen selbst erfassen und
- die Person kann sich die Beschreibung ihrer selbst wieder aneignen.

Das englische Wort Quest lässt sich nur sehr ungenau ins Deutsche übersetzen; es handelt sich dabei um eine Reise ins Ungewisse, bei der die Protagonistin auf viele Hindernisse stößt. Es gibt viele zunächst unbekannte Gefahren auf dem Weg, und der Wegverlauf muss sich erst im Zuge der Bewegung herauskristallisieren. Der Protagonist erfährt immer wieder Rückschläge, von denen er sich erholen muss. Obwohl er sich oft alleingelassen fühlt, treten immer wieder Verbündete bzw. Helferinnen auf, die ihm zur Seite stehen. Der Ungewissheit des Terrains und dem eigenen Unsicherheitsgefühl steht die wachsende Entschlossenheit und Selbstsicherheit der Protagonistin gegenüber, die in der Bewältigung immer neuer Herausforderungen an Stärke gewinnt. Der Refrain des Liedes »I'm on my way« von Rhiannon Giddens (LyricsMode, 2018) steht beispielhaft für die Art von Orientierung, die die Quest sowohl erfordert als auch hervorbringt:
»I don't know where I'm going, but I'm on my way
Lord, if you love me, keep me, I pray
A little bird is stretching out to the shimmering, shaking blue
Don't know where I'm going, but I know what to do«

Ich spreche in diesem Buch vom heroischen Widerstandsnarrativ als eine Art *Quest-Narrativ*. Soll ein solches Narrativ hervorgebracht werden, ist der Therapeut gehalten, intensiv bzw. tief (siehe Glossar) zuzuhören, dem Chaos der Erfahrung des Vaters Raum zu geben, die Mutter als Protagonistin des aktuellen und lebensgeschichtlichen Widerstandshandelns zu positionieren und als zunehmend vertrautes und vertrauenswürdiges Gegenüber das Leiden, die Selbstwirksamkeit und die Hoffnung der Eltern bei ihrer Reise ins Ungewisse zu bezeugen.

In einem Parallelprozess fällt es dem Berater in diesem Veränderungssystem zu, die eigene, oft wiederkehrende Erfahrung der Ungewissheit auszuhalten und sich der Unterstützung durch emotional sicher handelnde Kolleginnen zu versichern. Der Elterncoach wird so zum Wegbegleiter ins Ungewisse.

Elternpräsenz und Selbstwahrnehmung

Die Präsenz der Eltern bildet die Grundlage der Neuen Autorität (Omer u. von Schlippe, 2016a); Präsenzerhöhung ist die Grundlage gewaltlosen Widerstands schlechthin. Omer selbst und andere Autoren heben unterschiedliche Aspekte dieser Präsenz hervor. In der Arbeit mit traumaerfahrenen Eltern stelle ich drei Aspekte elterlicher Präsenz in den Vordergrund: *physisch-räumliche, systemisch-zwischenmenschliche* und *verkörperte Präsenz*. Der Grund für diese dreigeteilte Betrachtung von Elternpräsenz liegt im Wesen traumatischer Erfahrung.

Physisch-räumliche Elternpräsenz

Der physisch-räumliche Aspekt elterlicher Präsenz ergibt sich daraus, dass Eltern mit traumatischer Vorerfahrung oft noch stärker die physische Gegenwart ihrer sich aggressiv verhaltenden Kinder meiden als andere Eltern. Sie tun dies entweder bewusst oder unwillkürlich, um das eigene psycho-physische Erregungsniveau zu senken und die oft extremen Angstgefühle zu vermeiden, die bei bedrohlichem Kindesverhalten aufsteigen können. Wie im Weiteren dargestellt wird[46], kann die Umkehrung dieses Verhaltens – also ein gezieltes, geplantes und sorgfältiges Sich-Annähern an das Kind ohne Unterwürfigkeitsgebaren – den Eltern helfen, die eigenen Angstgefühle zu regulieren und zu vermindern. Damit kann die Erhöhung der physisch-räumlichen Präsenz beziehungsstiftend wirken, gleichzeitig aber auch den elterlichen Heilungsprozess fördern. Das Kinderzimmer zu betreten – unter sorgfältig vorbereiteten Bedingungen – wird zum traumalösenden Therapeutikum. Entscheidend für die therapeutische Wirksamkeit ist, dass sich die Eltern bewusst werden und spüren, wie sich die eigene Angst reduziert, ihre elterliche Stärke anwächst und sie sich befähigt fühlen, sich auf eine neue Weise dem Kind sowohl unterstützend als auch anleitend und als Orientierungshilfe zuzuwenden.

---

46 Siehe Teil II, Kapitel »Systematische Desensibilisierung mit gewaltlosem Widerstand«.

Aber auch für die Heilung des Kindes von traumatischer Belastung und Bindungsunsicherheit ist es wichtig, dass Eltern ihre physische Gegenwart bzw. körperliche Präsenz erhöhen. Allzu oft hat das Kind bei physischer Gewalt oder sexuellen Übergriffen erfahren, nicht beschützt zu werden, entweder weil der nicht misshandelnde Elternteil abwesend oder aufgrund einer Selbstbehandlung mit Drogen oder Alkohol nicht wahrnehmungsfähig war oder weil er ihm wegen einer traumatischen Reaktion, z. B. der Dissoziation, nicht beistand[47]. So wird das Kind oft die Abwesenheit der Eltern, Adoptiv-, Pflegeeltern oder Erzieherinnen mit den vielen frühen Situationen assoziieren, in denen es alleingelassen wurde und existenzielle Furcht erlebte. Auch dann, wenn Erziehende die Neigung, das Kind zu meiden, als Reaktion auf dessen Aggressivität entwickelt haben, kann sich die elterliche Vermeidung retraumatisierend auf das Kind auswirken. Durch zunehmende Anwesenheit und Hinwendung eröffnet sich also auch für das Kind die Möglichkeit der Heilung.

Systemisch-zwischenmenschliche Präsenz

Auf der einen Seite ist bei Eltern mit traumatischer Vorerfahrung das subjektive Bedrohungsempfinden überaus groß, so dass es ihnen schwerer als anderen fällt, sich dem häufig aggressiven Kind zuzuwenden. Auf der anderen Seite neigen viele Kinder oder Jugendliche, die ihrerseits Misshandlung erfahren haben, dazu, extrem schnell in ihrer Aggression zu eskalieren. Zwar handeln auch diese Kinder oder Jugendlichen oft intentional, und sie haben das Potential zur Selbstkontrolle, vor allem zu Beginn eines eskalierenden Aggressionsablaufes. Sie geraten aber aufgrund der eigenen Traumaerfahrung leichter als andere in eine traumatische Fight-Reaktion, bei der ihr Erregungsniveau unvermittelt in die Höhe schnellt. Ihre potentielle Gefährlichkeit wächst dann dementsprechend rasch an. Eltern, Adoptiveltern, Pflegeeltern sowie Erzieher benutzen zur Beschreibung ihres Erlebens derartigen Kindesverhaltens oft Bilder wie: »Er sieht rot«, »Sie ist wie Jeckyll und Hyde«, »Es überkommt sie wie eine Naturgewalt« oder »Er drischt dann blindwütig auf mich ein.« Um sich trotz des oft extremen subjektiven Bedrohungsempfindens und der gleichzeitig reellen Gefahr dem Kind nähern und damit die eigene physisch-räumliche Präsenz erhöhen zu können, brauchen die Eltern Unterstützerinnen, die ihrerseits

---

47 Bei der Dissoziation handelt es sich um eine traumatische Anpassungsreaktion, bei der es zu einer Fragmentierung des inneren Erlebens kommt. So können sich die Betroffenen bspw. wie im Zeitlupentempo quasi außerhalb des eigenen Körpers fühlen, plötzlich völlig emotionslos werden oder ihre Körperwahrnehmung verlieren, siehe z. B. Herman, 1992/2018.

oft physisch-räumlich präsent sind. Allerdings kann traumaerfahrenen Eltern leicht die *subjektive Wahrnehmung* der physisch präsenten Helferin abhanden kommen. Das Fallbeispiel zu Rihannas innerer Wahrnehmung emotional sicherer Unterstützung verdeutlicht dies:

Rihanna bringt ihre Freundin Jasmin mit in die Therapiesitzung, um gemeinsam ein Sit-in als Reaktion auf einen kürzlich erfolgten aggressiven Übergriff ihres 14-jährigen Sohnes Damien zu planen [48].

Damien hatte seine Mutter an die Wand gedrückt und ihr mit der Faust gedroht, als sie sich weigerte, ihm auf sein Verlangen hin Geld zu geben. Während sie ihm in der Vergangenheit entweder Geld gegeben oder aber mit unterwürfiger Körperhaltung und Stimme entschuldigend gesagt hatte, sie habe kein Geld mehr, wollte sie sich nicht mehr durch die Drohung von Damien kontrollieren lassen.

Damien war seinerseits jahrelang Zeuge der häuslichen Gewalt seines Vaters und zweier späterer Lebenspartner der Mutter gewesen[49]. Zu Beginn der Therapie sprach sie davon, dass er »die gleichen Augen wie sein Vater hat, wenn er rot sieht«. Es ist Rihanna schwergefallen, ihre Freundin in die Therapiesitzung mitzubringen, da Jasmin dadurch das Ausmaß des gewalttätigen Verhaltens von Rihannas dunkelhäutigem Sohn erfahren würde. Die durch das Bewusstsein des Rassenvorurteils – männliche, »schwarz«häutige Jugendliche seien besonders gefährlich – noch zusätzlich vergrößerte Opferscham der Mutter wurde in der vorhergehenden Sitzung zwar besprochen und es wurde verdeutlicht, dass es keinen Grund gibt, anzunehmen, Gewalt gegen Eltern sei bei dunkelhäutigen Jugendlichen häufger als bei hellhäutigen – aber dennoch kämpft Rihanna weiterhin mit dieser Scham. Bei der Risikobewertung des geplanten Sit-ins[50] fällt es ihr schwer, Jasmin anzusehen. Ich bitte Rihanna, sich vorzustellen, Damien säße auf dem ihr gegenüber stehenden (leeren)

---

48 Zahlreichen empirischen Untersuchungen zufolge sind überwiegend Mütter von der Gewalt durch ihre jugendlichen Kinder in der Altersgurppe unter 17 betroffen, wobei der größere Anteil gewalttätiger Jugendlicher männlichen Geschlechts ist. Kriminalstatistiken weisen zudem auf, dass es vor allem alleinerziehende Mütter sind. Es ist jedoch unklar, ob diese Befunde auf die Allgemeinbevölkerung übertragbar sind (Holt, 2013).

49 Lerntheoretisch begründete Forschungsergebnisse zeigen, dass die Beobachtung häuslicher Gewalt statistisch signifikant mit späterer Gewalt des Kindes gegen die Mutter korreliert, nicht aber mit Gewalt gegen den Vater. Auch steht sie manchen Untersuchungen zufolge nur mit der Misshandlung von Müttern durch Söhne in einer Beziehung, nicht aber durch Töchter. Dies legt die Auffassung nahe, dass Kinder (vor allem männlichen Geschlechts) durch die Beobachtung häuslicher Gewalt lernen, die Mutter als das »natürliche« Gewaltopfer zu betrachten (Holt, 2013).

50 Bei der Planung des Sit-ins sollte grundsätzlich eine Risikobewertung vorgenommen werden. Dies ist umso mehr geboten, wenn der betreffende Jugendliche bereits eine hohe Gewaltbereitschaft gezeigt hat.

Stuhl, während sie die Eröffnungsworte des Sit-ins spricht, und frage sie, welche Reaktion sie von ihm erwarte. Rihanna antwortet, dass er eine kurze Zeit zuhören werde, um dann auf sie zuzuspringen und sie zu bedrohen oder zu ohrfeigen. Als ich sie frage, ob das auch in der Gegenwart von Jasmin so ablaufen werde, sagt Rihanna, dass sie ganz vergessen habe, dass Jasmin mit dabei sein werde – obwohl Jasmin im Augenblick neben ihr sitzt. Sie bestätigt, in Jasmins Gegenwart werde er nicht so handeln, sondern aus dem Zimmer stürmen.

Um zu einer realistischeren Risikoeinschätzung zu gelangen, war es im Beispiel von Rihanna und Damien notwendig, die Mutter an die Gegenwart der Freundin im geplanten Sit-in zu erinnern. In einer Nachbesprechung in der folgenden Sitzung wurde deutlich, dass bei Rihannas Ausblenden der Gegenwart ihrer Freundin wohl eine Abfolge starker intrapsychischer Vorgänge eine Rolle gespielt hatte, angefangen bei der empfundenen Scham über die erhöhte Wachsamkeit gegenüber dem Sohn bis hin zu einer dissoziativen[51] Reaktion. Das Beispiel illustriert, wie traumaerfahrene Eltern dazu neigen, sich selbst in imaginierten Bedrohungssituationen als allein und isoliert zu erleben, also kein subjektives Bewusstsein unterstützender Menschen mehr besitzen.

Es wird hier notwendig, dass der Elterncoach der Mutter hilft, ihre Aufmerksamkeit auf die Gegenwart der anderen Person zu richten[52]. Omer spricht in Bezug auf die systemische Präsenz der Eltern in erster Linie davon, dass das Kind das elterliche Handeln als durch die Gemeinschaft legitimiert wahrnimmt. Hierbei stellt das soziale Interesse an den elterlichen Absichten und ihrem Widerstandshandeln eine Form von moralischer Unterstützung dar. Wie das Beispiel zeigt, kommt bei traumatischer Erfahrung jedoch noch ein weiterer, zentraler Aspekt der systemischen Präsenz hinzu: Die (buchstäblich) wahrgenommene Gegenwart der anderen befreit, zumindest vorübergehend, von der existenziellen Isoliertheit und dem oft überwältigenden Bedrohungsempfinden, das entsteht, wenn die Hypervigilanz[53] zunächst die gesamte elterliche Aufmerksamkeit auf vermutete oder wirkliche Bedrohungshinweise richtet.

---

51 Bei einer dissoziativen Reaktion können die Wahrnehmung der Umwelt, die Selbstwahrnehmung und das Gedächtnis beeinträchtigt sein.
52 Das Kapitel »Systematische Desensibilisierung mit gewaltlosem Widerstand« in Teil II befasst sich mit einer auf körpertherapeutischen Zugängen beruhenden Methode, dies zu unterstützen.
53 Bei der Hypervigilanz handelt es sich um eine gesteigerte Wachsamkeit, bei der die betroffene Person eine erhöhte Sensibilität für echte oder subjektiv empfundene Bedrohungshinweise hat. Diese Wachsamkeit geht mit einem erhöhten psycho-physischen Erregungsniveau einher, wobei der Körper jedoch regungslos verharren kann, wenn die betroffene Person glaubt, akut eine Bedrohung wahrgenommen zu haben. Hypervigilanz mit einhergehender körperlicher Immobilisierung entspricht der ersten Phase der traumatischen Erregungskurve, dem initia-

Ihre Aufmerksamkeit auf emotional sichere Unterstützer zu lenken befähigt Eltern, in hochgradig spannungsgeladenen Konfliktsituationen weder unterwürfig noch sich distanzierend (Flight-Reaktion), erstarrt (Fright-Reaktion), dissoziativ und antriebslos, dem Schicksal ergeben (Flag-Reaktion) oder wütend zu reagieren (Fight-Reaktion).

Verkörperte Elternpräsenz

Wenn sie keine der traumatisch beeinflussten Reaktionsweisen zeigen, fühlen sich Eltern selbst in Konfliktsituationen zunehmend handlungsfähiger; eine empfundene Handlungsfähigkeit, die sich dann unwillkürlich in ihrer Körperhaltung, in ihrem Gesichtsausdruck, im Tonfall der Sprache, in der Wortwahl und in den eigenen Handlungsentscheidungen äußert. Diese verkörperte Präsenz oder dieses Embodiment wird also durch die systemische Präsenz unterstützt und oft sogar erst ermöglicht.

Körperorientierte Ansätze in der Psychotherapie beschäftigen sich damit, wie die Unmöglichkeit, sich in bedrohlichen Lebenssituationen selbst zu schützen, dazu führt, dass die ursprüngliche Traumaerfahrung sozusagen im Körper festgeschrieben wird[54]. Sie bringen mit ihrer Achtsamkeit für bisher noch nicht wahrgenommene Bewegungsimpulse und durch Experimentieren mit Körperhaltungen und Bewegungsabläufen Veränderungen hervor (Ogden et al., 2010). Ich schlage an dieser Stelle eine Integration der Körperorientierung mit dem lösungsorientierten Verständnis der *Ausnahme* vor. Mit der Planung und Durchführung von Handlungen, zu denen sich die Eltern bisher nicht fähig gefühlt haben, und der gezielten Wahrnehmung der Unterstützerin werden im lösungstherapeutischen Sinne Ausnahmen hervorgebracht. Die Eltern zeigen nicht nur anderes Verhalten in einem Kontext, in dem man entweder symmetrische Eskalation, Unterwerfung, Starre, Vermeidung oder Flucht erwartet hätte, sondern sie spüren auch ihre Kompetenz. Dies geht mit einer *anderen Körpererfahrung* einher. Anstatt eine neue Körpererfahrung therapeutisch hervorbringen zu müssen, kann die Therapeutin diese Ausnahmeerfahrungen des Körpers in der Sitzung mit den Eltern aktualisieren, verankern und für zukünftige Herausforderungen verfügbar machen. Dies kann wiederum die Selbst-

---

len Freeze-Zustand. Verwirrend kann sein, dass oft aber auch von Freeze im Zusammenhang mit einem möglichen späteren Zustand gesprochen wird, bei dem weder Flight noch Fight möglich sind und es dann zur körperlichen Immobilisierung bei einem noch höhergradigen Erregungszustand kommt; anderenorts wird dies hingegen als Fright-Reaktion bezeichnet.

54 Siehe z. B. van der Kolk, 2016; Ogden et al., 2006, 2010.

wirksamkeitserwartung der Eltern für den nächsten Schritt verstärken – ein Schritt, der ihnen bisher aufgrund ihrer traumatisch eingespielten Reaktionen unmöglich erschien.

Anstatt Fragen zu stellen wie: »Wie werden Sie es schaffen, das WLAN nachts abzustellen?«, nimmt der Berater eine Haltung ein, die zum Ausdruck bringt, dass er nichts anderes erwartet, als dass die Mutter dazu fähig ist. Hierzu wird die Erinnerung an die eigene Handlungsfähigkeit, über die der Körper verfügt, das heißt die verkörperte Präsenz mit der Imagination der zukünftigen Widerstandshandlung in Deckung gebracht (siehe Methode des »Stärkemoments«). Imaginative Prozesse sind impliziter Natur; es gibt kein »wenn« oder »aber«, kein »ja« oder »nein«, sondern nur das »dass« – eine konkrete, vorweggenommene »Zukunftserfahrung« (Beckers et al., 2021).

Methode: Das Stärkemoment

Mit dieser Methode wird die Körpererfahrung, die Eltern bei einer früheren, erfolgreichen Widerstandshandlung gemacht haben, mit der Vorstellung einer zukünftigen Widerstandshandlung verknüpft. Sie dient vor allem dazu, Eltern, bei denen in Folge von in der Vergangenheit erfahrenen Misshandlungen traumatische Reaktionen auftreten, ein Stärkegefühl zu vermitteln.

Vorgehensweise:
- Im Zuge der Planung einer Widerstandshandlung, die der Mutter bisher unmöglich erschienen ist, greifen Sie auf deren Erinnerung an eine gelungene Handlung bei einer dem geplanten Vorhaben vergleichbaren früheren Gelegenheit zurück.
- Bitten Sie die Mutter, eine Erinnerung aus ihrem »Erinnerungsarchiv« gelungener gewaltloser Widerstandshandlungen auszuwählen, die besonders wichtig oder richtungsweisend in Hinblick auf die bevorstehende Herausforderung ist. Falls sie sich »blockiert« fühlt, können Sie ihr auch Vorschläge machen und mit ihr zusammen eine Erinnerung auswählen, die sehr ähnliche Situationsmerkmale wie die bevorstehende Herausforderung aufweist.
- Die Klientin soll den Augenblick auswählen und benennen, in dem sie begann, sich handlungsfähig zu fühlen oder in dem sie die eigene Handlungskompetenz spürte. Sie soll in der Erinnerung dieses kurzen Augenblicks verharren. Bitten Sie sie, ihr Augenmerk auf alle möglichen Sinnesreize zu richten, und sprechen Sie dabei im Präsens, um das Erinnerte in die Gegenwartserfahrung zu überführen:

»Sehen Sie sich bitte im Wohnzimmer um. Nehmen Sie wahr, wie sich das Sofa unter Ihnen anfühlt; ob es im Zimmer kühl, warm oder irgendetwas dazwischen ist; wie hell es im Zimmer ist; was Sie anhaben; wie sich die Kleidung an ihrem Körper anfühlt. Was hören Sie? Riechen Sie etwas? Sehen Sie bitte auf Fred (Helfer): Was fällt Ihnen an ihm auf? Sehen Sie auf Tanja (Tochter): Was merken Sie?«

- Verstärken Sie die Eindrücke der Mutter, indem Sie wiedergeben, was sie Ihnen schildert. Sprechen Sie weiter in der Gegenwartsform, um ein unmittelbares Erleben herbeizuführen:

»Sie sitzen also da, mit dem Text der Ankündigung in der Hand. Sie spüren Freds Gegenwart, und trotz der Unsicherheit und der Angst, dass Tanja ausfallend werden und Sie und Fred beschimpfen könnte, lesen sie laut den Ankündigungstext. Sie sind fast erstaunt darüber, dass die Worte aus Ihrem Mund kommen und merken, wie Ihre Stimme fester wird. Dies ist der Augenblick, in dem Sie wissen: ›Das schaff ich!‹«

- Bitten Sie die Mutter, die mit dieser Erfahrung verbundene Körperempfindung zuerst zu lokalisieren und dann zu identifizieren. Geben Sie dabei jeweils wieder, was die Kientin ihnen mitteilt:

»Achten Sie auf das, was Sie im Körper empfinden, jetzt, in dem Augenblick, in dem Sie die eigene Stimme hören und wissen: ›Das schaff ich.‹ … Aha, Sie spüren es also im Brustraum. Beschreiben Sie bitte, was Sie spüren! … Wie eine Leichtigkeit … Sie können atmen … Die Brust kann sich bewegen … Wo spüren Sie das noch? … Ah, Sie spüren es in den Schultern, im Nacken … Die Schulter, der Nacken fühlen sich beweglich an … Spüren Sie es noch irgendwo im Körper? … Die Kehle ist frei … Sie merken, dass Sie aufrecht sitzen … nicht angespannt, einfach aufrecht.«

- Lassen Sie der Klientin etwas Zeit, damit ihr dieses Körperempfinden der eigenen Stärke deutlich ins Bewusstsein tritt. Beim nächsten Schritt geht es um die Verankerung, also die assoziative Verbindung von Körperempfinden und bestimmten Sinneseindrücken oder anderen Wahrnehmungsreizen, die sich die Klientin später ins Bewusstsein rufen kann:

»Erlauben Sie sich, dieses positive Körpergefühl zu empfinden … Okay, welcher Eindruck, welches Bild oder Wort aus dieser Situation passt gut zu Ihrem Körperempfinden eigener Stärke? … ATMEN Sie … gut, ATMEN Sie … Spüren Sie nach, wie Ihr ATMEN dieses Körpergefühl hervorbringt … Tun Sie das noch einmal … ATMEN Sie … gut.«

- Führen Sie die Mutter in ihrer Imagination an die bevorstehende Herausforderung heran, aber verankern Sie sie im körperlichen Empfinden ihrer Stärke. Auch hier verwenden Sie wieder das Präsens und wiederholen, was die Klientin gerade mitgeteilt hat:

»Stellen Sie sich mit dem Körpergefühl des Atmens vor, es ist bereits heute Abend um zehn, und Sie schalten das WLAN aus, so, wie Sie sich das vorgenommen haben, so, wie Sie es Ihrem Sohn angekündigt haben. Was merken Sie? Was geschieht? ... Ihr Sohn ist also ins Zimmer gestürzt und schreit Sie an und droht Ihnen ... und Sie sehen ihn an, mit dem Gefühl des Atmens im Körper ... Was merken Sie? ... Sie merken, dass Sie entschlossen sind, dass Sie's durchziehen werden ... Sagen Sie etwas, oder bleiben Sie still? ... Sie sagen also: ›Das muss ich tun, sonst kannst du nicht schlafen‹ ... Sie sagen: ›Schlaf gut‹ ... Wie fühlt sich Ihre Stimme an?«

- An dieser Stelle ist es wichtig, dass Sie auf keinen Fall fragen: *»Glauben Sie jetzt, dass Ihnen das gelingen kann?«*, da eine solche Frage eine unsichere oder sogar zweifelnde Haltung der Mutter gegenüber ausdrückt. Es ist besser, die Gesprächssequenz mit einer Bemerkung abzuschließen wie: »Berichten Sie mir doch in der kommenden Sitzung davon!« Auf diese Weise bewegt sich die Kommunikation zwischen Ihnen und der Mutter im Rahmen des »dass« statt des »ob« und drückt implizit Ihre Zuversicht und Ihr Vertrauen in die Handlungskompetenz ihrer Klientin aus.

Die Arbeit mit dem Stärkemoment kann Eltern in Konfliktsituationen, die bei ihnen bisher traumatische Reaktionen ausgelöst haben, ermöglichen, in einen funktionellen Bewusstseinszustand zu wechseln. Hierzu ist es notwendig, dass auch zunächst schwer erträgliche Emotionen erinnert werden können, um dann den Übergang in einen funktionellen Bewusstseinszustand zu markieren. Dies wird im Anleitungsbeispiel der Methode »Das Stärkemoment« durch die Worte bewerkstelligt: »Sie spüren Freds Gegenwart und trotz der Unsicherheit und der Angst, dass Tanja ausfallend werden und Sie und Fred beschimpfen könnte, haben Sie angefangen zu lesen. Sie sind fast erstaunt darüber, dass die Worte aus Ihrem Mund kommen und Sie merken, wie Ihre Stimme fester wird.« Die Aufmerksamkeit wird auf die unterstützende Person Fred gerichtet und damit die zwischenmenschlich-systemische Präsenz genutzt, um die ursprünglich traumatisch gesteigerte Gefühlsreaktion mit erhöhter psycho-physischer Erregung (»trotz der Unsicherheit und der Angst«) in einen funktionellen Bewusstseinszustand mit einem gesenkten Erregungsniveau (»Sie sind fast erstaunt«) und dem Entstehen einer verkörperten Präsenz (»Ihre Stimme fester wird«) zu überführen.

Die neuropsychologische Forschung hat aufgewiesen, dass überhöhte Erregungszustände mit der Deaktivierung des mittleren präfrontalen Kortex einhergehen, während gleichzeitig bestimmte andere Gehirnareale, besonders aber das Limbische System hochgradig aktiviert werden. Siegel (2012) fasst

die Funktionen des mittleren präfrontalen Kortex folgendermaßen zusammen (Kap. 27-2, Übers. P. J.):
1. »Körperregulierung – Körperorgane und das autonome Nervensystem werden koordiniert und in Balance gehalten,
2. aufeinander eingestimmte Kommunikation – Einstimmung auf den inneren [psychischen] Zustand des anderen,
3. emotionale Balance – innere Zustände werden optimal aktiviert: weder zu sehr noch zu wenig erregt,
4. reaktive Flexibilität – Regulation der Zeitspanne vor dem Handeln, um sich die zur Verfügung stehenden Handlungsoptionen zu überlegen,
5. Angstmodulation – Herabsetzung der Angst,
6. Einsicht – sich selbst erkennende Bewusstheit, die Vergangenes, Gegenwärtiges und Zukünftiges verbindet; eine Landkarte des »Selbst«, in dem Sinne, dass wir gegenüber der Beschaffenheit unserer inneren Welt aufmerksam sind und den Fokus auf innere Vorgänge richten, etwa auf unsere Gedanken und Emotionen,
7. Empathie – sich vorstellen, was in einer anderen Person vorgehen mag, die Dinge aus der Perspektive des anderen sehen; dies ist eine Landkarte des »Du«,
8. Moral – sich die Dinge aus der Perspektive des Gemeinwohls vorstellen, Überlegungen anstellen und sich entsprechend verhalten; dies ist eine Landkarte des »Wir«,
9. Intuition – Zugriff auf die Wahrnehmung des Körpers und seines jenseits rationaler kognitiver Verarbeitung liegenden Wissens, das Weisheit fördert.«

Siegel führt weiter aus, dass die neun Funktionen des mittleren präfrontalen Kortex mit neuraler Integration einhergehen, das heißt mit einem über das Nervensystem als Schaltstelle koordinierten Zusammenspiel aller Komponenten – also geradezu mit dem Gegenteil der psychischen Fragmentierung bzw. Desintegration, die wir bei traumatischen Reaktionen vorfinden.

Ich bin der Auffassung, dass die Reduzierung des Erregungszustandes durch das Stärkemoment durchaus die Reaktivierung der geschilderten Funktionen des präfrontalen Kortex hervorzubringen vermag. Was bedeutet dies für die Beziehung zwischen Eltern und Kind?

Nun, eine Einstimmung auf das Kind, Empathie und moralisch-sorgende Handlungsfähigkeit wird erst dadurch möglich, dass die Mutter aus der subjektiven Opfererfahrung heraustritt, der Vater nicht mehr subjektiv um das nackte Leben kämpfen muss. Wie wir im Kapitel »Das traumaerfahrene Kind: Theoretische Integration« noch genauer sehen werden, kann es auf dem Wege dieser elterlichen Selbstregulierung dann zur Koregulation zwischen Eltern und Kind kommen und zur späteren Selbstregulierung des Kindes: Ein Kind, das seinerseits Misshandlung erfahren hat, wird besonders sensibel auf Verhaltensweisen seiner Eltern oder Erziehenden reagieren, wenn es sie als feindselig oder angstbesetzt interpretiert. Die Verankerung der Erwachsenen in der auf der Körperebene empfundenen Stärke reduziert die Wahrscheinlichkeit, dass es bei ihnen zu einer psycho-physischen Erregung kommt, die entweder mit Angst oder Zorn einhergeht. Das Kind sieht sich also weder einer Bedrohung noch der Unfähigkeit zum Schutz ausgesetzt und wird weniger geneigt sein, selbst traumatisch zu reagieren. Auf diese Weise kommt emotionale Koregulierung zustande.

Gleichzeitig schafft das Stärkemoment Zuversicht, so dass die Eltern eine größere Selbstwirksamkeitserwartung entwickeln. Bereits Bandura (1983) belegte aufgrund zahlreicher Forschungsergebnisse, dass eine umgekehrte Beziehung zwischen Selbstwirksamkeitserwartung und der Aktivierung von Angst besteht. In anderen Worten: Glaubt eine Person an die Möglichkeit, in Zukunft in bestimmten Situationen wirksam handeln zu können, hat sie wahrscheinlich auch weniger Angst und wird sich somit eher der Angst stellen, um in der Tat wirksamer zu handeln.

Die verkörperte Präsenz und die Befreiung von der Opfererfahrung schaffen schließlich die Grundvoraussetzung dafür, dass die Eltern später auf die psychischen Bedürfnisse des Kindes adäquat eingehen können und einen Dialog eröffnen, bei dem es um die Sorge fürs Kind geht.

Zuversicht und Selbstvertrauen

Eine Fortbildungsteilnehmerin beschwert sich: »Das mit dem Stärkemoment hört sich ja gut an, aber *meine* Klientinnen sind viel zu traumatisiert, als dass sie auch nur einen solchen Schritt wie eine Ankündigung überhaupt erst wagen könnten. Wie soll man Selbstwirksamkeit aufbauen, wenn jegliches Selbstvertrauen von Anfang an fehlt, wenn es kein einziges Erfolgserlebnis gibt?« In der Betonung von »*meine Klientinnen*« offenbart sich, in einem Parallelprozess, das Hilflosigkeitsgefühl der Beraterin, die mit traumaerfahrenen Eltern, Adoptiveltern, Pflegeeltern oder Pädagogen arbeitet, die selbst Misshandlung oder sekundäres Trauma erlebt haben.

Die Antwort auf die Frage kann aus lösungsorientierten und narrativen Ansätzen abgeleitet werden. Beide Zugänge richten das therapeutische Augenmerk auf die Selbstwirksamkeit von Klientinnen. Während die Lösungsorientierung die unmittelbare Selbstwirksamkeit in den Vordergrund rückt, schafft die narrative Sicht darüber hinaus auch Gesprächsraum für die Neuerzählung lebensgeschichtlicher Erfahrung und ermöglicht Übergänge vom fremderzählten zum selbsterzählten Opfernarrativ und schließlich zur Selbstbeschreibung der Person als Widerstandsleistende (Jakob, 2021).

Lösungsorientiertes Befragen

Eltern, die sich oft aufgrund der Misshandlung in der eigenen Kindheit und späterer physischer, emotionaler und sexueller Gewalt in intimen Partnerbeziehungen als weitgehend fremdbestimmt erfahren haben, tun sich oft schwer, das eigene Einwirken auf ihre soziale Umwelt zu erkennen. Ebenso kann sich die »Löschungserfahrung«, die aus dem verinnerlichten Eindruck hervorgeht, als Mutter oder Vater nicht mehr von Belang zu sein, es den Eltern oder Erziehenden erschweren, die eigene Erziehungswirksamkeit wahrzunehmen. Dennoch lässt sich elterliche Selbstwirksamkeit feststellen, wenn man nur genau genug hinsieht. Wie bereits ausgeführt worden ist, ist *jede* gewaltfreie elterliche

Widerstandshandlung, *jedes* Handeln, zu dem sich die Eltern vorerst unfähig gefühlt haben, eine *Ausnahme* im lösungsorientierten Sinn. Hier ist das aktive Zuhören des Elterncoaches von Belang. Die Beraterin fordert die Eltern auf, ganz einfach mehr von der Ausnahme zu erzählen, so unwichtig sie zunächst auch erscheinen mag.

Eltern – und ihre Helferinnen – bemessen den Erfolg einer elterlichen Widerstandshandlung meist an der unmittelbaren Reaktion des Kindes. Dies ist bei Eltern, die sich im Zuge ihres traumatischen Erlebens und ihrer umfassenden Löschungserfahrung als in besonderem Maß fremdbestimmt erleben, in noch viel stärkerem Maß der Fall. Es ist jedoch wichtig, den Erfolg an der elterlichen Handlung statt an der unmittlebaren Reaktion des Kindes zu bemessen: Konnten die Eltern trotz erwarteter und oft auch erfolgter negativer Reaktionen des Kindes beharrlich eine angstbesetzte Handlung weiter durchführen, dann sind sie erfolgreich gewesen. Erfolg wird also an der Selbstkontrolle der Eltern festgemacht, sich weder von der eigenen Angst zu dem gewohnten Vermeidungsverhalten verleiten zu lassen noch in eine eskalierende Angriffshaltung zu verfallen.

Im Verlauf der Arbeit kann die Beraterin, der Therapeut oder die gruppenübergreifende Fachkraft feststellen, dass es allmählich zur Generalisierung neuer elterlicher Verhaltensweisen kommt; das, was bisher eine Ausnahmeerscheinung war, steht nun an der Schwelle zur Normalität (siehe Methode der »Ausnahmebefragung zu Widerstandshandlungen«).

Wenn Eltern immer öfter auf neue, oft selbstbewusste Weise handeln, akzeptiert das Kind manchmal diese neue Verhaltensweise der Eltern. In Anlehnung an Tomm (2014) spreche ich hier von transformativen Interaktionsmustern (»Transforming Interpersonal Patterns«), also von Mustern, die im Übergang von einer etablierten Form der Familieninteraktion zu einer neuen stehen. Ein solches transformatives Interaktionsmuster kann wie ein noch zarter Pflanzentrieb genährt, gepflegt und zum Wachstum angeregt werden, indem die Therapeutin wachsam zuhört, Hinweise auf solche, oft spontan erfolgten Interaktionen aufgreift und anerkennend Gesprächsraum für diese schafft. Erst wenn die elterlichen Beiträge zu einem transformativen Interaktionsmuster verdeutlicht worden sind, sollte auch die Veränderung des Kindesverhaltens besprochen werden. Das Fallbeispiel von Agatha und Julian steht für solch ein transformatives Interaktionsmuster:

Nach der Scheidung der Adoptiveltern lebt der 13-jährige Julian mit seiner Adoptivmutter Agatha und ihrem Partner Christian zusammen. Julian hat in der Vergangenheit den Schulbesuch verweigert, nachts im Internet gespielt und tagsüber geschlafen. Er war in der frühen Kindheit vernachlässigt worden, selbst zum Opfer physischer Gewalt geworden und hatte die Körpergewalt gegen seine biologische Mutter erlebt. Später zeigte er sich selbst gewalttätig; als bspw. Agatha versuchte, den Internetzugang in geregelte Bahnen zu lenken, griff Julian sie tätlich an. Dies geschah selbst in Gegenwart des neuen Partners, der oft unsicher war, wie er sich verhalten sollte.

Als Supervisor der Therapeutin dieser Familie spreche ich mit der Adoptivmutter Julians, dessen Aggressivität bereits zurückgegangen ist, auch wenn er gelegentlich noch versucht, die alten Familiengepflogenheiten wiederherzustellen:

AGATHA: »Ich denke, Julian hat sich sicherer gefühlt, und wir haben ihn nicht bestraft, absolut nicht bestraft.«

P.J.: »Wie ist Ihnen das gelungen, das er sich sicherer gefühlt hat, ohne ihn zu bestrafen?«

AGATHA: »Indem wir uns gesagt haben, wir können etwas tun, wir schaffen das, und das ist, was passieren wird.«

P.J.: »Was macht bei dem, was Sie und Christian tun, den größten Unterschied aus?«

AGATHA: »Dass wir jetzt das Internet nachts ausschalten, das macht den größten Unterschied aus.«

P.J.: »Sie merken also, wie Sie als die Erwachsenen in der Familie jetzt oft anders mit Julians Forderungen umgehen als früher. Sie schalten nachts das Internet aus. Fällt Ihnen das schwer?«

AGATHA: »Mittlerweile nicht mehr, er gewöhnt sich daran.«

P.J.: »Sie machen also mittlerweile die Dinge anders, und jetzt sehen sie sogar ein paar Veränderungen bei Julian selbst?«

AGATHA: »Er muss wohl, wissen Sie, sich sehr geschämt haben, und ich denke, er schämt sich nicht mehr so sehr. Wir haben einfach ... wissen Sie, wir haben immer schon gute Augenblicke miteinander gehabt, die sind nie ganz verschwunden. Aber jetzt, wissen Sie, gibt es viel mehr davon, inzwischen viel mehr als die nicht so guten Augenblicke. Er hat nicht mehr diese Wutausbrüche, also, im gleichen Maße. Er zerschmeißt keine Dinge mehr und greift mich auch nicht mehr tätlich an. Er wird noch immer von vielem gestresst, kann sich nicht selbst gut regulieren, aber er findet inzwischen selbst eine Lösung, wenn es ihn z. B. stresst, in die Schule zu müssen. Ich glaube, er hat mehr Selbstvertrauen, und das ist gut für unsere Beziehung.«

Das im Fallbeispiel wiedergegebene Gespräch mit Agatha verdeutlicht Veränderungen auf mehreren Beziehungsebenen:
- Die Mutter und ihr Partner zeigen Entschlossenheit, zu handeln (das Internet nachts abzustellen), auch wenn ihnen das zunächst schwerfällt und mit Risiko verbunden ist.

- Agatha unterscheidet zwischen der elterlichen Weigerung, ihrem Sohn das Problemverhalten auch weiterhin zu ermöglichen, und einem bestrafenden Verhalten. Sie verweigert einfach dem Sohn den Gehorsam, ohne ihm für sein aggressives Verhalten Konsequenzen in Aussicht zu stellen.
- Die geschilderte Handlungskompetenz geht mit einer Einstimmung auf die emotionalen Schwierigkeiten des Sohnes einher. Bisher hat er seine sozialen Ängste vermieden, indem er einen zurückgezogenen Lebensstil, der auf ständigem Internetzugang beruhte, entwickelt hatte und den Schulbesuch verweigerte. Er erzwang die elterliche Anpassung an diesen Lebensstil durch Gewaltandrohung und -ausübung. Agatha drückt ihre Auffassung aus, dass er mit Ängsten und Schamgefühlen zu kämpfen habe, aber sich inzwischen weniger unsicher und schambelastet fühle, weil sie und Christian sich ihrerseits sicherer fühlen, sich handlungswirksam und entschlossen zeigen würden. Sie spricht dies unmissverständlich an: »Indem wir uns gesagt haben, wir können etwas tun, wir schaffen das, und das ist, was passieren wird.«

Agatha weist mit der Beschreibung des veränderten elterlichen Verhaltens und der immer häufiger auftretenden positiven Reaktionen des Sohnes (»er gewöhnt sich daran«; »Er hat nicht mehr diese Wutausbrüche« »er findet inzwischen selbst eine Lösung«) auf das transformative Interaktionsmuster hin. Sie glaubt, dass dieses zu intrapsychischen Veränderungen in ihrem Sohn beitrage, und hält es für beziehungsstiftend bzw. beziehungserhaltend: »Ich glaube, er hat mehr Selbstvertrauen, und das ist gut für unsere Beziehung.«

Therapeutisch wirksam scheint mir die Betonung darauf, dass die Erwachsenen für die Veränderung gesorgt haben: »Wie ist *Ihnen das gelungen,* dass er sich sicherer gefühlt hat, ohne zu bestrafen?« Entscheidend ist, schlichtweg mehr über das transformative Interaktionsmuster zu sprechen; so wird das bereits Erreichte verdeutlicht, hervorgehoben und schließlich auf dem Wege größerer elterlicher Selbstwirksamkeitserwartung verstärkt. Was im Vergrößerungsglas hervortritt, wird schließlich größer.

Methode: Ausnahmebefragung zu Widerstandshandlungen

Diese Form der Gesprächsführung rückt Ausnahmen vom traumatischen Reagieren der Eltern in den Mittelpunkt. Eine Ausnahme ist jede gewaltfreie Widerstandshandlung, aber auch jede Sorgehandlung um das Kind, die sich die Eltern bisher nicht zugetraut haben.

Vorgehensweise:
- Behandeln Sie *jede* positive Aktion, die in der Therapiesitzung vorgeplant und dann von den Eltern durchgeführt wird, als eine Ausnahme im lösungsorientierten Sinn, und räumen Sie ihr in der folgenden Sitzung viel Gesprächsraum ein.
- Stellen sie offene, interessegeleitete Fragen, die darauf ausgerichtet sind, wann die Eltern mit Selbstkontrolle und emotionaler Selbstregulierung gehandelt haben, anstatt Vermeidungsverhalten zu zeigen oder symmetrisch zu eskalieren. Schließen Sie in die Fragestellung eine Beschreibung dessen ein, welche traumatisch verstärkten Hindernisse bei dieser Selbstkontrolle überwunden werden mussten, z. B.:

  »Wie ist es Ihnen gelungen, trotz Ihrer Angst vor einer möglichen gewalttätigen Reaktion Ihres Sohnes sein Zimmer zu betreten?«,

  »Sie sind also mit Ihren Helferinnen zusammen in die Stadt gegangen, um Ihre Tochter zu suchen – was hat Sie dazu motiviert, obwohl Sie sich zuvor so hoffnungslos gefühlt haben?«;

  »Wie haben Sie das geschafft, bis zum nächsten Tag zu warten, um sich mit Ihrer Freundin zu besprechen, und dann ruhig und besonnen Ihrem Sohn zu sagen, dass Sie das Geld, das er Ihnen gestohlen hat, von seinem Taschengeld abziehen würden, anstatt sich zu einem Streit provozieren zu lassen und ihn anzuschreien?«,

  »Als Sie in ihrer Verzweiflung seinen Vater anrufen wollten, haben Sie sich statt dessen an Ihre Helferin gewandt – kam das von selbst, oder haben Sie sich selbst daran erinnert, dies zu tun? Wie haben Sie sich daran erinnert?«,

  »Wie ist es Ihnen gelungen, diesmal die Schamgrenze zu durchbrechen und Ihre Unterstützer davon zu informieren, dass Ihre Tochter Sie angespuckt und geschlagen hat, und darum zu bitten, mit Ihrer Tochter darüber zu sprechen?«,

  »Monatelang fühlten Sie sich hilflos, wenn Ihr Sohn Sie angriff, und Sie wagten daher nicht, im eigenen Wohnzimmer zu sitzen, und nun haben Sie das Sit-in gemacht, nachdem er Sie gestoßen hatte! – Wie ist es dazu gekommen, dass Sie sich jetzt so entschlossen gewehrt haben?«,

  »Was, Ihre Mutter wollte Ihnen sagen, dass Sie Ihren Sohn bestrafen müssten, aber Sie haben Ihr höflich aber bestimmt gesagt, dass Sie etwas anderes von ihr brauchen? Früher wurden Sie ganz still und dachten an die Schläge, die Sie selbst als Kind einstecken mussten! Woran lag es, dass Sie diesmal mit klarer Stimme gesprochen haben?«

- Bemessen Sie den Erfolg zunächst an der elterlichen Handlung und erst danach an der Reaktion des Kindes: Es stellt bspw. einen Erfolg dar, wenn es einem Vater gelungen ist, in emotional selbstregulierter Weise anders

zu handeln als bisher, weil er sich nicht von seiner Angst, seinem Zorn oder seiner Scham hat davon abhalten lassen.
- Die Eltern sollten nicht erwarten, keine problematischen, traumaerhöhten Emotionen mehr zu empfinden, bevor sie handeln können. Normalisieren sie traumatisch überhöhte Emotionen. Nützlich ist, an dieser Stelle eine neue Perspektive aufzuzeigen:
  »*Es ist normal, Angst (Zorn/Scham) zu empfinden. Sie können trotz dieser Emotion Widerstandsleistungen erbringen, und Sie können erwarten, dass diese Gefühle sich allmählich verringern, gerade weil Sie es nicht vermeiden, zu handeln!*«
- Achten Sie auf Hinweise für »spontan« auftretende elterliche Verhaltensweisen, die transformative Interaktionsmuster einleiten. Dabei sollten stets die elterlichen »Beiträge« zuerst beleuchtet werden. Erst wenn eine »gesättigte« Erzählung dieser Beiträge erfolgt ist, sollten die ersten, selbst schwachen positiven Reaktionen des Kindes beleuchtet werden.
- Sie können unter anderem zwei Arten von Reaktionen des Kindes in einem transformativen Interaktionsmuster besprechen:
  1. Duldung der elterlichen Widerstandshandlung, die bisher nicht erfolgt ist, und
  2. erste, aufkeimende Anzeichen von Verbesserung im Verhalten des Kinds, z. B. eine verringerte Aggressionsbereitschaft in anderen sozialen Bezügen wie etwa der Schule, Anzeichen wachsenden Selbstbewusstseins oder beziehungsstiftende Akte des Kindes oder der Jugendlichen.
- Die Ausnahmen im Kindesverhalten und in seinen Emotionen sollten stets in den Kontext der elterlichen Handlungen gesetzt werden, um das transformative Interaktionsmuster zu verdeutlichen:
  »*Sie sind also für Ihren Pflegesohn zur Hilfslehrerin gegangen, um sich persönlich dafür zu entschuldigen, dass er sie angespuckt und angeschrien hat, obwohl er sich geweigert hat, mitzugehen, und Sie haben das Ganze auf dem Handy aufgenommen und ihm zugeschickt ... und dann hat er am nächsten Tag der Hilfslehrerin beim Klassenausflug am Zaunübertritt geholfen. Sie haben mir von beiden Dingen im gleichen Atemzug erzählt. Welchen Zusammenhang sehen Sie da?*«
- Fragen Sie nach zwischenmenschlicher Hilfe aus dem Unterstützungsnetz. Dabei erweist sich eine Mehrfachperspektive als hilfreich:
  1. Wie hat die Unterstützerin helfend zum transformativen Interaktionsmuster beigetragen?
  2. Welche Beziehungsqualitäten bzw. Eigenschaften der Mutter könnten die Helferin dazu motiviert haben?

> 3. Wie war die Mutter imstande, die Hilfeleistung des Unterstützenden konstruktiv für die Widerstandshandlung zu nutzen?
> Z. B.: »*Wie genau hat sich Ihr Unterstützer beim Sit-in verhalten? Was war es an ihm, das für Sie so hilfreich war? Was glauben Sie hat ihren Helfer bewegt, ins Sit-in zu kommen, das ja doch eine gewaltige Herausforderung ist? Was ist es an Ihnen, das Ihren Helfer dazu motiviert? Auf welche Weise haben Sie das, was Ihr Unterstützer beim Sit-in getan hat, gut nutzen können?*«

Neu erzählte Lebensgeschichten von Eltern mit traumatischer Erfahrung

Die Beraterin vom Anfang dieses Kapitels ist noch immer unzufrieden: »Ich habe aber eine Klientin, die noch nie im Leben selbstbestimmt gewesen ist. Von klein auf wurden bei ihr alle in der Familie vom dominierenden Vater beherrscht, erniedrigt und geschlagen. Und jetzt wird sie von ihren Kindern kontrolliert. Wie soll da überhaupt ein Widerstandsnarrativ entstehen können?«

Hier zeigt sich, was O'Hanlon (2005) »Theoriegegenübertragung« genannt hat: Unsere Erwartungen an die andere Person – hier die Klientin – werden davon beeinflusst, mit welcher theoretischen Perspektive wir an die therapeutische Arbeit herangehen. Die Theorie steuert somit, worauf wir den Fokus unserer Wahrnehmung der Person und ihrer Beziehungen richten und wie wir uns dementsprechend dieser Person gegenüber verhalten. Auf diese Weise prägen theoretische Orientierungen die Struktur der therapeutischen Beziehung, also die Art von Interaktionsmustern, die gewöhnlich in dieser Beziehung auftreten.

Die Traumatheorie beschäftigt sich mit der Dynamik psychischer Verletzungen. Der Wortstamm aus dem Altgriechischen »τραῦμα« bedeutet Verletzung oder Wunde, und der medizinische Traumabegriff wurde von Freud als verursachendes Prinzip in die »Ätiologie der Neurosen« übernommen. Dass die Traumatheorie ihr Schwergewicht darauf legt, die Dynamik von Verletzungen zu erklären, hat sicher seine Berechtigung. Es birgt jedoch das Risiko, blind für jene Prozesse zu werden, die der Heilung unterliegen, das heißt für intrapsychische und zwischenmenschliche Ressourcen und dafür, wie Beziehungen neue Erfahrungsmöglichkeiten hervorbringen können. Olthof (2017) betont, dass wir einen expliziten therapeutischen Rahmen brauchen, um wirkungsvoll handeln zu können, und dass dieser multiple Geschichten der Realität hervorbringen sollte. Keine dieser Geschichten wird als wahr oder allein gültig angesehen, und jede Geschichte trägt zu einem vertieften Verständnis dessen bei, womit wir uns auseinandersetzen. Am Anfang seines Buches zitiert Olthof den holländischen Karrikaturisten Toon Hermans (Übers. P. J.):

»Ich glaube, dass es Ihnen, wenn Sie die Geduld aufbringen, Ihr ganzes Leben lang Kartoffeln zu malen, gelingen kann, endlich zu begreifen, was eine Kartoffel ist, und zwar nur dann. Sie werden jeden Tag neue Formen und neue Farben sehen. Die Kartoffel wird jedes Mal anders aussehen, und das nicht, weil sich die Kartoffel verändert, sondern weil Sie selbst sich ständig verändern und die Kartoffel aus einer jeweils anderen inneren Welt heraus verstehen« (o. Seitenzahl).

Der Karrikaturist Toon Hermans kann der Kartoffel ein Leben lang neue Aspekte abgewinnen, behandelt sie dabei jedoch als Ding; nur seine Wahrnehmung der Kartoffel verändert sich, aber nicht die Kartoffel selbst. Wir können die therapeutische oder beratende Beziehung jedoch als Subjekt-Subjekt- statt als Subjekt-Objekt-Beziehung verstehen: Die Klientin steht, anders als die Kartoffel, nicht außerhalb der Beziehung, und die Wahrnehmung der Klientin durch den Elterncoach ist selbst Teil dieser Beziehung. Wird der therapeutische Rahmen, den Olthof fordert, nicht explizit entworfen, kann eine einzige Betrachtungsweise aus der »inneren Welt« der Beraterin ihre Wahrnehmung und Reaktionsweisen bestimmen – und damit die Entfaltung von Veränderungsmöglichkeiten, die in der Mutter, im Vater oder im Erzieher angelegt sind, behindern. Betrachten wir Eltern ausschließlich aus der Perspektive der Verletzung, sehen wir nur ein Traumaopfer, verpassen die Vielfalt der Veränderungs- und Heilungsmöglichkeiten, positionieren uns kritisch-vorschreibend und kommunizieren unsere eingeschränkte Sichtweise immer wieder, auch auf unwillkürliche Weise. Es ist ebenso notwendig, zu verstehen, wie es zu Verletzungen kommt und wie sich Wunden verhalten, wie ein Verständnis dafür zu entwickeln, auf welche mannigfaltige Weise Heilung vor sich geht und welche Ressourcen dazu beitragen.

Eine Perspektive, die unseren therapeutischen Rahmen in der Arbeit mit gewaltlosem Widerstand erweitern kann, ist folgende: Selbst Eltern, die ein Leben lang Gewalt und andere Formen von Misshandlung erfahren mussten, haben sich im Verlauf ihrer Lebensgeschichte immer auch gewehrt, auch wenn dies von Menschen um sie herum und von ihnen selbst so nicht erkannt worden ist. Wir betrachten dazu ein zunächst von mir als Therapeuten wenig gewürdigtes und im Zusammenhang des lebensgeschichtlichen Widerstands neu zu bewertendes Ereignis aus der Lebensgeschichte von Amanda, einer Mutter, die bereits in Teil I vorgestellt worden ist:

In einer Sitzung kommt zur Sprache, dass Amanda ähnlich auf die abwertenden Fragen ihres Sohnes Toby reagiert wie seinerzeit auf die abwertenden Fragen ihres Ehemanns und noch davor auf die abwerteden Fragen ihres eigenen Vaters.

Auf einmal wird mir deutlich, dass ich zu wenig darüber weiß, wie ihr Vater wohl darauf reagiert haben mag, als Amanda mit 16 Jahren schwanger wurde und mit 17 ihr erstes Kind zur Welt brachte. Besonders frage ich mich, wie Amanda die wahrscheinlich extrem emotional misshandelndende Reaktionsweise ihres Vaters bewältigen konnte und unter solch schwierigen Umständen stark genug war, ein Kind zur Welt zu bringen.[55]

In ihrer Erzählung der damaligen Ereignisse zeigt sich eine andere Amanda als die, die mir bisher gegenwärtig gewesen ist. Als sie schwanger war, »lief (sie) von zuhause fort«. Während Amanda dies zunächst als Ausdruck der Schwäche interpretiert, interessiert mich ihre Motivation zum Weglaufen: »Sie hatten sicher einen guten Grund, wegzulaufen. Was hat Sie bewegt, das als Jugendliche auf sich zu nehmen, als Sie schwanger waren?« Ihre Antwort verdeutlicht eine sorgende, schützende Haltung ums ungeborene Kind und einen Widerstand gegen das emotional misshandelnde Verhalten ihres Vaters: »Ich wollte nicht, dass mein Kind in dieser Atmosphäre aufwächst und das erlebt, was ich erlebt hatte.« Ich frage nach: »Wie schwer ist Ihnen das gefallen, was Sie Ihrem ungeborenen Kind zuliebe getan haben: wegzulaufen?«, und der weitere Gesprächsverlauf verdeutlicht mir Amandas Widerstandsfähigkeit:
»Ich hatte viel Schiss, unglaublichen Schiss.«
»Und trotzdem haben Sie das getan. Das muss viel Mut gekostet haben. Wie haben Sie diesen Mut aufgebracht?«
»Weil ich nicht wollte, dass meinem Kind dasselbe passiert wie mir.«
»Entschlossen Sie sich ganz allein dazu, das zu tun, oder hat Ihnen jemand dabei geholfen?«
»Ich hab mit meiner Freundin darüber geredet. Die hat gesagt, ich soll doch abhauen.«

Es geht im Fallbeispiel von Amanda nicht darum, ob ihr Handeln nach außen hin »erfolgreich« war – Amanda ging bald ins Elternhaus zurück –, sondern um eine neue Sichtweise ihrer Person, derzufolge sie dazu imstande ist, sorgend und schützend zu handeln, Mut aufzubringen und zwischenmenschliche Ressourcen zu nutzen. In der neuen Rahmung des lebensgeschichtlichen Ereignisses kann sich ein neues Verständnis der Person der Klientin auftun, in mir als Therapeuten und bei ihr selbst. Ein solches Selbst-Verständnis kann motivierend wirken, neue Widerstandshandlungen zu wagen. Im Falle von Amanda fühlte sich die Klientin im Zuge der neuen Rahmung ihrer Lebensgeschichte stärker

---

55 Hier kommt somit neben der traumatheoretischen Sicht eine ressourcenorientierte Perspektive zum Tragen.

motiviert, sich sowohl dem abwertenden und physisch gewalttätigen Verhalten des jüngeren Sohnes entgegenzusetzen als auch das bedrohlich-kontrollierende Verhalten des Sozialarbeiters abzuwehren[56].

Aus Sicht des gewaltlosen Widerstands ist hier auch die damalige Beziehung zur Freundin und das Gespräch mit ihr von Belang. Es ist ein frühes Muster dafür, wie eine zwischenmenschliche Ressource *ermutigend* wirkt: Die Selbstwirksamkeit entfaltet sich in der Interaktion mit anderen Menschen im Unterstützungsnetzwerk. Sie ist also keine rein individuelle Persönlichkeitseigenschaft, sondern eine dynamisch anwachsende *interpersönliche Eigenschaft*. Diese wird mit der gezielten Erweiterung der unterstützenden, sorgenden Gemeinschaft noch weiter verstärkt.

Die Neuerzählung der Lebensgeschichte als Widerstandsnarrativ wurde von Alan Wade (1997) in den Kanon der systemischen Therapie eingeführt. Wade geht davon aus, dass sich Menschen grundsätzlich zur Wehr setzen, wenn sie missbräuchlich behandelt, bedroht oder ausgebeutet werden. Allerdings wird nicht immer deutlich, dass dies geschieht, und dominante gesellschaftliche Diskurse reduzieren unser Verständnis meist auf eine heterosexuell-männlich gefärbte Version von »Widerstand«. Diese eingeschränkte Sicht bestimmt oft auf normative Weise, was als Widerstand gelten darf bzw. welche Art von Handlungen wir als solchen wahrnehmen. Der Widerstand von Menschen, denen systemimmanent weniger Gewicht zukommt – oft Frauen, Mädchen oder Kinder, Minderheitsangehörige, behinderte Menschen, Menschen, die LGBTQI (lesbisch, schwul, bisexuell, transgender, intergeschlechtlich) sind –, muss also von der Therapeutin erkannt und benannt werden. Das Verständnis dieses Widerstands kann dann im therapeutischen Gespräch verdichtet werden.

Aus meiner Sicht leistet die lebensgeschichtliche Perspektive einen wichtigen Beitrag zur Neuerzählung des Selbst, in der die Person sich durch eine Reihe verschiedener Positionen hindurchbewegt: vom Objekt fremderzählter Opfergeschichten über das Subjekt der selbsterzählten Opfergeschichte bis hin zum Subjekt einer Geschichte des Überlebens und zur Handelnden eines heroischen Widerstandsnarrativs (Jakob, 2021). Vom lebensgeschichtlichen Widerstandsnarrativ Wades (1997) ausgehend können schließlich Methoden der Neuen Autorität eine weitere Erfahrungsgrundlage bilden. Sie verleihen einem neuen Narrativ der Mutter als widerstandsleistende Person Glaubwürdigkeit und wirken auf diese Weise motivierend.

---

56 Siehe die Beschreibung von Amandas Auseinandersetzung mit dem Sozialarbeiter ihres Sohnes in Teil I, Kapitel »Wie wird die Familie, Pflegefamilie oder pädagogische Einrichtung zum heilenden System?«, Abschnitt »Die bedrohlich-kontrollierende Position«.

Aus Beratungssicht erweist es sich als hilfreich, eine Sicht des »sowohl als auch« einzunehmen, damit unterschiedliche Geschichten zu einem multi-perspektivischen Leitnarrativ des Gesprächsprozesses verschmelzen. Dabei sind folgende Perspektiven zu beachten (siehe auch Abb. 10):

1. die traumatheoretische Perspektive, welche die Belastung durch frühere Traumatisierung und gegenwärtige Retraumatisierung durch das Kindesverhalten anerkennt und verdeutlicht;
2. eine systemische Perspektive, derzufolge sich in einem Parallelprozess Dynamiken der Herkunfts- und Kernfamilie in den Beziehungen mit dem weiteren System um die Familie herum abbilden;
3. eine ressourcen- bzw. lösungsorientierte Perspektive, welche die persönliche Widerstandsfähigkeit im Hier und Jetzt verdeutlicht;
4. die von Wade vorgeschlagene narrative Perspektive, welche die Lebensgeschichte neu als Geschichte des Widerstands rahmt, und schließlich
5. eine Perspektive des gewaltlosen Widerstands, welche sowohl erkennt, wie sich Ressourcen in der Interaktion mit unterstützenden Personen entfalten, als auch konkrete methodische Handlungsmöglichkeiten anbietet, deren Ausführung dem Widerstandsnarrativ der Eltern Glaubwürdigkeit verleiht.

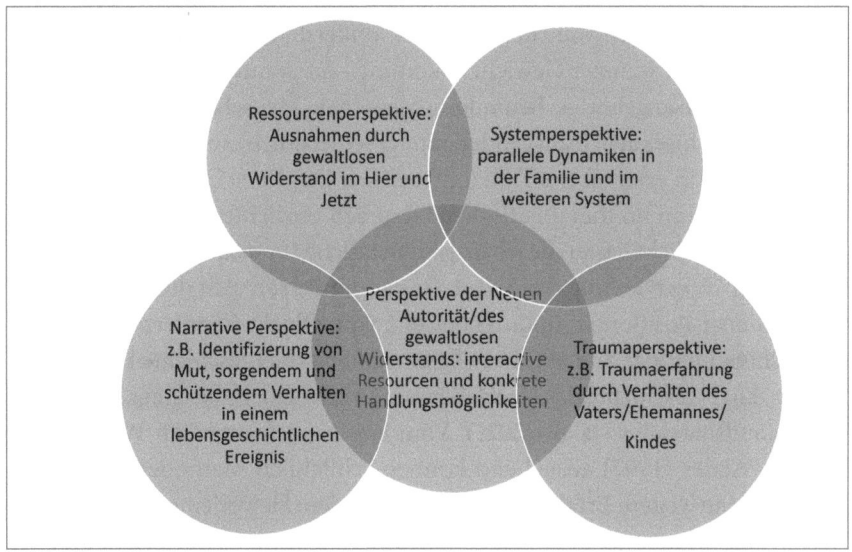

Abbildung 10: Beratungsperspektiven

Durch die Integration verschiedener theoretischer Perspektiven lässt sich die Gefahr einer eingeschränkten Betrachtungsweise verringern oder in den Worten der Schriftstellerin Chimamanda Ngozi-Adichie, »die Gefahr der einzigen

Geschichte«. Wir können mit der Integration unterschiedlicher theoretischer Perspektiven einer zweidimensionalen Betrachtung der Erziehenden, mit denen wir arbeiten, vorbeugen. Wenn schon eine Kartoffel unendlich viele Abbildungen zulässt, wie viele Abbildungen eines sich verändernden Menschen in all seinen sozialen Bezügen sind dann möglich! Dies sind Abbildungen, die unsere Erwartungshaltungen als psychosoziale Fachkräfte und Gegenüber der Eltern beeinflussen und formen. Unsere Erwartungen beeinflussen ihrerseits die Veränderungsmöglichkeiten, die sich in den Eltern entfalten.

Sinnstiftende Gesprächsführung – die Bedeutung erzieherischer Widerstandshandlungen

White und Epston (2013) machten eine entscheidende Entdeckung zu einer der Grundlagen ihres narrativen Therapieansatzes: Die Bedeutung dessen, was Klienten im Therapieverlauf tun, ist nicht vorgegeben, sondern wird in gemeinsamer Autorinnenschaft, also im kollaborativen gemeinsamen Erzählprozess mit der Therapeutin konstruiert. Das fehlende Empfinden von der Sinnhaftigkeit ihrer Existenz liegt im Kern des Erlebens vieler Eltern, die Misshandlungen ausgesetzt waren. Es kann zur Antriebsschwäche führen und wird oft mit depressiv erscheinenden Äußerungen zum Ausdruck gebracht. Die fehlende Reziprozität, das heißt die emotionale Gegenseitigkeit in der Beziehung mit dem sich problematisch verhaltenden Kind, verstärkt zudem noch den Verlust des Mattering, dem lebenssinnstiftenden Empfinden, für das Kind von Belang zu sein (Beckers et al., 2021).

Wenn sich Eltern noch nicht durch die Reaktionen des Kindes bestätigt fühlen können – wenn der erzieherische »Sorgedialog« (Jakob, 2015)[57] noch nicht in Gang gesetzt werden konnte –, wird es notwendig, dass Eltern auf einseitige Weise den Sinn ihres sorgenden Verhaltens und ihres Widerstands bedeutungsgebend konstruieren. Bedeutungsgebende Fragen bieten sich an dieser Stelle dem Elterncoach als wertvolles Mittel an, Menschen aus der empfundenen Sinnlosigkeit des Elterndaseins herauszuhelfen (siehe Methode der »Bedeutungsgebenden Fragen«).

---

57 Siehe Teil IV, Kapitel »Der Sorgedialog«

Methode: Bedeutungsgebende Fragen

Mit dieser Art der Fragestellung werden Erziehende, die aufgrund traumatischer Erfahrungen und kontrollierenden, abwertenden Kindesverhaltens die Sinnhaftigkeit ihres Handelns nicht empfinden, dazu eingeladen, ihren Widerstandshandlungen Bedeutung zuzuschreiben. Es werden damit Selbstwirksamkeitserfahrung und Sinnstiftung zusammengeführt.

Vorgehensweise:
- Verbinden Sie Fragen nach der Selbstwirksamkeit der Eltern mit Fragen danach, welche Bedeutung sie ihrem Handeln beimessen, z. B.:
Selbstwirksamkeitsfrage: *»Es ist Ihnen also beim letzten Besuch in der Einrichtung gelungen, nicht mehr gute Miene zum bösen Spiel zu machen, als Ben wieder einmal das Mädchen beschuldigte, das er sexuell missbraucht hat, und dabei haben Sie weder die Stimme erhoben noch ihm Vorwürfe gemacht. Wenn ich Sie richtig verstehe, haben Sie lediglich gesagt, dass Sie es nicht mehr akzeptieren könnten, dass er das Mädchen beschuldige, und dass Sie nicht einfach mit ihm zu MacDonalds und dann Sportschuhe einkaufen gehen würden, denn dann täten Sie, als ob gerade gar nichts geschehen sei. Sie sind aber bei ihm in der Einrichtung geblieben, während der gesamten Besuchszeit. In der Vergangenheit fiel Ihnen das sehr schwer, weil Ben mit Zorn und Liebesentzug gedroht hat und Sie Angst davor hatten, in Zorn zu verfallen. Wie haben Sie es geschafft, bei diesem Besuch trotzdem so zu handeln?«*
Bedeutungsgebende Fragen: *»Was glauben Sie, kann Ben davon lernen, dass Sie sich auf eine so ruhige und faire, aber gleichzeitig entschlossene Art und Weise seiner Leugnung entgegenstellen? ... Sie selbst haben den Missbrauch durch ihren Bruder erleben müssen. Was sagen Sie Ihren Söhnen mit Ihrem Widerstand gegen Bens Leugnung, wie Mädchen und Frauen würdevoll zu behandeln seien? Wie helfen Sie ihnen, zu respektvollen jungen Männern heranzuwachsen? Wie verändert es sie selbst als Frau, dass Sie sich jetzt gegen sexuellen Missbrauch wehren? Wie könnten Ihre Bemühungen mit zur Heilung des Mädchens beitragen, das Ben missbraucht hat? Ben selbst leidet sehr an manchen der Folgen seines Missbrauchs an diesem Mädchen. Wie kann Ihr Widerstand gegen die Leugnung seiner Verantwortung dazu beitragen, dass er ein glücklicheres Leben führen kann?«*

Die in dieser Methode angeführten bedeutungsgebenden Fragen (siehe hierzu auch das Fallbeispiel von Christina, Benjamin und Liam in Teil I) betonen die

Gewaltlosigkeit und die emotionale Selbstregulierung im Handeln der Mutter, indem sie darauf hinweisen, dass sie weder Vorwürfe gemacht noch die Stimme erhoben hat. Die Verbindung der Selbstwirksamkeitsfragen mit Bedeutungsfragen erhöht die Wahrscheinlichkeit, dass sie ihrem Widerstandshandeln positive Bedeutung beimessen kann. Entscheidend ist, dass die Fragen im Einklang mit den Werthaltungen der Mutter stehen: Sie will, dass ihre Söhne lernen, Frauen und Mädchen gegenüber fair und respektvoll zu sein, und dass Ben ein glücklicheres Leben haben soll als jenes, das er gerade in der Spezialeinrichtung führt.

Sinn liegt im eigenen, richtigen Handeln begründet, nicht in der unmittelbaren Reaktion des anderen; Erfolg bemisst sich an der Fähigkeit zum eigenen, *sinnvollen* Handeln, trotz der Schwierigkeiten, die sich dabei auftun. Die Haltung, derzufolge die Person eine Losgelöstheit vom äußeren Erfolg ihrer sinnvollen Handlung zeigt, sie aber beharrlich fortsetzt, wurde von Kool (2007), der gewaltfreie Persönlichkeitsmerkmale erforscht, einem Konzept der hinduistischen Philosophie folgend als *Anasakti* bezeichnet. Er sieht Anasakti als therapeutisch überaus wirksames Konzept an, da die meisten unserer persönlichen Probleme daraus erwachsen würden, dass wir unsere Ziele nicht erreichen, oder aber befürchten würden, die Früchte unseres Handelns wieder zu verlieren. Anasakti trage zu emotionalem Gleichgewicht bei und wirke daher gesundheitsfördernd. In der Tat konnten Pandey und Naidu (1992), die Anasakti operationalisiert, also messbar gemacht haben, nachweisen, dass hohe Anasakti-Werte ein Indikator verbesserter psychischer Gesundheit sind. Dies ist natürlich von besonderem Belang, wenn der Therapeut es mit Eltern zu tun hat, die entweder erhebliche Traumaerfahrung haben bzw. nach Weingarten im weiteren Sinne an »Common Shock« leiden[58]

Bedeutungsgebende Gesprächsführung im Elterncoaching oder in der Supervision von Pädagoginnen hat also drei wesentliche Aspekte, die in Kombination miteinander ihre größte Wirksamkeit entfalten:

1. Ein offenes Interesse des Elterncoaches an der Selbstwirksamkeit der Eltern in der Durchführung von gewaltfreien erzieherischen Widerstandshandlungen, das durch interessegeleitete Fragen zum Ausdruck gebracht wird, kann die Eltern dazu in die Lage versetzen, ihr Handeln positiv zu bewerten.
2. Gezielte, bedeutungsgebende Fragen, die im Einklang mit den erzieherischen Werthaltungen der Eltern oder Erzieherinnen stehen, können sinnstiftend wirken und somit Eltern zu weiteren Widerstandsleistungen motivieren.

---

58 Siehe Einführung, Abschnitt »Posttraumatische Belastungsstörung oder ›Common Shock‹?«

3. Eltern werden zuversichtlicher, wenn sie ihre Handlungen auch dann weiterhin als sinnvoll erleben, wenn sich der Erfolg im Kindesverhalten noch nicht unmittelbar zeigt. Diese Haltung der Losgelöstheit vom äußeren Erfolg kann das emotionale Gleichgewicht und die psychische Gesundheit von Eltern fördern.

Motivierte, beharrliche, entschlossene und emotional ausgeglichene Eltern und Erzieher können ihrerseits das sich problematisch verhaltende Kind – besonders jenes, das seinerseits Kindesmisshandlung erfahren hat – besser emotional verankern.

Rückschläge überwinden

Menschen mit Traumaerfahrung erleben oft Rückschläge im Veränderungsprozess, vor allem dann, wenn sich funktionelle Bewusstseinszustände noch nicht fest etabliert haben und wenig abgegrenzt sind. In anderen Worten, der Mensch fällt noch immer relativ leicht in traumatisches Erleben und traumatische Reaktionsweisen zurück. Rückschläge durchziehen die unterschiedlichen Systemebenen, vom angst- oder zornbesetzten Erleben und Verhalten einzelner Familienmitglieder über den Rückfall in frühere Interaktionsmuster der Kernfamilie bis hin zu Einstellungen, Auffassungen und Entscheidungen im professionellen und sonstigen weiteren System, die kritisch-vorschreibende oder sogar bedrohlich-kontrollierende Positionierung zum Ausdruck bringen. Dabei entsteht oft eine kontraproduktive Rahmung der Vorgänge, die bisher erreichte Erfolge infrage stellt. Wie das professionelle System in eine kritisch-vorschreibende Positionierung zurückfällt, verdeutlicht das Fallbeispiel der Beraterin Morgana:

»Das Elterncoaching mit gewaltlosem Widerstand hat im Falle der Familie Braun nicht funktioniert. Das traumabedingte gewalttätige Verhalten des 13-jährigen Leon hat sich erheblich verschlimmert und die depressive Symptomatik seiner Mutter ist im vollen Umfang zurückgekehrt. Die Kinderschutzbeauftragte möchte eine Helferkonferenz zum Zwecke einer alternativen Hilfeplanerstellung einberufen.«

So lautet die Einladung zu einer Helferinnenkonferenz in unserer therapeutischen Einrichtung an meine Kollegin Morgana bezüglich eines Falles, den sie bereits abgeschlossen hat. Wie ein Stein, der ins Wasser geworfen wird, zieht diese Botschaft immer weiter konzentrische Kreise um sich. In der Teamsitzung besprechen wir, dass es möglicherweise einen Parallelprozess zwischen gegenwärtigen Interaktionen in der Familie und solchen im fachlichen System um die Familie herum gibt. Empfindungen von Familienmitgliedern können sich in den Empfindungen von Fachkräften spiegeln; so fühlt sich Morgana entmutigt. Sie empfindet ein starkes Ungenügen und fragt sich, ob sie überhaupt eine kompetente Beraterin sei. Morgana wirkt im Teamgespräch niedergeschlagen, kraft- und antriebslos – und scheint uns damit die sogenannte depressive Symptomatik ihrer früheren Klientin zu spiegeln.

Die im Fallbeispiel gezeigte Reaktion aus dem professionellen Netzwerk hat sicher mehrere Antriebsquellen. Eine davon kann als ein medizinisch-psychologischer Diskurs angesehen werden, demzufolge die Fachkraft mit Subjekt-Objekt-Distanz die Befindlichkeit der Familienangehörigen »von außen« mit einem »objektiven« Anspruch bewertet und im Vorfeld Entscheidungen über die Familie in den Raum stellt. Diese Art des Diskurses führt zu einem Restitutionsnarrativ, demzufolge die Fachkräfte erwarten, dass sie selbst die erhoffte Wiederherstellung von Gesundheit zuwege bringen; die behandelten Personen treten bei dieser Narration nicht als Akteure auf[59] Der Rückschlag wird unhinterfragt als Misserfolg der Familie verstanden und damit auch als Misserfolg der zuvor erfolgten »Behandlung«. Die sich aus diesem Restitutionsnarrativ ergebende Misserfolgsbewertung wird von dem Berater verinnerlicht und führt zu Gefühlen des Ungenügens, die denen der Mutter in der Familie ähneln. Es ist an dieser Stelle eine Neubewertung geboten, die zu einer Normalisierung des Rückschlags führt:

Wir machen uns im Teamgespräch mit unserer Kollegin Morgana daran, die Botschaft aus der Einladung zur Helferinnenkonferenz bezüglich der Familie Braun zu dekonstruieren, indem wir ihre unhinterfragten Vorannahmen und versteckte »Nebenhandlungen« der Familien- und Beratungsgeschichte zur Sprache bringen:
- Die Einladung sagt nichts darüber aus, ob es während des Beratungsverlaufs in unserer Einrichtung zu einer Verbesserung des gewalttätigen Verhaltens gekommen ist. Es stellt sich heraus, dass der Fall abgeschlossen wurde, nachdem es *drei Monate lang* keine gewalttätigen Vorfälle mehr gegeben hatte und der Jugendliche viele Anzeichen persönlichen Wachstums zeigte.
- Der Passus *»die depressive Symptomatik der Mutter ist in vollem Umfang zurückgekehrt«* wirft Fragen auf. Wenn die »Symptomatik« *zurückgekehrt* ist, bedeutet dies auch, dass es schon einmal zu einer Verbesserung gekommen war. Wann war das? Wie äußerte sie sich? Welche Maßnahmen unterstützten diese Verbesserung? Wie sich herausstellt, berichtete die Mutter unserer Kollegin von einer erheblichen Verbesserung ihres psychischen Wohlbefindens während der Beratung und konnte die Einnahme antidepressiver Medikamente (SSRI) erheblich reduzieren. Sie senkte in dieser Zeit ebenso erheblich ihren Alkohol- und Cannabiskonsum.

---

59 Siehe dazu die Ausführungen zum medizinischen Restitutionsnarrativ nach Frank (2013) in Teil II, Kapitel »Das heroische Widerstandsnarrativ: Von der Hilflosigkeit zu Erzählungen von Selbstwirksamkeit«.

- Die Schlussfolgerung, dass das Elterncoaching »nicht funktioniert« habe, beruht auf der unhinterfragten Annahme, »wirklicher Erfolg« sei nur dann gewährleistet, wenn die bewirkten Veränderungen dauerhafter Natur sind. Es handelt sich also hier um ein Paradigma, wonach »Erfolg« mit der völligen Abwesenheit aller »Symptome« gleichgesetzt wird.
- Die Einladung zur Erstellung eines »alternativen Hilfeplans« impliziert, dass alle Fachkräfte darin übereinstimmen, die Intervention mit Elterncoaching sei erfolglos gewesen. Aufgrund der unserem Team zugänglichen Informationen entsteht jedoch eine völlig andere Auffassung: Die Daten aus der Fallgeschichte legen nahe, dass die Beratung erheblich zur Verbesserung der Familieninteraktion, zum Rückgang der Gewalt und zur Verbesserung des psychischen Wohlbefindens von Mutter und Sohn beigetragen hat. Das Elterncoaching hat also »funktioniert«, und wir sind nicht unhinterfragt der Auffassung, dass es eines Hilfeplans mit einer *alternativen* Intervention bedarf.

Wir kommen im Team zur Schlussfolgerung, dass es sich bei der gegenwärtigen Problematik in der Familie – und im weiteren professionellen System um die Familie herum – um einen momentanen *Rückschlag* zu handeln scheint, nicht um ein Versagen der vergangenen Intervention. Wir müssen folglich keineswegs annehmen, dass die Bemühungen der Beraterin vergeblich gewesen sind.

Vergegenwärtigen wir uns noch einmal, dass Eltern in verschiedenen Kontexten ganz unterschiedliche Bewusstseinszustände einnehmen und etwa aus einem traumatischen Bewusstseinszustand rasch in einen funktionellen Präsenzzustand »hinüberwechseln« können[60]. Demzufolge können wir davon ausgehen, dass es der Kernfamilie durchaus möglich sein kann, von »pathologieinduzierenden Interaktionsmustern« (»Pathologizing Interpersonal Patterns«; vgl. Tomm, 2014), welche auf symmetrischer bzw. komplementärer Eskalation beruhen, rasch wieder zu »transformativen Interaktionsmustern« zu gelangen, zu denen sie bereits fähig gewesen sind. Bei diesen transformativen Interaktionsmustern deeskalieren die Eltern, leisten Widerstand gegen kontrollierendes Verhalten, bedienen sich der Hilfe aus der sorgenden Gemeinschaft und machen Versöhnungs- bzw Beziehungsgesten. Das Kind beginnt sich nach einiger Zeit wieder an die elterlichen Reaktionen anzupassen. Allerdings geht dies oft viel rascher als zu Anfang der Intervention vonstatten. Schließlich beginnen sich wieder mehr »heilende Interaktionsmuster« (»Healing Interpersonal Patterns«;

---

60 Siehe Teil I, Kapitel »Das Widerstandsprinzip: Eltern helfen, gewaltfrei die Grenzen der Familie zu schützen«.

vgl. Tomm, 2014) zu etablieren. Die Kernfamilie kann sich also rasch von einem Rückschlag erholen und mit ihr das professionelle System um die Familie herum. Die heilenden Interaktionsmuster ermöglichen es schließlich der Kernfamilie, zum heilenden System für die Traumabelastung der Familienmitglieder zu werden.[61] Im Fallbeispiel von unserer Kollegin Morgana kommt es zu einer genaueren Einschätzung des Rückschlags und seiner Zusammenhänge:

Im Teamgespräch und anschließend in Gesprächen im fachlichen Netzwerk betrachten wir die Informationen, die wir im Fall der Familie Braun bezüglich des Rückschlags erhalten haben, und stellen vorsichtig Hypothesen darüber auf, wie er sich erklären ließe. Es wird deutlich, dass der Rückschlag erfolgte, nachdem der autistische Leon erfahren hatte, dass sein Vater, der wegen schwerer Körperverletzung verurteilt worden war, bald aus dem Gefängnis entlassen werden sollte. Seine, für einen autistischen Jugendlichen wohl schwer zu artikulierende Angst könnte in Aggression umgeschlagen sein. Es ist gut möglich, dass die doppelte Belastung der Mutter Regina – die Nachricht der bevorstehenden Entlassung von Leons Vater aus dem Gefängnis sowie die Wiederkehr aggressiver Verhaltensweisen bei Leon selbst – sie zunächst ängstlich und mutlos gemacht hat. Vielleicht ist sie daher in alte Reaktionsweisen ihrem Sohn gegenüber zurückgefallen und hat bspw. angefangen, Leons Nähe zu meiden, wenn er sich auf aggressiv-kontrollierende Weise verhielt? Uns ist zwar deutlich, dass dies nur Hypothesen sind. Doch sind sie auf dem Hintergrund dessen, was Morgana in ihrer bisherigen Arbeit mit der Familie erfahren hat, plausibel.

Der Rückschlag im Fallbeispiel von Morgana wird dadurch relativiert, dass das Gespräch unter den Fachkräften eine neue Richtung einschlägt. Dies geschieht, indem wir Überlegungen dazu anstellen, wie es wohl zum Rückschlag gekommen sei, anstatt die unreflektierte Annahme einer grundlegenden, unabänderlichen Pathologie – quasi als traumabedingte Persönlichkeitseigenschaften der Familienmitglieder – zu übernehmen. Unsere Überlegungen beruhen auf Beobachtungen im Einzelfall und damit nicht auf einer von den Verflechtungen im Ganzen des Falls abgetrennten »Störungsbeschreibung«. So schaffen wir einen Rahmen, in dem der Rückschlag als eine potentiell überwindbare, vorübergehende Krise erscheint.

---

61 Diese Heilungsprozesse gehen mit der Desensibilisierung von Eltern gegenüber bedrohlichem Verhalten (siehe Teil II, Kapitel: »Systematische Desensibilisierung mit gewaltlosem Widerstand«), der Wiederherstellung des elterlichen Matterings (siehe Teil III, Kapitel »Mattering und Löschungserfahrung«) und dem »Entfachen« des Sorgedialogs zwischen Eltern und Kind einher (siehe Teil IV, Kapitel »Der Sorgedialog«).

Kurzfristige Wiederaufnahme des Elterncoachings

In der lösungsorientierten Arbeit wird von der Prämisse ausgegangen dass das, was wirkt, wiederholt werden soll. Dies kann auch bei der Überwindung traumabedingter Rückschläge gelten: Hat das auf Neue Autorität beruhende Elternverhalten und das Elterncoaching mit gewaltlosem Widerstand bereits zu Erfolg geführt, ist *eine Wiederaufnahme der Intervention angezeigt*. Damit wird die Rücküberweisung in die Einrichtung bzw an die Fachkraft, die bereits erfolgreich mit den Eltern bzw. mit der Familie und ihrem sozialen Umfeld gearbeitet hat, zum ersten Schritt der Rückfallbewältigung. Hierzu noch einmal das Fallbeispiel von Morgana:

Im Falle der Familie Braun kann eine Rücküberweisung der Mutter Regina an unsere Beratungsstelle bewirkt werden und unsere Kollegin Morgana sie erneut beraten. Nach drei Sitzungen im Abstand von ein bis zwei Wochen ist der Rückschlag überwunden. Leons Mutter Regina fühlt sich zuversichtlich, mithilfe ihres Unterstützungsnetzwerks und der Fachkräfte für ihren eigenen Schutz und den Schutz ihres Sohnes sorgen zu können. Die Sozialarbeiterin des Jugendamtes kann Maßnahmen einleiten, die dazu beitragen, die Integrität der Familie zu gewährleisten. So erhält der Vater im geschützten Rahmen einer Elternkontaktstelle Umgang mit dem Sohn, verpflichtet sich im Gegenzug dazu, weder mit der Mutter noch mit dem Sohn direkt Kontakt aufzunehmen.

Für Regina ist besonders wichtig, was sie im Zuge der Überwindung des Rückschlags gelernt hat. Ihr wird deutlich, dass sie »das, was sie weiß, vergessen hatte, dass es aber noch da ist«. Sie lässt sich eine Tätowierung machen, die sie in Zukunft daran erinnern soll, rechtzeitig um Hilfe in der sorgenden Gemeinschaft zu bitten.

Im Zusammenhang von Rückschlägen, wie sie das Fallbeispiel von Morgana zeigt, kann sich die Dienstleistungsstruktur einer psychosozialen Einrichtung als nachteilig erweisen: Ist eine rasche Rücküberweisung aufgrund komplizierter Überweisungswege oder einer langen Wartefrist nicht möglich, kann es zur Chronifizierung der problematischen Interaktionsmuster in der Familie sowie der pathologisierenden Sichtweisen psychosozialer Helfer im Umkreis der Familie kommen. In einem solchen Fall ist die Chronifizierung der problematischen Interaktionsmuster nicht als eine Folge von Persönlichkeitseigenschaften der Klientinnen zu sehen, sondern als Eigenschaft des Systems der sozialen Dienste, dessen Versorgungsleistung nicht den Anforderungen der Klienten genügt.

Wieder ins richtige Fahrwasser kommen – lösungsorientierte Gesprächsführung bei Rückschlägen in der Arbeit mit Neuer Autorität

Im Kapitel »Widerstand gegen Elterntrauma« wurde erörtert, wie Frank (2013) zufolge das Quest-Narrativ – im Gegensatz zum Restitutionsnarrativ – die Erzählung des Chaoserlebens eines schwer erkrankten, sich um Heilung bemühenden Menschen ermöglicht. Es kann auch Eltern, die die Rückkehr der Gewalt erleben, einen Weg aufzeigen, aus dem erneut auftretenden Chaos heraus und zu den transformativen Interaktionsmustern zurückzufinden.

Um dazu beizutragen, transformative Interaktionsmuster in der Familie wieder zu aktivieren, können wir Fragesequenzen nutzen, die einerseits das schmerzliche, traumatische Erleben der Eltern und anderer in der Familie erkunden, andererseits aber Fortschritte innerhalb der krisenhaften Phase erhellen (siehe Methode der »Lösungsorientierten Fragen« bei Rückschlägen in der Arbeit mit Neuer Autorität). Von der lösungsorientierten Therapie abgeleitet (De Jong u. Berg, 2012) und an die Arbeit mit gewaltlosem Widerstand angepasst, hilft eine solche Vorgehensweise den Eltern, auftauchende Schwierigkeiten als normalen, überwindbaren Rückschlag und darüber hinaus als natürliche Erscheinung des Veränderungsprozesses umzudeuten, anstatt sie als Indikator für die Unveränderbarkeit ihrer Lebenssituation zu verstehen.

Die Erweiterung des Zeitrahmens ist bei der Methode der lösungsorientierten Fragen wichtig, da in traumatischen Bewusstseinszuständen oft nur ein eingeschränktes Wahrnehmen von Vergangenheit und Zukunft vorherrscht; das gesamte Erleben findet im als bedrohlich empfundenen Hier und Jetzt statt. Dadurch sind den Betroffenen die inneren oder zwischenmenschlichen Ressourcen zur Bewältigung gegenwärtiger Herausforderungen, über die sie verfügen, zeitweilig nicht mehr bewusst zugänglich – und das zu einem Zeitpunkt, an dem sie diese Ressourcen am meisten benötigen. Durch die Erweiterung des Zeitrahmens nehmen die Eltern wahr, dass sie einige der Fortschritte aus der Arbeit mit gewaltfreiem Widerstand beibehalten haben. So wird ihnen auch deutlich, dass sie selbst während des gegenwärtigen Rückschlags über größere Resilienz verfügen als vor Beginn ihrer Arbeit mit Neuer Autorität. Sie nehmen ihre inneren und zwischenmenschlichen Ressourcen wieder bewusst wahr, und so kehrt auch ihre Selbstwirksamkeitserfahrung zurück. Dadurch können sie sich erneut Veränderungen in der nahen Zukunft vorstellen. Der von einer imaginierten Zukunftsperspektive aus vorgestellte Rückblick auf die Überwindung des Rückschlags am Ende der Methode hilft, sowohl Zuversicht aufzubauen als auch das Verständnis der Eltern von ihrem Veränderungsprozess zu aktualisieren.

Methode: Lösungsorientierte Fragen bei Rückschlägen in der Arbeit mit Neuer Autorität

Die Fragesequenzen dieser Methode dienen dazu, Eltern mit traumatischer Erfahrung, die sich während eines Rückschlags im Veränderungsprozess der Familie retraumatisiert fühlen, den Zugang zu den eigenen Ressourcen zu ermöglichen, so dass die Familie wieder zu transformativen Interaktionsmustern zurückkehren kann.

Vorgehensweise:
- Zu Beginn ist es wichtig, dass Sie ein empathisches Verständnis für die Erfahrung der Eltern zeigen.
- Als Therapeut sollten Sie auch offen dafür sein, zu erkennen, dass sich der Rückschlag wahrscheinlich nicht nur im Verhalten des Jugendlichen, sondern auch im Verhalten und Erleben der Eltern und anderer Personen in und um die Familie herum zeigt.
- Sobald Sie den Eindruck haben, dass Sie das wieder aufgetauchte, probleminduzierende Muster verstanden haben (nach etwa fünf Minuten), können Sie diesen Teil der Sitzung beenden, indem Sie den Eltern mit einer empathischen Zusammenfassung helfen, sich verstanden zu fühlen, z. B:
»So wie ich das verstehe, hat Tom also in letzter Zeit wieder angefangen, Ihnen zu drohen und Sie zu schlagen, wenn Sie ›nein‹ zu seinen Forderungen sagen. Das hat wieder angefangen, nachdem er von seinem Vater einen Anruf aus dem Gefängnis erhalten hat. Die alten Gefühle steigen in Ihnen auf, die Angst, aber auch das Gefühl von Hilflosigkeit, die alte Lähmung. Sie haben sich dabei ertappt, dass Sie Toms Forderungen nachgegeben haben, und machen sich deswegen Vorwürfe.«
- Fragen Sie als Erstes nach dem Beginn des Rückschlags und wiederholen Sie dann, wie lange der Rückschlag bereits andauert:
»Wann hat der Rückschlag begonnen? ... Es hat also letzten Freitag angefangen. Heute ist wieder Freitag, also dauert der Rückschlag jetzt eine Woche.«
- Stellen Sie dann eine Reihe von Fragen, die sich zum einen auf das Erleben des Rückschlags und zum anderen auf die erreichten Fortschritte beziehen und dabei Vergangenheit, Gegenwart und Zukunft als Zeitrahmen setzen und ansprechen:
»Welcher Augenblick war der schlimmste? Wann war das? Wenn Sie die Dinge zu diesem schlimmsten Zeitpunkt (z. B. am Dienstag) *auf einer Skala von 1 bis 10 anordnen, wobei 0 angibt, wie die Dinge waren, bevor Sie sich auf die*

Neue Autorität eingelassen haben, und 10 bedeutet, dass Sie nicht mehr zu mir kommen müssen, wo platzieren Sie sie dann?«

»Wie kommt es, dass es nicht schlimmer geworden ist? Was haben Sie dazu beigetragen, dass es nicht schlimmer geworden ist? Wie haben Sie sich gewehrt/die Situation deeskaliert/sich geschützt/die anderen Kinder unterstützt?«

»Welche Ihrer Unterstützer haben dazu beigetragen, dass es nicht noch schlimmer geworden ist? Wie? Wie haben Sie sich deren Beiträge zunutze gemacht?«

»Wenn Sie sich jetzt im Augenblick an Ihre eigenen Beiträge erinnern, ... an die Beiträge Ihrer Unterstützerinnen, ... wenn Sie sich erinnern, wie Sie sich dagegen gewehrt haben, dass die Dinge schlimmer werden, (Pause) wie anders sieht der Rückschlag jetzt für Sie aus?«

»Wo auf der Skala stehen die Dinge heute Vormittag?«

»Was ist gestern und heute in Ihrer Erziehungspraxis mit Neuer Autorität anders als zum schlimmsten Zeitpunkt des Rückschlags? In der Art und Weise, wie Sie Ihre Unterstützerinnen einbinden? Welche gewaltfreien Schritte haben Sie seit ... (z.B. Dienstag) bis heute unternommen? Wer hat Sie dabei unterstützt, konstruktive Widerstandsmaßnahmen zu ergreifen? Wer hat Sie getröstet? Wer hat Sie ermutigt, bei Ihrer Entscheidung zu bleiben? Was hat die unterstützende Person getan? Wie konnten Sie deren Unterstützung gut nutzen?«

»Was wird das erste kleine Zeichen sein, das Sie zuversichtlicher macht, dass Sie diesen Rückschlag überwinden werden? ... Wenn Sie das erste Mal das Licht am Ende des Tunnels sehen, was wird Ihnen auffallen?«

»Was werden Sie tun, wenn Sie heute und morgen nach Hause kommen, um der Gewalt ihres Sohnes zu widerstehen/Ihre Familie vor den Übergriffen seines Vaters zu schützen/sich selbst zu schützen? Auf wessen Unterstützung werden Sie zurückgreifen? Wie werden Sie diese Person/diese Personen bitten, Sie zu unterstützen?«

- Zuletzt regen Sie die Klientin zu einem Rückblick aus der Zukunft auf den Rückschlag an:
  »Stellen Sie sich vor, Sie haben diesen Rückschlag überwunden und blicken darauf zurück, wie er entstanden ist, was Sie im Verlauf des Rückschlags getan haben und wo Sie heute nach dem Rückschlag stehen. Was haben Sie rückblickend darüber gelernt, wie Sie sich gegen gewalttätiges Verhalten Ihres Sohnes/gegen Übergriffe seines Vaters wehren können, sollte es wieder dazu kommen? Was haben Sie über sich selbst gelernt?«

Die vorletzte Fragestellung der Methode »Lösungsorientierte Fragen bei Rückschlägen in der Arbeit mit Neuer Autorität« trägt dem Umstand Rechnung, dass die Klientin sich den unmittelbaren Herausforderungen der nahen Zukunft stellen muss, während die letzte Frage in die fernere Zukunft greift. Die Sequenz der Fragen führt zu einer hilfreichen Integration von vier Wirksamkeitserfahrungen:
- Erinnerungen der Selbstwirksamkeit aus dem Veränderungsprozess der jüngsten Vergangenheit,
- der gegenwärtigen Erfahrung von Handlungswirksamkeit,
- der zwischenmenschlichen Wirksamkeit während des Rückschlags und
- der vorweggenommenen Selbstwirksamkeit der Zukunft.

Nach meiner Erfahrung wird die zeitliche Überlagerung der Selbstwirksamkeitserfahrungen – vor dem Rückschlag, bei der beginnenden Überwindung des Rückschlags und zum imaginierten Zeitpunkt nach seiner Überwindung – zum Angelpunkt rascher Veränderung. Anstatt also als Beweis einer grundlegenden Pathologie der Familienmitglieder gesehen zu werden, kommt dem Rückschlag die Bedeutung einer weiteren Lernerfahrung im Prozess der Befreiung von Gewalt zu.

Der Körper birgt die Antwort auf den Rückschlag

Manchen Eltern verschlägt traumatisches Erleben buchstäblich die Stimme. Anderen fällt es grundsätzlich schwer, ihr inneres Erleben verbal auszudrücken, sei es aufgrund langjähriger frühkindlicher Bindungsprobleme, sei es, weil sie autistisch oder lernbehindert sind oder »Mentalisieren« einfach nicht zum Kommunikationsrepertoire ihrer Herkunftsfamilie gehört hat. Stimmlosigkeit im Rückfallsgeschehen, nicht zu wissen, wie man sich verbal ausdrücken kann, wird leicht zu einer zentralen Schwierigkeit von Eltern, die traumatische Erfahrungen gemacht haben. Diese Stimmlosigkeit ist meist gepaart mit dem Gefühl völliger Hilflosigkeit und der Unfähigkeit, sich Widerstand gegen Aggression bzw. misshandelnde oder schädigende Verhaltensweisen anderer auch nur vorstellen zu können. Der Körper verliert seinen Antrieb oder fühlt sich wie gelähmt an, während kognitive Schwierigkeiten auftreten und dazu führen, dass es Eltern schwfällt, an Problemlösungen auch nur zu denken. Sie erleben eine »Leere im Kopf«. Traumatherapeuten kennen die Verkörperungen traumatischer Erfahrung, die solchen Reaktionsweisen zugrunde liegen, Spuren des Traumas im Körpererleben, wie sie z. B. von van der Kolk (2016) ausführlich beschrieben worden sind.

Aus lösungsorientierter Sicht wirft sich jedoch die Frage auf, ob nicht auch lösungsrelevante Körperreaktionen, die als unerkannte und daher ungenutzte Ressource für die Überwindung traumatischer Rückschläge bisher brachlagen, *unmittelbar* hervorgebracht werden können? Diese Frage ist besonders relevant, wenn bereits im Elterncoaching greifbare Erfolge erzielt worden sind, die *ihrerseits* Spuren in der Körperreaktion hinterlassen haben könnten. Ich habe eine Form der systemischen Aufstellungsarbeit entwickelt, die sich für die Überwindung von Rückschlägen im Elterncoaching eignet, indem sie solche lösungsrelevanten Körperreaktionen aktiviert. Es hat sich gezeigt, dass die lösungsorientierte, auf verkörperte (Embodiment) Ressourcen bezogene Aufstellungsarbeit in der Tat Eltern ermutigt, Handlungsweisen, die sich bisher im Prozess mit Neuer Autorität als konstruktiv erwiesen haben, wieder aufzunehmen (siehe Methode zur »Veränderungsaufstellung«).

Methode: Die Veränderungsaufstellung

Diese Form der Aufstellungsarbeit eignet sich vor allem für Elterngruppen, für Unterstützerinnentreffen oder für Intervisions- oder Supervisionsteams. Sie kann Bewegung in ein traumatisch »erstarrtes« soziales System bringen, in dem ein Rückfall in traumatisches Erleben, Verhalten und traumatische Interaktionsformen erfolgt ist. Die Personen im System sollen sich wieder als in Veränderung begriffen erleben können und so Handlungsoptionen erkennen. Therapeuten oder Supervisorinnen, die eine solche Veränderungsaufstellung durchführen wollen, sollten in der systemischen Aufstellungsarbeit (Kleve, 2020) bewandert sein.

Vorgehensweise:
- Sie als Elterncoach entscheiden, welche Personen aus der Kernfamilie und dem weiteren System um die Familie herum (bzw. welche Personen aus der Wohngruppe oder der Pflegefamilie) in der Aufstellungsarbeit dargestellt werden sollen. Zögern Sie nicht, auch Fachkräfte in die Aufstellung miteinzubeziehen bzw. darstellen zu lassen, wenn Ihnen deren Positionierung im Rückfallsgeschehen relevant erscheint. Achten Sie darauf, dass nicht nur solche Personen aufgestellt werden, deren Reaktionen im Rückfall Sie als problematisch erleben, sondern vor allem auch Personen aus der sorgenden Gemeinschaft, die bisher eine positive Rolle gespielt haben.
- Andere Eltern und Teilnehmer am Unterstützerinnentreffen bzw. Teammitglieder können verschiedene Personen in der Aufstellung darstellen, während die Eltern sich selbst darstellen.

- Der Vater bzw. die Pädagogin wählt Personen aus, die als stillschweigende Rollenspieler in der Aufstellung jeweils ein Familienmitglied bzw. eine Person aus dem weiteren System um die Familie darstellen werden.
- Bitten Sie den Klienten, eine Aufstellung der problematischen Interaktion vorzunehmen, die sich im Zuge des Rückfalls (wieder) etabliert hat. Wichtig ist dabei zu betonen, dass dies keine Abbildung der Familie an sich ist, sondern lediglich eine Darstellung der problematischen Interaktionsmuster.
- Der Klient entscheidet, wo jeder Rollenspieler im Zimmer positioniert ist und zeigt ihm jeweils die Körperhaltung, die er einnehmen soll, um der Aufstellung die größtmögliche Aussagekraft zu verleihen. Dabei sollen die Rollenspielerinnen schweigen.
- Sind alle Rollenspielerinnen in der Aufstellung platziert, platziert sich der Klient als Nächstes selbst.
- Alle Darstellenden verharren etwa eine Minute lang in ihrer jeweiligen Position, während Sie die Anweisung geben, sie sollen auf ihre Körperempfindungen, … auf ihre Emotionen, Gedanken, Erinnerungen und Assoziationen zu dem achten, was sie um sich herum wahrnehmen. Wichtig ist, dass Sie mit den Körperempfindungen beginnen und dann eine Weile warten, bis Sie weitersprechen, um den Darstellenden ausreichend Gelegenheit zur Körperwahrnehmung zu geben.
- Die Darstellenden können sich dann entspannen, sollen aber auf ihrem Platz bleiben. Sie können nun, beim Klienten anfangend, ein Debriefing jedes einzelnen Darstellenden vornehmen und ihn jeweils nach seinen Erfahrungen in der Aufstellung befragen, angefangen bei seiner Körpererfahrung. Die Rückmeldungen bringen die Erfahrungen der Teilnehmenden innerhalb der problematischen Interaktionsmuster zutage, die mit symmetrischer oder komplementärer Eskalation einhergehen. Betonen Sie dabei aber, dass es sich um die subjektiven Erfahrungen der Darstellenden selbst handelt und wir nicht genau wissen können, was die nicht anwesenden dargestellten Personen wirklich erleben.
- Alle Darstellenden nehmen wieder die vorherige Haltung ein. Geben Sie vor, dass sie wieder mit ihrer vorhergehenden Erfahrung in Kontakt kommen werden.
- Erinnern sie den Klienten, der die Aufstellungsarbeit vorgenommen hat, an eine erfolgreiche gewaltfreie Widerstandshandlung, die er in der Vergangenheit ausgeführt und positiv erlebt hat – eine Situation, in der er die eigene elterliche bzw. erzieherische Stärke und Selbstwirksamkeit gespürt und sich als Vater gut gefühlt hat. Wichtig ist, dass Sie eine Situation wählen, die einen ähnlichen Kontext wie die gegenwärtige Problemsituation aufweist. Bitten Sie den Klienten, sich in diese Situation zurückzuversetzen und auf-

merksam für das zu sein, was er um sich herum wahrnimmt, wie er handelt (oder nicht handelt). Weisen Sie ihn wiederum an, auf die eigene Körpererfahrung zu achten, und lassen Sie ihm ausreichend Zeit dazu. Sagen Sie ihm, dass seine gegenwärtige Körpererfahrung nicht mehr seiner Position in der Aufstellung entspricht und dass er auf den Bewegungsimpuls achten soll, der infolgedessen in ihm aufsteigt oder aufsteigen wird.
- Wird der Bewegungsimpuls stark genug empfunden, soll der Klient diesem Impuls folgen, um dann eine neue Position und Haltung in der Aufstellung einzunehmen, ohne aber die Position oder Haltung anderer Darstellenden zu verändern.
- Es wird Ihnen als Beraterin auffallen, dass die »Gestalt« der Aufstellung gestört ist. Gehen Sie zur Person, deren Position und Haltung am wenigsten passend in der Beziehung zu den anderen Darstellenden wirkt und sich entsprechend unstimmig anfühlt, und geben Sie dieser Person eine ähnliche Anweisung, z. B. *»Jetzt, wo der Vater seine Position verändert hat, werden Sie spüren, dass Ihre Position in dieser Aufstellung nicht mehr stimmig ist. Wenn Sie deutlich genug den Impuls spüren, sich zu bewegen, leisten Sie bitte diesem Impuls Folge, ohne sonst jemanden in der Aufstellung zu verändern!«*
- Setzen Sie dies so lange fort, bis alle Darstellenden eine neue Position und Haltung eingenommen haben und eine in sich stimmige neue Gestalt entstanden ist.
- Führen Sie wiederum ein Debriefing durch, beginnend mit dem Vater, der zunächst die Aufstellung vorgenommen hat. Fragen Sie ihn im Anschluss des Debriefings von allen Darstellenden, wie er diese Erfahrung in seinem unmittelbaren Handeln umsetzen wird, z. B. *»Mit diesem Stärkegefühl, das jetzt in Ihnen aufgestiegen ist, wie werden Sie morgen Jimmy aufwecken, wenn es Zeit ist, dass er sich für die Schule fertigmacht. Wer wird Sie dabei unterstützen? Was soll ...* (die Unterstützerin) *tun, damit Sie sich auch morgen früh so stark und entschlossen wie jetzt im Moment fühlen?«*
- Es kann hilfreich sein, den Klienten die vorweggenommene Handlung im Rollenspiel oder pantomimisch darstellen zu lassen, um die damit assoziierte Körpererfahrung noch stärker zu verankern.
- Die Erfahrung der Aufstellungsarbeit kann anschließend in der Gruppe nachbesprochen werden.
- Die Aufstellungsarbeit kann audiovisuell aufgenommen werden, um sie gegebenenfalls Unterstützerinnen, Familienangehörigen oder Fachkräften zu zeigen.
- Das gesamte Vorgehen nimmt etwa eineinhalb bis zwei Stunden in Anspruch.

In der Veränderungsaufstellung sollte der Schritt, bei dem die aufstellende Protagonistin – Mutter, Pädagogin – auf dem Hintergrund des elterlichen Stärkegefühls die zukünftige Handlung imaginiert, auf keinen Fall ausgelassen werden. Denn auf diese Weise wird die Verbindung zwischen der Erinnerung als Ressource und dem Gestalten des eigenen zukünftigen Handelns hergestellt. So kann sich das Familiensystem in den Bereich transformativer Interaktionsmuster (Tomm, 2014) hineinbewegen. Wie bei der Methode der lösungsorientierten Fragen in der Arbeit mit Neuer Autorität werden auch hier Gegenwart, Vergangenheit und Zukunft in Deckung zueinander gebracht, und die Mutter, der Vater oder die Erzieherin können sich aus dem Gefängnis des traumatischen Hier und Jetzt, des »ewigwährenden traumatischen Augenblicks«, befreien.

Psychoedukation in der Elternarbeit

Eine Mutter hat Angst, sie werde »verrückt«, weil sie während einer Phase, in der ihr Sohn besonders aggressiv handelt, visuelle Halluzinationen erlebt. Eine andere Mutter sieht in ihrem Sohn »den Vater«, wenn er wütend wird, und verliert dabei das Bewusstsein, dass es sich um ein sechsjähriges Kind und nicht um einen gefährlichen Mann handelt, reagiert mit hochgradiger Angst und fühlt sich wie gelähmt. Ein Vater, der selbst in der Herkunftsfamilie von beiden Eltern körperlich und emotional misshandelt wurde, versteht nicht, warum er fassungslos reagiert, wenn seine Tochter ihn oder die Mutter anschreit. Einer Erzieherin, die vor einiger Zeit von einer Jugendlichen in der Wohngruppe tätlich angegriffen wurde, wird auf dem Weg in die Arbeit schlecht, und sie muss sich übergeben. Sie fragt sich, ob sie eine Magenerkrankung hat. Ein Vater, der in der Vergangenheit häusliche Gewalt verübt hat, sagt beim Umgang seinem Sohn, er solle sich von der Mutter »nichts gefallen lassen«, und das Kind folgt, wieder nach Hause zurückgekehrt, dieser Anweisung. Die Mutter raucht am späten Abend, nachdem der Sohn eingeschlafen ist, mehrere Joints und trinkt mehrere Glas Wein, um einschlafen zu können. Trotzdem wacht sie von Alpträumen auf und lässt sich vom Hausarzt Schlafmittel verschreiben.

In all diesen Beispielen reagieren die Erziehenden auf Schwierigkeiten, die aus ihrer traumatischen Erfahrung erwachsen, mit Selbstzweifel. Hier kann es hilfreich sein, wenn der Elterncoach oder die Supervisorin in der stationären Einrichtung mit den Betroffenen zusammen diese Erscheinungen normalisiert, um schließlich Lösungswege zu suchen, die sich Zugängen aus der Neuen Autorität und traumalösender Methoden bedienen. Dies kann auch ein Gegengewicht zu kontraproduktiven Fachnarrativen bilden, deren Attribuierungen zufolge die Betroffenen als »chronisch gestört« oder auf grundlegende Weise unfähig zur Erziehung ihrer Kinder charakterisiert werden – oder in denen sie sogar aufgrund einer zugeschriebenen Psychopathologie als ursächlich für die kindliche Gewalt beschrieben werden[62].

---

62 Siehe Teil I, Kapitel »Die kritisch-vorschreibende Position«.

Madsen (2013) stellt in Bezug auf die Arbeit mit Familien, die mehrfach belastet sind, Defizitdiskursen, aus denen oft eine problemorientierte Sichtweise dieser Menschen erwächst, sogenannte »Möglichkeitsdiskurse« gegenüber. Ein Möglickkeitsdiskurs kann Aussagen hervorbringen wie: »Das ist, was ich gerade lerne. Dies freut mich besonders. So verändere ich mich als Person in diesem Programm« (S. 327; Übers. P. J.). Gleichwohl warnt Madsen davor, ausschließlich aus einem Möglichkeitsdiskurs heraus zu handeln. Denn es kann vorkommen, dass Klienten, die erhebliche Not und oft ein ungewöhnliches Ausmaß an Misshandlung erfahren haben, sich ungehört fühlen und den Eindruck gewinnen, dass die erlebten Schwierigkeiten verharmlost werden, wenn die Beraterin sich ausschließlich einer Orientierung an Möglichkeiten und Ressourcen bedient. Es gilt also, die Anerkennung von zunächst unüberwindlich wirkenden Schwierigkeiten mit einem Zugang in Einklang zu bringen, der elterliche Stärken wahrnimmt und respektiert und aufgrund des Gesprächs über diese Stärken zu ihrer Multiplikation beiträgt.

Madsen stellt auch einem Diskurs des Expertinnenwissens den Diskurs der Kollaboration gegenüber. Die Fachkraft wird, wenn ihre Haltung gegenüber Klientinnen aus mehrfachbelasteten Familien von einem Defizitdiskurs geprägt ist, zum Experten über die Person der Mutter, des Vaters oder des Kindes. Sie verfügt vermeintlich über ein »objektiveres« Wissen bezüglich der Person. Ihre Sicht der Problematik der Person wird im Umfeld der Familie, vor allem aber in Fachkreisen als die gültige Sicht bewertet, während den Perspektiven der betroffenen Familienangehörigen selbst weniger Wert beigemessen wird. Es ist an dieser Stelle wichtig, sich vor Augen zu führen, dass viele soziale und medizinische Dienste und Ämter in die Arbeit mit einer einzigen Familie eingebunden sein können. In einem solchen Behandlungssystem wird dem Expertenwissen von Fachkräften mit dem höchsten professionellen Status meist der größte Wert beigemessen, dem Wissen der Eltern um sich selbst oder um die Familie meist der geringste. Wird das Expertinnenwissen gegenüber der Selbstwahrnehmung von Familienangehörigen privilegiert, kann dies zum »Disempowerment«, zur Entmachtung bzw. Schwächung von Eltern beitragen, gerade dann, wenn es für sie besonders wichtig ist, dass sich ihre Selbstwirksamkeitserfahrung erhöht, damit sich durchführbare Handlungsoptionen ergeben. Eine wirklich kollaborative Arbeitsbeziehung zwischen Eltern, Personen aus der unterstützenden bzw. sorgenden Gemeinschaft und Fachkräften kann sich dann entfalten, wenn den unterschiedlichen Perspektiven aller Beteiligten gleichermaßen Wert beigemessen wird. Im Prozess der Hilfeleistungen lernt auch die Fachkraft dadurch, dass sie vom »lokalen Wissen« der betroffenen Klienten und ihrer Unterstützenden wertvolle Informationen aufnimmt. Menschen, deren Lebenserfahrung weitgehend durch Dominanz geprägt worden ist, die sich aus Diskursen zwischenmenschlicher Kontrolle gespeist hat, müssen dann nicht die Dominanz der Fachkraft fürchten, sondern erfahren Wertschätzung. So kann eine vertrauensvolle Beziehung entstehen. Die psychoedukative Arbeit – das heißt die Vermittlung von Wissen über psychische Erkrankungen bzw. Belastungsreaktionen und über die Bewältigung der problematischen Reaktionen – mit traumaerfahrenen Eltern sollte innerhalb einer solchen Beziehung stattfinden.

Positive Konnotation bei elterlichem Drogen- oder Alkoholmissbrauch

Die positive Konnotation problematischen Verhaltens wurde bereits an anderer Stelle in diesem Buch im Zusammenhang mit der kritisch-vorschreibenden Kommunikation von Personen aus dem weiteren sozialen Umfeld um die Kernfamilie beschrieben[63]. Eltern, die Drogen oder Alkohol einnehmen, um ihr hochgradiges Erregungsniveau zu senken, *handeln sinnvoll,* wenn dies auch längerfristig kontraproduktiv ist. Ohne den übermäßigen Gebrauch von Drogen oder Alkohol gut zu heißen, kann jedoch die *Motivation,* die hinter dem Drogenkonsum steht, herausgefunden und damit positiv konnotiert werden. Eine solche Selbstmedikation ist eine Option, die im Lebenskontext der Familie sinnvoll ist: ein einfaches, leicht zugängliches Mittel, das die Selbstregulierung traumabedingter psycho-physiologischer Erregungszustände ermöglicht, die immer wieder durch das problematische Kindesverhalten reaktiviert werden. Wer möchte nicht schlafen können, um am nächsten Tag sich dazu in der Lage zu fühlen, die Kinder in die Schule zu bringen und in die Arbeit zu gehen? Wer möchte sich nicht, wenigstens zeitweise, von der überwältigenden Angst und der körperlich empfundenen Anspannung befreit fühlen? Werden solche Motive auf nichtwertende Weise erkundet, kommuniziert die Fachkraft, dass sie die Mutter für eine vernünftige Person hält, die auf nachvollziehbare Weise zielgerichtet handelt. Eine solche Haltung ermöglicht es dem Klienten oft, offener für die nachteiligen Konsequenzen des Drogen- oder Alkoholgebrauchs zu werden und konstruktive Alternativen ins Auge zu fassen. Diese alternativen Verhaltensweisen können dann in den Prozess des elterlichen Widerstands gegen schädigendes Kindesverhalten eingeflochten werden. Hierzu gehört bspw. die

---

63 Siehe Teil I, Kapitel »Wie wird die Familie, Pflegefamilie oder pädagogische Einrichtung zum heilenden System?«.

Desensibilisierung (siehe Glossar) der Eltern gegenüber Angstauslösern im Kindesverhalten[64], das Erkennen und Verstärken elterlicher Selbstregulierungskompetenzen oder die Nutzung von Erdungstechniken im Alltag der Familie und bei der Vorbereitung konkreter Widerstandshandlungen.

Erkennen elterlicher Selbsregulierungskompetenzen

Jedem Gespräch, dass die Erscheinungen traumatischen Erlebens bei Erziehenden verständlich werden lässt, sollte unmittelbar eine Unterhaltung darüber folgen, mit welchen Kompetenzen sie ebendiesen Schwierigkeiten begegnen, oft ohne sich dessen selbst bewusst zu sein.

Zur Unterscheidung: Bei Vermeidungsverhalten, Nachgeben bzw. elterlichem Gehorsam handelt es sich *nicht* um elterliche Selbstregulierungskompetenzen. Es ist wichtig traumaerfahrenen Eltern zu helfen, selbst diese Unterscheidung zu treffen. Eltern, aber auch manche Fachkräfte unterliegen häufig einem Missverständnis in Bezug auf Selbstberuhigung und halten hochgradige Nachgiebigkeit dem Kind gegenüber für eine erfolgreiche »Strategie«: Die Angst der Eltern verringert sich dadurch, dass das Nachgeben auch unangemessener kindlicher Forderungen deren Aggressionsbereitschaft zeitweilig herabsetzt. Hier handelt es sich weder um Deeskalation noch um eine psycho-physiologische Selbstregulierung des elterlichen Erregungszustandes, sondern um einen komplementären Eskalationszustand. Wenn Eltern oder Erzieher nachgeben, weil sie eine aggressive, abwertende oder abweisende Reaktion des Kindes befürchten oder das Kind mit einer solchen Reaktion droht, zeigen sie Vermeidungsverhalten. Vermeidungsverhalten reduziert die elterliche Angst nur kurzfristig; längerfristig erhöht sich die Angstneigung der Erwachsenen noch weiter. Erwachsene wie Kind verstricken sich zunehmend in der Kontrollfalle.

Beim verzögerten Reagieren – wenn Eltern »das kalte Eisen schmieden« – handelt es sich jedoch nicht um ein Vermeidungsverhalten, sondern um eine konstruktive Vorgehensweise, die dem Körper erlaubt, die traumainduzierte psycho-physiologische Erregung zu senken. Diese bewährte »Strategie« des gewaltlosen Widerstands ermöglicht es Eltern oft erst, die eigenen Selbstregulierungskompetenzen zu aktivieren. Allerdings sind sie sich dieser Kompetenzen selbst meist noch nicht bewusst, und sie in den Vordergrund zu rücken, hilft, sie zu verstärken. Das Fallbeispiel von Ruth verdeutlicht das Aufdecken bereits bestehender Selbstberuhigungskompetenzen der Mutter:

---

64 Siehe Teil II, Kapitel »Systematische Desensibilisierung mit gewaltlosem Widerstand«.

Bei Ruth ist eine Borderline-Persönlichkeitsstörung diagnostiziert worden. Der erstgeborene Sohn Elias ist in Verwandtschaftspflege und hat mit Ruth keinen Kontakt. Dies hat mit einem tiefgreifenden Beziehungsriss in der erweiterten Familie zu tun. Ruth trennt sich mehrfach von John, dem Vater ihres zweitgeborenen Sohnes, des elfjährigen Finns und versöhnt sich wieder mit ihm. Die Wutausbrüche Finns lösen bei Ruth häufig einen hochgradigen Zorn aus. Wie wir im Gespräch feststellen, kompensiert ihr Zorn das zunächst kurzfristig empfundene Angstgefühl, wenn Finn sie bedroht. Sie schaltet sozusagen von Flight auf Fight um. Ähnlich reagiert sie auf John, wenn er frustriert und übermüdet von seiner Arbeit als Koch heimkommt, mit ihr streitet und Ruth mitunter auch bedroht: Ihre Reaktion pendelt zwischen existenzieller Furcht und dem Wunsch zu fliehen einerseits und einem überwältigenden Zorn andererseits. Es kommt dabei auch vor, dass sie ihrerseits John schlägt. Dies ist aber gefährlich, und John hat sie in der Vergangenheit auch schon körperlich verletzt. Finn unterliegt Kinderschutzmaßnahmen des Jugendamts, und Ruth ist besorgt, sie könnte auch ihn verlieren. Die Sozialarbeiterin des Jugendamts ist pessimistisch, was die Zukunftsaussichten der Familie betrifft, denn das familienpsychiatrische Gutachten besagt, dass es sich bei einer Borderlinestörung um ein chronisches Krankheitsbild handle. Ihre pessimistische Einschätzung – die sie der Mutter gegenüber auch deutlich zum Ausdruck bringt – verstärkt sich zudem dadurch, dass Ruth jeden Tag »kifft«: Sie sagt, sie könne ihr Leben sonst nicht aushalten.

Trotz allem schreit sie Finn nicht wie früher an, denn sie will ihn nicht verlieren. Als ich frage, wie ihr das denn gelinge, antwortet sie: »Ich muss raus, dann hau ich einfach ab.« Sie sieht es zunächst als negativ an, dass sie nicht, wie andere Mütter, im Umfeld des Sohnes bleiben kann, wenn dieser sie anschreit und beschimpft und sogar zu schlagen droht, dass sie nicht »damit umgehen kann, wenn er rot sieht.« Und dennoch wird in unserem Gespräch deutlich, dass ihr Weglaufen kompetent ist – da es ihr im Augenblick der eigene Zorn unmöglich macht, in Finns Gegenwart zu bleiben, ohne ihn ihrerseits zu schlagen oder zu beschimpfen, schützt sie ihn und sich selbst vor weiterer Konfrontation. Was noch fehlt, ist, wie sie »das Eisen schmieden wird, wenn es kalt geworden ist«, wie sie also zu einem späteren Zeitpunkt, bei dem ihr Erregungszustand sich gesenkt hat, handeln wird – aber dies können wir in einer zukünftigen Therapiestunde klären.

Im Vordergrund steht zunächst, wie sie beim Weglaufen die eigene Erregung reguliert. Es stellt sich heraus, dass Ruth, die in einer Sozialwohnung am Stadtrand lebt, oft in solchen schwierigen Situationen auf einem Feldweg zu einem Pferd läuft, das meist auf einer nahe gelegenen Wiese weidet. Sie hält dem Pferd Gras hin, streichelt seinen Kopf und drückt manchmal ihre Wange an die des Tiers. Dabei spürt sie eine Ruhe, die sie sonst nicht kennt, und sie kann auch weinen. Wir können schließlich das Weglaufen und die anschließende Selbstregulierung im Kontakt mit

dem Pferd zu kompetenten Reaktionen in einer ausweglos scheinenden Situation umdeuten. Dies eröffnet im Gespräch viele weitere Möglichkeiten, wie Ruth das eigene Erregungsniveau senken kann.
Wir nutzen auch das Pferdeszenarium zur Verankerung eines »sicheren Orts«[65].

Das Beispiel von Ruth verdeutlicht eine psychoedukative Arbeit in der Neuen Autorität, in der sich die Erkundung traumaausgelöster Reaktionen mit der Aufdeckung elterlicher Selbstregulierungskompetenzen verbindet. So ergeben sich für die Mutter weitere Handlungsoptionen. Das Schreien des Sohnes ist zum Auslösereiz für das Bedrohungsempfinden geworden, das sie mit John, mit früheren gewalttätigen Partnern und mit den eigenen Eltern assoziiert; ein Auslösereiz, der ein hohes Erregungsniveau, anfängliche Angst und dann Rage hervorbringt. Dies ist die problembezogene Geschichte. Sie kann jedoch auch den eigenen Erregungszustand regulieren, was ihr vorher nicht bewusst gewesen ist. Dies ist die Kompetenzerzählung. Im therapeutischen Gespräch ist dieser Handlungsstrang in den Vordergrund gerückt worden. Beide Geschichten, in Einklang miteinander gebracht, schaffen ein neues Narrativ der Mutter als einer Person, die positiv motiviert ist und über Ressourcen verfügt, die aktualisiert werden können, um ein Gegengewicht zur vorhandenen Traumabelastung zu bilden. Dieses neue Narrativ eröffnet neue Möglichkeiten: Wir können miteinander an der Erweiterung von Ruths Selbstregulierungskompetenz arbeiten, um ihr Bemühen um Deeskalation mit Finn zu unterstützen. Die Verankerung des »sicheren Orts« wird Ruth nutzen können, wenn wir im Elterncoaching schließlich zur Planung und Durchführung von gezielten Widerstandshandlungen übergehen, wenn also Ruth »das kalte Eisen schmieden wird«. Diese Art der psychoedukativen Arbeit ist keine »Belehrung« der Klienten über ihre psychischen Krankheiten durch die Expertinnen. Stattdessen fließt das »lokale«, selbstbezogene Wissen der Klientinnen *gleichberechtigt* mit dem traumabezogenen Expertenwissen des Elterncoaches in ein neues Verständnis ihrer Person ein.

---

65 Der »sichere Ort« ist eine ursprünglich aus der Hypnotherapie stammende, in vielen traumatherapeutischen Ansätzen verwendete Methode, bei der ein innerer Eindruck – z. B. ein Erinnerungsbild, ein Wort oder eine bestimmte Körperbewegung – als Auslösereiz für eine positive Erinnerung an eine Situation, in der sich die Klientin sicher gefühlt hat, etabliert bzw. verankert wird. Die Klientin lernt, ein Sicherheitsgefühl herzustellen, indem sie diesen inneren Auslösereiz in sich hervorbringt (siehe z. B. Dolan, 2009). Ich setze im Elterncoaching mit traumaerfahrenen Eltern den »sicheren Ort« in der Vorbereitung von aktiven Widerstandshandlungen ein, z. B. zur Selbststabilisierung vor einer »Ankündigung«.

Einfache Erdungsmethoden

Elterliche Angst lässt sich nicht therapeutisch eliminieren. Oft haben Eltern oder andere Erziehende Angst vor der eigenen Angst, und sie schrecken davor zurück, Handlungen zu planen oder durchzuführen, von denen sie wissen, dass sie in ihnen Angst auslösen werden. Denn meist haben sie bisher in solchen Fällen Angst als überwältigend erlebt und den damit einhergehenden affektiven Kontrollverlust als unerträglich empfunden. So stellt sich oft die unrealistische Auffassung bei Eltern wie bei Beratenden ein, dass Erstere nur dann mit Widerstand handeln können, wenn sie sich völlig ruhig fühlen – was nur selten der Fall sein wird! In der Arbeit mit Neuer Autorität wird viel Wert auf die Selbstkontrolle der Eltern gelegt, nicht aggressiv mit dem Kind zu eskalieren. Es ist ebenso ein Akt der Selbstkontrolle, nicht nachzugeben und jeglichen Widerstand aus Angst vor der erwarteten negativen Reaktion des Kindes zu vermeiden. Allerdings ist es gerade bei Eltern mit traumatischer Erfahrung nötig, dem erwarteten emotionalen Kontrollverlust vorzubeugen, indem daran gearbeitet wird, dass die Angst erträglich wird. Dies ist oft bereits dadurch möglich, dass sich der psycho-physiologische Erregungszustand leicht reduziert. Ein niedrigerer Erregungszustand lässt eher »langsames Denken« (Kahneman, 2014) zu, ein kognitiver Prozess, bei dem die betreffende Person weniger automatisch und affektbesetzt denkt, komplexere Sachverhalte zu erfassen vermag und Entscheidungen langsam statt spontan trifft. Erdungsmethoden (siehe Erdungsmethode 5–4–3–2–1 und die Methode der Atmungsfolge 7–11) unterstützen diesen Vorgang, wie das Fallbeispiel von Kirsten bezüglich der Weigerung, einer Forderung des Sohnes nachzukommen, zeigt:

Kirsten erklärt bei einer Sitzung in Bezug auf ihren Adoptivsohn Max: »Bisher konnte ich nie eine Grenze setzen, wenn er verlangt hat, dass ich ihm sein Essen ins Zimmer bringe. Schon beim Gedanken, ich würde ihm sagen, sein Abendessen stehe auf dem Küchentisch, anstatt es ihm hochzubringen, muss ich heulen, und es schüttelt mich am ganzen Körper.« Ich frage: »Was ist bisher in Ihnen vorgegangen, wenn Sie sich vorgenommen haben, ihm das zu sagen?«, und Kirsten antwortet: »Ich weiß, das ist lächerlich, aber jedes Mal denke ich, die Beziehung ist dann ganz vorbei, er wird überhaupt nicht mehr mit mir reden, wenn ich das tue, es ist alles vorbei.«

Der mittlerweile 24-jährige Max droht Kirsten etwa seit seinem zwölften Lebensjahr stets mit Beziehungsabbruch, wenn sie von ihm erwartet oder gar verlangt, dass er seiner Entwicklungsstufe gemäße Anforderungen erfüllt. Ihre Unsicherheit speist sich zum Teil aus ihrer Auffasssung, dass sein Verhalten auf seine aus der Zeit vor der Adoption stammenden Bindungsschwierigkeiten bzw. auf die Vernachlässigung in der Herkunftsfamilie zurückgehe. Sie spürt starke Angst, »ihn ganz zu verlieren«. Diese Angst hat sich seit der Trennung vom Adoptivvater, den sie als emotional misshandelnd erlebt hat und der mit dem Adoptivsohn keinen Kontakt aufrechterhält, noch weiter verstärkt. Die Drohung des Beziehungsabbruchs durch den Adoptivsohn – entweder implizit dadurch, dass er oft tagelang nicht mehr mit ihr spricht, oder explizit durch seine Vorwürfe und Anschuldigungen – hat ein Interaktionsmuster verstärkt, in dem er zum erwachsenen »Nesthocker«[66] geworden ist und eine problematische Abhängigkeit von der Mutter zeigt.

Immer dann, wenn Kirsten sich weigern will, seiner Abhängigkeit nachzugeben, lähmt sie die Furcht vor Beziehungsabbruch. Die Irrationalität der Gedanken, die mit dieser Angst einhergehen und ihr sagen, dass er sie für immer verlasse oder Suizid begehe, wenn sie ihm z. B. kein Essen aufs Zimmer bringe, erkennt sie selbst – später, wenn sich ihre Erregung gelegt hat.

In der Therapiesitzung ist ihr Erregungszustand niedrig genug, um rational zu denken. Wir arbeiten daran, wie sie die geplante »Dienstleistungsverweigerung« durchführen kann, ohne dabei »heulen« zu müssen. Sie übt mit meiner Hilfe eine einfache Methode zur Erdung ein: 5-4-3-2-1, die sie später daheim gezielt einsetzt, und zwar kurz bevor sie ihrem Sohn sagt: »Das Essen steht auf dem Küchentisch.« Unmittelbar, nachdem sie das gesagt hat, geht sie mit dem Hund spazieren, um sich weiter selbst zu regulieren und nicht etwa »rückfällig« zu werden. In der Nachbesprechung wird deutlich, dass die Klientin zwar immer noch Angst bei der Weigerung verspürt, ihrem Sohn das Essen aufs Zimmer zu bringen. Sie hat aber die Erfahrung gemacht, dass das Angstniveau erträglich ist und die Angst jedes Mal, wenn sie sich weigert, einer Forderung der Abhängigkeit nachzugeben, ein wenig mehr zurückgeht. Diese Erkenntnis ermutigt sie, weitere Schritte zu wagen.

Die zwei einfachen Erdungsmethoden, die ich hier vorstelle, können die Eltern, Pflegeeltern oder Pädagoginnen verwenden, um sich bei der Durchführung von Widerstandshandlungen emotional selbst zu regulieren. Es ist empfehlenswert, dass der Elterncoach die Methoden zunächst an sich selbst erprobt und einübt, um mit ihnen eigene Erfahrungen zu sammeln, bevor er seinen Klientinnen ihre Anwendung vermittelt.

Erdungsmethode: 5-4-3-2-1

Diese Erdungsmethode wurde von der lösungs- und hypnotherapeutisch orientierten Psychotherapeutin Yvonne Dolan (1991) entwickelt und findet mittler-

---

66 Siehe Omer u. Dulberger, 2021.

weile in weiten Bereichen der Psychotherapie und Beratung, vor allem in der Traumatherapie, aber auch in der Traumapädagogik Verwendung. Anders als bei den meisten Entspannungsübungen orientiert sich die Person an Außenreizen, da innere Bilder bei Eltern mit Traumaerfahrung leicht als bedrohlich erlebt werden und dissoziative Zustände hervorrufen können, Die Orientierung auf externe Sinnesreize wirkt der Dissoziationsgefahr entgegen. In der Arbeit mit Klienten, die angstbesetzten oder aggressiv reagierenden Kontrollverlust befürchten, kann diese Methode gezielt bei der Durchführung spezifischer Widerstandshandlungen eingesetzt werden.

Neben der Impulskontrolle kann die Methode auch als Einschlafhilfe, zur Reorientierung nach Flashbacks, zur Unterbrechung von Panikattacken und zum sogenannten »Gedankenstopp« verwendet werden, wenn ungewollte traumabezogene Gedankengänge oder ein »Sorgenkarussell« die Klientin belasten.

Vorgehensweise:
- Leiten Sie die Klientin an, ihre Aufmerksamkeit nacheinander zuerst auf fünf visuellen Sinneseindrücken ruhen zu lassen, dann auf fünf akustischen Sinneseindrücken und schließlich auf fünf Körperempfindungen der Körperoberfläche. Betonen Sie, dass die Aufmerksamkeit auf Körperempflindungen der *Körperoberfläche* ruhen soll, um einer verstärkten Wahrnehmung körperlicher Abläufe vorzubeugen, die – wie etwa Herzrasen, schnelles Atmen oder Übelkeit – mit erhöhter Erregung, Angstempfinden oder Zorn einhergehen.
- Im Anschluss bitten Sie die Klientin ihre Aufmerksamkeit jeweils auf vier visuellen, akustischen Sinnesreizen und auf vier Körperempfindungen der Körperoberfläche ruhen zu lassen.
- Schließlich soll sie das Ganze erst mit jeweils drei, dann mit zwei visuellen, akustischen und sensomotorischen Sinnesempfindungen durchführen und am Ende dann mit jeweils nur noch einer.
- Wenn Sie die Klientin in die Methode einführen, empfiehlt es sich zunächst, dass Sie sie bitten, die Sinnesreize laut zu benennen, z. B.: *»Ich sehe einen Baum vor dem Fenster; meine Handtasche; ich sehe die Zimmertür. Ich höre den Verkehrslärm; ein Kind lacht; ich höre wieder den Verkehrslärm. Ich fühle meinen Rücken gegen den Stuhl; ich kann den Boden unter meinen Füßen fühlen; meine Nase ist kalt.«*
- Helfen Sie der Klientin, sich Zeit zu lassen, denn gerade Menschen mit chronisch hohem Angstniveau können dazu neigen, durch die Übung »durchzurasen«. Nach jeder Äußerung ihrer Klientin können Sie kurz etwas sagen und

- diese kommentieren, z. B.: *»Gut«, »Okay«, »Sehr gut.«* Viele Klienten warten dann auf Ihre Kommentare, und es verlangsamt sich damit die Durchführung der Übung.
- Die einzigen Regeln sind sogenannte Erlaubnisregeln. Sagen Sie der Klientin, es sei in Ordnung, wenn sich ihre Wahrnehmung wiederhole. Es sei auch in Ordnung, wenn sie verwirrt sei: *»War ich bei 5 oder bereits bei 4? War ich noch beim Hören oder schon beim Fühlen?«* Sie können der Klientin sagen, dass Verwirrung oft ein Zeichen von Entspannung darstelle.
- Die Klientin soll jeden Abend beim Schlafengehen und wenn möglich am Morgen nach dem Aufwachen 5-4-3-2-1 üben. Mit der Übung verbessert sich die Beruhigungswirkung. Eine mögliche positive »Nebenwirkung« ist, dass die Übung bei chronischen Schlafstörungen das Einschafen erleichtern kann.
- Besprechen Sie in der nächsten Sitzung, bei welchen neuen Handlungsschritten die Klientin die Erdungsmethode einsetzen kann.
- Wenn die Klientin die Methode einsetzt – z. B. vor einer »Ankündigung«, einem »Sit-in« oder einer Weigerung, aber wenig Zeit hat, kann die Übung auch auf 3-2-1 verkürzt werden.

Erdungsmethode: Atmungsfolge 7-11

Diese Methode dient dem Unterbinden der Hyperventilation, die oft bei Eltern auftritt, die schwere traumatische Vorerfahrungen erlitten haben. Viele Klienten – vor allem solche, die früher Partnerinnengewalt oder als Kind Elterngewalt erlebt haben – neigen zur Hyperventilation, wenn sie sich vom eigenen Kind physisch bedroht fühlen. Hyperventilation ist eine übermäßig schnelle Atmung, die durch Angst ausgelöst werden kann und als unfreiwillig erlebt wird. Die Erfahrung der Hyperventilation selbst wird wiederum oft als innerer Kontrollverlust erfahren und erhöht somit das Bedrohungsempfinden.

Vorgehensweise:
- Erklären Sie, wozu die Methode dient, und leiten sie den Klienten an, die »7-11«-Atmungsfolge durchzuführen: Er soll beim Einatmen langsam bis 7 und beim Ausatmen ebenso langsam bis 11 zählen.
- Achten Sie als Beraterin auf die eigene Atmung und auf Ihr eigenes Erregungsniveau. Führen Sie gegebenenfalls selbst die Atmungsfolge durch.
- Sie können den Klienten auffordern, sich ein *nur leicht angstauslösendes* Verhalten des Sohnes oder der Tochter vorzustellen, um dann bei Beschleunigung der Atmung eine »7-11«-Atmungsfolge herbeizuführen. Erinnern Sie

> den Klienten, wenn nötig, daran, mit der Atmung 7–11 zu beginnen! (Dies ist *kein* geeigneter Zeitpunkt, »nicht direktiv« zu sein!)
> - Nachdem die Atmung stabilisiert worden ist, kann es hilfreich sein, mit der Erdungsmethode 5-4-3-2-1 fortzufahren, um das Erregungsniveau weiter zu senken.

Erdungs- bzw. Atemregulierungsmethoden ermöglichen es selbst Eltern, die sehr schwere Traumata erfahren haben, sich der eigenen Angst zu stellen sowie zielgerichtet und geplant zu handeln. Auf diese Weise desensibilisieren sie sich in Bezug auf Angstauslöser im Kindesverhalten. Mit solcher Desensibilisierung beschäftigt sich das nächste Kapitel.

Systematische Desensibilisierung mit gewaltlosem Widerstand

Es ist eine weitverbreitete Annahme, Klientinnen könnten grundsätzlich nichts tun, vor dem sie Angst haben, und sie müssten erst diese Angst verlieren, um mit Neuer Autorität handeln zu können. Kontrollverlust kann verschiedene Formen annehmen, wie etwa schwere Dissoziation, Panikattacken, Hyperventilieren oder Flashbacks. Können Eltern jedoch ihr Erregungsniveau ausreichend senken, müssen sie nicht mehr angstauslösende Situationen, die durch feindselige oder aggressive Reaktionen ihres Kindes hervorgerufen werden, meiden. Vor allem aber bietet der gewaltlose Widerstand traumaerfahrenen Eltern viele Möglichkeiten, angstbesetzte Situationen meistern zu lernen und so traumatische Belastung *abzubauen*. Damit wird der gewaltlose Widerstand zur Traumatherapie – selbst dann, wenn das Elterncoaching nicht von einem Traumatherapeuten durchgeführt wird.

Was ist systematische Desensibilisierung?

In der von Joseph Wolpe entwickelten verhaltenstherapeutischen Methode der systematischen Desensibilisierung (Maercker u. Weike, 2018) konfrontiert sich eine Person stufenweise mit angstauslösenden Reizen unter kontrollierten Bedingungen. Sie bedient sich dabei eines Entspannungsverfahrens, um das eigene Angstniveau herabzusetzen. Durch die wiederkehrende Konfrontation mit dem Auslösereiz verringert sich allmählich die Angstbereitschaft der Person.

Dieser verhaltenstherapeutischen Methode wird zwar mitunter vorgeworfen, durch die Verwendung von Entspannungsmethoden Vermeidungsverhalten zu fördern. Sie eröffnet aber gerade Eltern, die nicht nur mit einer lebens- und familiengeschichtlichen Traumabelastung zu kämpfen haben, sondern auch mit der gegenwärtigen Reaktivierung des traumatischen Erlebens durch das Verhalten ihres Kindes, die Möglichkeit, sich den potenziell angstauslösenden Verhaltensweisen zu stellen, ohne einen völligen Kontrollverlust befürchten zu müssen.

Der gewaltlose Widerstand schafft durch die sorgfältige Planung der Handlungsschritte in der Beratungssitzung kontrollierte Bedingungen, unter denen die Selbstkonfrontation mit dem angsauslösenden Kindesverhalten stattfindet. Gewaltfreie Widerstandshandlungen werden damit quasi automatisch zu Desensibilisierungsübungen. Anders als in der klassischen systematischen Desensibilisierung kann jedoch nicht mit einer stufenweise aufbauenden Abfolge von Selbstkonfrontationen vorgegangen werden – das Verhalten des Kindes lässt sich nicht stufenweise regulieren! Die kontrollierten Bedingungen werden dadurch geschaffen, dass eine sorgfältige Risikobewertung vorgenommen wird und jeweils realistisch durchführbare Handlungen der Erwachsenen für bestimmte im Voraus erwartete Situationen geplant und eingeübt werden. Dadurch, dass die Eltern oder Erziehenden dann in reellen Situationen positive gewaltlose Aktionen durchführen, bringen sie jene Auslösereize hervor, die sie bisher selbst vermieden haben.

Meist birgt die tatsächlich erfolgte Reakion des Kindes viel weniger Risiko, als es die Erwachsenen vorausgesehen haben. Dies mag verschiedene Gründe haben:
- In der angstvollen Vorstellung von Eltern mit traumatischer Erfahrung wird oft das Worst Case Scenario heraufbeschworen. Die Realität erweist sich oft als weniger schlimm als der unrealistische Pessimismus der Eltern.
- Hochgradige Angst bei Eltern wird von manchen Kindern mit Situationen aus der Vergangenheit assoziiert, in denen sie Partner- oder Elterngewalt erlebt haben, aber der nicht misshandelnde Elternteil Kontrollverlust erlitt oder die Konfrontation mit dem Gewalttäter vermied. Die elterliche Angst vor dem Kind löst somit das kindliche Trauma einer existenziellen Bedrohung aus: Anstatt aber selbst die Angst zu spüren, reagiert das Kind mit einer erlernten Aggression. Zeigen die Eltern weniger Angst, weil sie auf innere Ressourcen wie Selbstberuhigungsmethoden, auf erlernte Ressourcen wie Atem- oder Erdungstechniken und auf zwischenmenschliche Ressourcen zurückgreifen können, wird das Kind die gegenwärtige Situation nicht mit traumabesetzten Erinnerungen assoziieren. Die elterliche Angst fällt als Aggressionsauslöser für das Kind weg.
- Die soziale Wahrnehmungsfähigkeit der Eltern, die auf Ressourcen zurückgreifen, ist besser, als wenn sie einem Bedrohungsempfinden unterliegen. Sie sind viel eher dazu in der Lage, besonnen statt mit Kurzschlusshandlungen zu reagieren, sich auf das Kind einzustimmen, zwischenmenschliche Resonanz mit dem Kind herzustellen und empathisch die psychischen Bedürfnisse des Kindes zu berücksichtigen[67].

---

67 Siehe Teil IV, Kapitel »Das traumaerfahrende Kind: Theoretische Integration«.

- Die Versöhnungsgesten bzw. Beziehungsgesten der Neuen Autorität stellen aus bindungstheoretischer Sicht eine neue Erfahrung für das Kind dar, das in der Vergangenheit in der Familie ein hohes Konfliktpotential ohne konfliktlösende Interaktionen erlebt hat. Mit der häufigen Verwendung von Versöhnungsgesten[68] kann sich die Konfliktbereitschaft des Kindes senken; Feindbilder lassen sich schwerer aufrechterhalten. So unangenehm und ärgerlich eine Mutter ist, die mit ihrer Freundin zusammen beim Sit-in danach fragt, wie sich der Jugendliche in Zukunft selbst kontrollieren will, wenn er aus Wut die Einrichtung zu zertrümmern bereit ist – als Feindin wird die Mutter nicht mehr erlebt.
- Die Gegenwart von Unterstützern bei gewaltlosen Widerstandshandlungen hemmt die Aggressionsbereitschaft des Kindes bzw. der Jugendlichen.[69]
- Ein Vater, der nicht mehr der Beziehungslogik der Kontrolle folgt, weiß, wann er das Sit-in abbrechen wird. Er fühlt sich nicht mehr dazu verpflichtet, es verbissen bis zum bitteren Ende durchstehen oder »diesmal die Oberhand gewinnen« zu müssen. Er weiß, dass ein Rückzug sinnvoll ist, wenn die Situation außer Kontrolle zu geraten droht (was aber meiner Erfahrung nach viel seltener als erwartet geschieht).

Nimmt man all die aufgelisteten Faktoren zusammen, wird deutlich, dass die Bedingungen der Desensibilisierungssituation hochgradig kontrolliert sind. Die Erfahrung zu machen, dass sie ohne Kontrollverlust die eigene Angst aushalten können, ermutigt Eltern zum nächsten Schritt im gewaltlosen Widerstand gegen das Kontrollverhalten des Kindes, so dass ihre Angst sich noch weiter verringern lässt.

Das Elterncoaching mit gewaltlosem Widerstand ist jedoch kein einzeltherapeutisches Verfahren, sondern ein systemischer Zugang zur Beziehungsänderung in der Familie. In Teil I wurde eingehend untersucht, wie ein emotional sicheres Unterstützernetzwerk um die mehrfachbelastete Familie herum aufgebaut wird, damit die Kernfamilie selbst zum heilenden System werden kann. Es stellt sich nun die Frage: Wie fördert die Beziehung zur emotional sicher positionierten Unterstützerin die Desensibilisierung der Eltern?

---

68 Siehe Teil IV, Kapitel »Der Sorgedialog«.
69 Dies widerspricht der Auffassung, traumatisierte Kinder reagierten ohne jede Fähigkeit zur Selbstkontrolle, wenn sie aggressiv bzw. gewalttätig werden; siehe Kapitel 12.

Erdung durch sensomotorische Resonanz

Wir haben bisher die Erdung der Eltern aus einer intrapsychischen Perspektive betrachtet: Wie können die bereits vorhandenen Selbstberuhigungskompetenzen der Eltern verstärkt werden? Mit welchen einfachen Erdungsmethoden lassen sich Szenarien herbeiführen, in denen die Eltern selbstregulierend keinen Kontrollverlust befürchten müssen? Weniger berücksichtigt wurde bisher, wie sich die *verkörperte Präsenz der Unterstützerin* auf die Selbstregulierung der Mutter auswirken kann und wie wir eine solche Wirkung therapeutisch nutzen können.

Wir können uns vorstellen, wie der Gitarrenkörper mitschwingt, wenn die Saiten des Instruments gezupft werden. Als Sinnbild für die neuronale Resonanz zwischen zwei Körpern kann uns diese Vorstellung verdeutlichen, welches Veränderungspotential der emotional sicheren Beziehung zwischen Eltern und Unterstützern innewohnt. Siegel (2012) verdeutlicht, wie eine »neuronale Landkarte« entsteht, die das Gehirn dazu animiert, das Verhalten und das innere Erleben des Gegenübers zu reproduzieren, wenn beide Menschen aufeinander eingestimmt sind:

»Spiegelneurone kartografieren Motivationszustände bei anderen Menschen, und sie bereiten uns darüber hinaus darauf vor, intentionales Handeln zu imitieren. Es hat sich auch erwiesen, dass diese Neuronen es uns ermöglichen, die innere Befindlichkeit anderer Menschen zu simulieren. Wir nehmen das wahr, was sich oft in *nonverbalen* Signalen anderer äußert und vermitteln diese Wahrnehmung dann an die *subkortikalen* Regionen, wodurch wir unseren Körperzustand, die Aktivierung des *Hirnstamms* und die Funktion des limbischen Systems verändern. Diese unmittelbaren subkortikalen Veränderungen werden wiederum nach oben durch die *Insula* an den *mittleren präfrontalen Kortex* vermittelt, mit dem wir uns unseres inneren Zustandes bewusst werden, und zwar durch eine Repräsentation des Körperzustandes, die man als *somatische Landkarte* bezeichnet« (S. 19, Übers. P. J.).

Spiegel bezeichnet diesen Prozess als interpersonale Resonanz und die dabei involvierten neuronalen Aktivierungen als »Resonanzkreise«. Von zentraler Bedeutung für die Aktivierung dieser Resonanzkreise ist die Aufmerksamkeit gegenüber den nonverbalen Körpersignalen des anderen, die erst eine Einstimmung aufeinander ermöglicht. Diese Aufmerksamkeit ist Siegel zufolge der Schlüssel zur Flexibilität unserer eigenen Reaktionsfähigkeit. Die Resonanz habe sowohl eine tiefgreifende Wirkung auf das Wohlergehen der beteiligten Personen als auch auf den Zusammenhalt und die Gesundheit des Paares oder der Gruppe. Es bildet sich ein »integriertes Wir« (S. 34). Spiegel führt aus, dass diese

Form der »integrativen Kommunikation« entstehe, wenn die Einstimmung auf die innere Befindlichkeit des anderen im Rahmen einer anteilnehmenden Haltung erfolge. Aus der zwischenmenschlichen Einstimmung in solchen integrativen Beziehungen kann die emotionale Selbstregulierung der Eltern hervorgehen.

Wie bereits erörtert, ist sich eine Mutter oder ein Vater mit Traumaerfahrung oft der physischen Gegenwart eines emotional sicheren Unterstützers nicht mehr gewahr. Die Aufmerksamkeit wird von den Körpersignalen der Unterstützerin abgezogen, wenn sich die überhöhte elterliche Wachsamkeit (Hypervigilanz) auf die erwartete Bedrohung durch das Kind richtet. In solchen Fällen kann der Berater es Eltern und ihren Unterstützerinnen ermöglichen, eine hochwirksame sensomotorische, das Zusammenspiel von Sinneswahrnehmungen und Bewegungen betreffende Resonanz aufzubauen. Das Fallbeispiel von Mira verdeutlicht dies:

Miras Kinder Sameena und Rafi wurden jahrelang vom inzwischen verstorbenen Vater physisch misshandelt und sexuell missbraucht, Mira erlitt Partnergewalt.

Nachdem Mira vom sexuellen Missbrauch an ihrer Tochter Sameena durch einen Jugendlichen erfahren und dies ans Jugendamt gemeldet hat, fühlen sich die Familienmitglieder auf mehrfache Weise bedroht: Das Jugendamt leitet eine Kinderschutzuntersuchung ein, als sich herausstellt, dass die Mutter einen *früheren* sexuellen Missbrauch an der Tochter durch einen anderen Jugendlichen nicht gemeldet hatte[70]. Mutmaßliche Freunde des inzwischen angezeigten Jugendlichen drohen der Familie anonym mit Mord und Brandstiftung, falls Sameena vor Gericht aussagen sollte, und die Familie, die südasiatischer Herkunft ist, wird einer rassistischen Facebook-Kampagne ausgesetzt.

Im Zuge des Bedrohungsempfindens schnellt die Aggressionsbereitschaft Rafis gegenüber seiner Mutter und seiner Schwester in die Höhe, und Mira hat zunehmend Albträume und Flashbacks aus der Zeit, in der der Vater die Familienangehörigen, meist in betrunkenem Zustand schlug und sie und die Kinder einsperrte. Rafi gegenüber setzt sie keine Grenzen mehr, hat Angst vor ihm und meidet seine Gegenwart. Sameena geht nicht mehr aus dem Haus und weigert sich, in die Schule zu gehen. Wenn der Bruder Rafi daheim ist, verbringt sie die meiste Zeit im kleinen

---

70 Um dem kritisch-vorschreibenden Charakter dieser Untersuchung entgegenzuwirken, wurde ein Gespräch mit der Sozialarbeiterin des Jugendamtes, der Mutter und den Unterstützerinnen der Familie durchgeführt. Es wurden im Rahmen der »Signs of Safety«-Methodik (Turnell et al., 2013) lösungsorientierte Fragen danach gestellt, wie es Mira diesmal gelungen sei, den sexuellen Missbrauch ihrer Tochter zu melden, und welcher Entwicklungsgang zu dieser Befähigung geführt habe.

Garten hinter dem Reihenhaus, sogar wenn es regnet. Die Familie, die bereits auf große Fortschritte mit Neuer Autorität zurückblickt, erlebt gerade einen Rückschlag.

Wir arbeiten mit lösungsorientierten Fragen für Rückfälle in der Neuen Autorität[71]. Dadurch ermutigt, entschließt sich Mira, einen Sit-in mit Rafi durchzuführen, um ihm zu verdeutlichen, dass sie einerseits versteht, was seine Bedrängnis ausgelöst hat, aber andererseits seine Aggression nicht akzeptieren kann, weil sie destruktiv ist und alle miteinander in noch größere Bedrängnis bringt. Das Sit-in soll ihm verdeutlichen, dass seine Mutter und die Helfer der Familie von ihm erwarten, sich in Zukunft selbst zu kontrollieren, wenn er aggressive Impulse spürt, um dann später seine Not mitzuteilen[72], wenn er ruhiger geworden ist. Sie bringt in die nächste Sitzung zur Vorbereitung eine Unterstützerin mit, die sich stets allen Familienmitgliedern, auch Rafi gegenüber emotional sicher positioniert hat und als Zeugin dem Sit-in beiwohnen soll.

Während wir im Rollenspiel das Sit-in einüben, fängt Mira an, leicht hin- und herzuschaukeln und vor sich her zu summen. Es stellt sich heraus, dass sie – wie in kritischen Situationen mit Rafi zuhause – spontan dissoziiert oder in ihren eigenen Worten: »im Kopf auf eine ferne Insel« geht. Es entwickelt sich, beginnend mit einer Normalisierung der Dissoziationsreaktion, folgender Dialog:

P. J.: »Wer die Bedrohung nicht physisch vermeiden kann, tut dies im Kopf; das macht völlig Sinn. Was haben Sie sich vorgestellt, was Rafi tut?«
MIRA: »Er rast auf mich zu, greift mich an.«
P. J.: »Wird er das auch tun, wenn Cynthia im Zimmer mit dabei ist?«
MIRA: »Nein, dann tut er das nicht, nicht vor Cynthia.«
P. J.: »Aber Cynthia sitzt ja neben Ihnen!«
MIRA: »Das habe ich völlig vergessen.«

Wir führen daraufhin die sensomotorische Resonanzübung durch, um einer möglichen Dissoziation von Mira im Sit-in vorzubeugen und zu verhindern, dass sie einen angstbesetzten Kontrollverlust erleidet. Am darauffolgenden Tag gelingt es Mira, das Sit-in mithilfe Cynthias ohne dissoziativen Kontrollverlust durchzuführen.

---

71 Siehe Teil II, Kapitel »Rückschläge überwinden«.
72 Eine solche Art der Mitteilung in einem Sit-in enthält ein kindfokussiertes Element (siehe Teil IV), indem die Mutter ihre Nichtakzeptanz der Aggression mit einer empathischen Rückmeldung an den Sohn verbindet, die ihm ihr Mitgefühl verdeutlichen soll und einen möglichen Lösungsweg aufzeigt. Während wir meines Erachtens keinesfalls davon ausgehen sollten, dass alle aggressiven Verhaltensweisen von traumaerfahrenen Kindern oder Jugendlichen unmittelbar von empfundener Not ausgelöst werden, wies doch in diesem Beispiel vieles darauf hin, dass es hier der Fall zu sein schien.

Das Beispiel verdeutlicht, wie eine Desensibilisierung selbst bei Eltern möglich ist, die sich sehr schwer belastet fühlen, indem sie sich in der sensomotorischen Resonanz mit einer Unterstützerin erden, die ihnen emotional sicher gegenübertritt. Sie können so sehr schnell von einer akuten Traumareaktion in einen Präsenzbewusstseinszustand hinüberwechseln[73]. Sich selbst als stark und präsent erlebend, gelingt es Mira im Fallbeispiel auf diese Weise, in der Widerstandshandlung des Sit-ins ihre Elternpräsenz zu erhöhen. Aus systemischer Sicht leitet sie damit erneut transformative Interaktionsmuster[74] ein, welche die pathologiebedingten Interaktionsmuster ablösen, die in der erlittenen Rückschlagssituation wieder vermehrt aufgetreten waren.

Der Übergang von einem traumatischen Bewusstseinszustand in einen Bewusstseinszustand der Präsenz kann *unmittelbar* erfolgen, wenn die sensomotorische zwischenmenschliche Resonanz fokussiert wird. Voraussetzung dafür ist natürlich die Beziehung zur Helferin, von der die Mutter erwartet, dass sie sich emotional sicher positionieren wird. Die Methode der sensomotorischen Resonanzübung wird anhand des Beispiels des Sit-ins erklärt; sie kann jedoch in jeder Situation eingesetzt werden, in der Eltern mit traumatischer Erfahrung gewaltlose Aktionen durchführen wollen, sich dabei aber überfordert fühlen und Kontrollverlust bzw. spezifische Traumareaktionen bei sich selbst befürchten.

Methode: Die sensomotorische Resonanzübung

Diese Übung wird in der Vorbereitung einer gewaltlosen Widerstandshandlung eingesetzt, welche die Klientin zusammen mit einem emotional sicheren Helfer durchführen will, um einem elterlichen Kontrollverlust vorzubeugen.

Vorgehensweise:
- Bitten Sie die Klientin, eine Person in die Therapie einzuladen, mit der sie sich emotional sicher fühlt.
- Verwenden Sie einen leeren Stuhl, der das Kind repräsentieren soll. Die Klientin bestimmt, wie nahe der Helfer sitzen soll, und arrangiert die Stühle so, dass sie sich etwas ruhiger fühlt.
- Bitten Sie die Klientin, sich in den Stuhl des Kindes zu setzen, um sich zu vergewissern, dass die Sitzanordnung weder bedrohend noch zurückweisend aufs Kind wirkt, sondern deeskalierend und das Kind mit einschließend. Falls notwendig, kann die Klientin die Sitzanordnung weiter verändern, vergewis-

---

73 Siehe Teil II, Kapitel »Elternpräsenz und Selbstwahrnehmung«.
74 Siehe Teil II, Kapitel »Zuversicht und Selbstvertrauen«.

sert sich dabei aber, dass die Nähe zum Helfer ausreicht, um sich ruhiger zu fühlen. Sie arrangiert die Stühle so lange, bis die Anordung für sie selbst beruhigend ist, aber gleichzeitig nicht konfrontativ dem Kind gegenüber wirkt.
- Fragen Sie als Nächstes den Helfer, ob es ihm recht sei, wenn die Klientin ihn körperlich näher betrachtet.
- Bitten Sie die Klientin, ihren Helfer näher anzusehen: »*Was fällt Ihnen am Körper von ...* (dem Helfer) *auf?«* (sieht z. B ruhig aus, stark, in sich ruhend). Bitten Sie die Klientin, sich spezifisch zu äußern: »*Was genau merken Sie am Körper von ...* (Helfer)*, das Ihnen sagt, dass er ruhig ist? Wo sehen sie das?«* (z. B. im Schulterbereich, an der entspannten, aufrechten Haltung, am langsamen, tiefen Atmen). »*Sehen Sie sich das weiter an«* (die Körperteile des Helfers) – »*Welche Wirkung hat das auf Ihren eigenen Körper? Wo spüren Sie das? Was fühlen Sie dabei? Welche Gedanken kommen in Ihnen auf?«*
- Bitten sie die Klientin, auf den leeren Stuhl zu sehen und sich vorzustellen, ihr Kind sitzt dort: »*Was ist das Schlimmste, das Sie sich vorstellen, was ...* (das Kind) *während dieses Sit-ins IN GEGENWART VON ...* (Helfer) *tun könnte? Welche Wirkung hat das auf Ihre Körperreaktion? Wo spüren Sie das? Welche Gefühle empfinden Sie dabei? Welche Gedanken kommen in Ihnen auf? Welchen Bewegungsimpuls spüren Sie, jetzt im Augenblick?«*
- Bitten Sie die Klientin nun, sich beiden Auslösereizen gleichzeitig auszusetzen, bis sie in sich eine integrierte Reaktion verspürt: »*Schauen Sie bitte zwischen ... (*dem Helfer) *und ...* (dem Kind) *hin und her ... nehmen Sie sich Zeit ... bis Sie merken, wie sich etwas in Ihnen verändert, eine innere Umwandlung. Sagen Sie mir, wenn das geschehen ist.«*
- Fragen Sie, wie sich die innere Umwandlung auf die inneren Reaktionen der Klientin auswirkt: »*Was spüren Sie jetzt im Körper? Wo spüren Sie das? Was fühlen Sie? Welche Gedanken kommen in Ihnen auf? Wie erleben Sie sich selbst als Person jetzt im Augenblick? Wie erleben Sie jetzt im Augenblick Ihr Kind? Welches andere Bild vom Kind steigt in Ihnen auf, neben dem Bild des aggressiven/feindseligen/abwertenden/abweisenden Kindes?«*
- Fragen Sie die Klientin im Anschluss: »*Wie werden Sie wissen, dass Sie auf Ihren Helfer schauen müssen?«* Wiederholen Sie dann die Antwort der Klientin und schließen Sie die Frage an: »*Wenn Sie nicht selbst merken sollten, dass Sie auf ihn schauen müssen, möchten Sie, dass ...* (Helfer) *sich bemerkbar macht, wenn er merkt, dass Sie diese* (unerwünschte) *Reaktion haben? Was soll er tun?«* (z. B. sie am Arm berühren, den Augenkontakt herstellen).
- Bitten Sie den Helfer, das zu tun, worum die Klientin bittet. Die Klientin soll währenddessen den Helfer so lange korrigieren, bis es sich richtig anfühlt.

- Fragen Sie den Helfer: »*Wie werden Sie merken, dass* ... (Klientin) *diesen Impuls braucht?*«
- Fragen Sie die Klientin noch einmal, ob es ihr recht sei, dass der Helfer von sich aus den Impuls gibt (sie z. B. am Arm berührt), ohne darum gebeten worden zu sein.
- Um sich der Wirkung der Übung zu vergewissern, können Sie die Klientin bitten, auf einer Skala von 1 bis 10 zu bestimmen, wie gut sie sich für das Sit-in vorbereitet fühlt.
- Vereinbaren Sie die nächste Sitzung zu einem Zeitpunkt nach dem Sit-in. Sie können in dieser sich anschließenden Sitzung dann ein Debriefing mit lösungsorientierten Fragen durchführen, um den Fokus der Klientin auf die eigenen inneren Ressourcen, ihre zwischenmenschlichen Ressourcen und das Erleben elterlicher Stärke zu richten[75].

Teil II dieses Buches hat sich mit der Überwindung von traumatischen Reaktionen bei Eltern oder Erziehenden durch eine zugleich ressourcen- und traumaorientierte Methodik im Elterncoaching mit gewaltfreiem Widerstand beschäftigt. Dies ist von besonderem Belang, weil zum einen traumaerfahrene Eltern selbst ein Anrecht darauf haben, von Traumafolgen zu genesen, zum anderen aber der Präsenzbewusstseinszustand notwendig ist, damit Eltern einen Fokus auf das Kind entwickeln können. Wer sich nicht mehr bedroht fühlt, sich selbst nicht mehr als Opfer erlebt, dem kann es gelingen, die Aufmerksamkeit auf das Kind als ganze Person zu richten, sich auf das Kind einzustimmen und anteilnehmend auf die emotionalen Bedürfnisse des Kindes zu reagieren. Der mittlere präfrontale Kortex kann dann in der Eltern-Kind-Beziehung wieder aktiv werden.

Nicht alle Reaktionen von Eltern, Pflegeeltern oder Erziehenden in Systemen mit mehrfachen Herausforderungen entsprechen jedoch dem Bild des Traumas im engeren Sinn. Legen wir Weingartens (2003) Verständnis des »Common Shock« unserer Betrachtung des elterlichen Erlebens zugrunde, sehen wir Formen der Verletzung, die über die reine Überlebensbefindlichkeit hinausgehen. Eltern, die sich häufig in der Opferposition befunden und zudem keinen unmittelbaren Zugriff auf das Bewusstsein haben, für das Kind von Belang zu sein, können eine tiefgreifende Sinnkrise erleben. Eine besondere Empfänglichkeit für eine solche Sinnkrise besteht oft bei Eltern, die emotionaler Misshandlung ausgesetzt gewesen sind, welche nach und nach oft systematisch ihr Selbstwert-

---

75 Siehe Teil II, Kapitel »Zuversicht und Selbstvertrauen«.

gefühl untergraben hat. Die Sinnkrise kann sich noch weiter verstärken, wenn sie kritisch-vorschreibender Kommunikation aus dem weiteren System um die Familie herum ausgesetzt sind. Die Anfälligkeit für das Erleben, sich nicht mehr von Belang zu fühlen, kann sich jedoch auch in den Unsicherheiten von Adoptiveltern, Pflegeeltern und Erziehenden äußern, mit denen ebenfalls oft kritisch-vorschreibend kommuniziert wird. Der dritte Teil dieses Buches handelt davon, wie das elterliche oder erzieherische Empfinden der sinnstiftenden Bedeutung für das Kind wiedererlangt werden kann. Dies ist für die Heilung der Erwachsenen selbst und dafür notwendig, dem Übergang zu einem Kindesfokus (siehe Glossar) in der Neuen Autorität den Boden zu bereiten. So wird es schließlich auch dem Kind mit schwerer aversiver Vorerfahrung möglich, sich in der Sorge der Eltern oder Erziehenden verankert zu fühlen.

Teil III
Übergänge: Von der Löschungserfahrung zum Mattering

Mattering und Löschungserfahrung – die existenzielle Sinnkrise des Elternseins

Der ursprüngliche Ansatz des systemischen Elterncoaching geht davon aus, dass die Eltern das Gefühl der Hilflosigkeit überwinden und ihre Präsenz erhöhen können, indem sie zielgerichtet im Rahmen einer fortgesetzten, methodisch geplanten und systematischen Auseinandersetzung immer wieder in Aktion treten, anstatt spontan zu reagieren (Dulberger u. Jakob, 2018).

Diese Grundlage des gewaltlosen Widerstands lässt jedoch eine wichtige Dimension der Elternexistenz aus: das elterliche *Bedürfnis*, für das Kind in einem wechselseitigen Prozess[76] Sorge tragen zu können.

Mattering: Von Belang sein als Eckpfeiler der elterlichen Identität

Sein Selbstkonzept kann untergraben und zum Einsturz gebracht werden, wenn der Erwachsene sich nicht mehr bewusst ist, relevant für das Kind und dessen Entwicklung und Wohlergehen zu sein. Dies liegt meines Erachtens am Fehlen von *Responsivität*: Das Kind reagiert bzw. antwortet nicht auf die Kommunikationssignale der Eltern und weist alle elterlichen Sorgeangebote ab. Reis (2014) beschreibt Responsivität als ein grundlegendes Merkmal enger zwischenmenschlicher Beziehungen, das die Beziehung aufrechterhalten und sich weiterentwickeln hilft. Marshall und Lambert (2006) konnten in einer qualitativen Untersuchung mit 37 Eltern feststellen, dass sich ein zentraler Aspekt des elterlichen Selbstwirksamkeitsgefühls aus der inneren Sicherheit ableitet, für das Kind von Bedeutung zu sein. Diese Erfahrung des Erwachsenen ist jedoch nicht festgeschrieben, sondern steht in ständiger Abhängigkeit vom jeweiligen Kindesverhalten (De Mol, Reijmers, Verhofstadt u. Kuczynski, 2018). Kurz-

---

76 Dieser wechselseitige Prozess wird in Teil IV, Kapitel »Der Sorgedialog« ausführlich beschrieben.

gefasst: Eltern und Erziehende haben das Bedürfnis, *fortlaufend zu spüren, dass sie vom Kind gebraucht werden*. Im Elterncoaching ist uns deutlich geworden, dass diese Empfindung schwindet und zuletzt ganz verschwindet, wenn das Kind über einen längeren Zeitraum hinweg auf die Sorgeangebote mit Gewalt und Aggression, vor allem aber auch mit Ablehnung, Zurückweisung und Entwertung reagiert (siehe Abb. 11). Wir erfahren in der Therapie oft, dass dann das Selbstkonzept der Eltern als ganze Person in Frage gestellt wird (Beckers et al., 2021). Eine Klientin sagte mir: »Meine Bedeutung im Leben, wer ich bin, ist, Mutter zu sein, und er sagt mir ständig, dass ich das nicht mehr bin.« Sie drückt damit eine Krise ihrer *Identität* aus – eine Identität, die gefährdet ist, weil ihr die Bestätigung durch ihren Sohn fehlt.

Wenn der Vater bzw. die Mutter gleichzeitig kritisch-vorschreibender Kommunikation aus dem weiteren System um die Familie herum ausgesetzt ist, wiegt der Identitätsverlust umso schwerer. Es stellt sich nun die Frage: Wie manifestiert sich die elterliche bzw erzieherische Identitätskrise im inneren Erleben und im Verhalten der Erwachsenen?

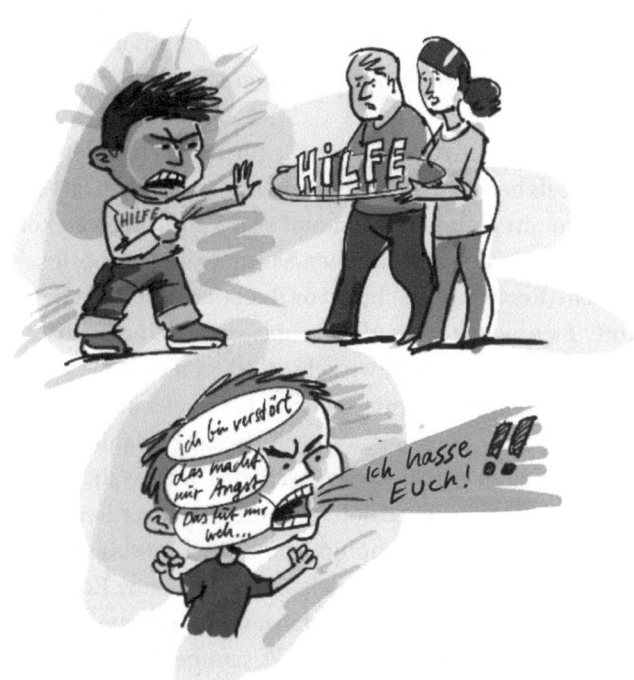

Abbildung 11: Abweisung der Sorgeangebote – Montag, Dienstag, Mittwoch …
(Illustration: Björn von Schlippe)

Die elterliche Löschungserfahrung

Hughes und Baylin (2012) betrachten die Auswirkungen aversiven Kindesverhaltens auf Eltern, Adoptiv- und Pflegeeltern vorwiegend unter dem Aspekt der inneren Schwierigkeit oder Unfähigkeit, für das Kind Sorge leisten zu können. Ihrer Auffassung des »Care Block« (der blockierten Sorgefähigkeit) zufolge trifft das aversive Verhalten des Kindes in einer Weise auf die eigenen früheren Bindungserfahrungen der Eltern, die die Unfähigkeit zu sorgen hervorbringe. »Care Block« wird von Hughes und Baylin als zwar aktuell ausgelöstes, aber zumindest erheblich lebensgeschichtlich mitbedingtes individuelles Defizit beschrieben. Es werde dadurch abgebaut, dass sich die Eltern bestimmten Aspekten der eigenen Bindungsgeschichte bewusst würden, um das Kind vor ihren eigenen affektiven Reaktionen auf dessen Verhalten schützen zu können.

Die Betrachtungsweise von Hughes und Baylin unterscheidet sich wesentlich von der hier im Buch vorgetragenen systemischen Sicht, derzufolge das aktuelle Interaktionsgeschehen als Erklärungsmodell dafür ausreicht, dass die Eltern immer wieder psychischen Verletzungen ausgesetzt sind, die in einem fortlaufenden Identitätsverlust münden und ihre Befindlichkeit beeinträchtigen. Dieses Interaktionsgeschehen findet nicht nur zwischen Eltern und Kind statt, sondern auch in der Kommunikation mit Menschen im weiteren System um die Familie herum.

Zurückweisung oder Ausgrenzung im zwischenmenschlichen Bereich werden ganz grundsätzlich als bedrohlich empfunden. Leary (2015) erklärt das aus evolutionärer Sicht: Um physisch überleben und sich fortpflanzen zu können, mussten unsere Vorfahren in der afrikanischen Savanne die Zugehörigkeit zur Gruppe sichern, welche Ressourcen, Schutz vor Raubtieren und Kindespflege bereitstellen konnte. Es war daher überlebensnotwendig, eine hochsensible Wahrnehmung für soziale Signale zu entwickeln, die darauf hinzuweisen schienen, dass andere einen weniger akzeptierten bzw. die Beziehung als weniger wertvoll einschätzten. So konnte man das eigene Verhalten dahingehend anpassen, nicht aus der Gruppe ausgeschlossen zu werden. Dieses Wahrnehmungsinstrumentarium ist als menschliches Soziometer bezeichnet worden. Es äußert sich neuropsychologisch darin, dass empfundene Zurückweisung viele jener Gehirnareale aktiviert, die auch bei körperlichem Schmerz eine Rolle spielen. Nicht umsonst sagen wir: »Der hat mir weh getan«, wenn wir eine abweisende Reaktion bemerkt haben. Es besticht in diesem Zusammenhang, dass die besagten Hirnareale auch dann aktiviert werden, wenn soziale Botschaften als *abwertend* wahrgenommen werden. Genau von dieser Kombination aus abweisender und abwertender Kommunikation berichten häufig Eltern, Adoptiveltern, Pflegeeltern oder Erzieherinnen von Kindern oder Jugendlichen, welche aversive Erfahrungen gemacht haben. Die Abweisung der Mutter, des Vaters, der Erzieherin durch das Kind löst also ganz grundsätzlich eine Bedrohungserfahrung aus, und die Abweisung der *Sorgeangebote* der Eltern wird zur existenziellen Sinn- bzw. Identitätskrise.

Manche Eltern drücken Erleichterung aus, wenn ihnen von einer Fachkraft mitgeteilt wird, sie litten vermutlich unter einer blockierten Sorgefähigkeit (»Blocked Care«). Denn diese quasidiagnostische Zuschreibung kann einerseits von Schuldgefühlen entlasten, andererseits aber als fest in der Person verankerte Eigenschaft (»Fixed Trait«) verstanden werden, deren Veränderung nur langsam oder gar nicht voranschreitet und großer (therapeutischer) Anstrengung bedarf.

Das von Dan Dulberger vorgeschlagene Konzept der »Löschungserfahrung« (Dulberger, Fried u. Jakob, 2016) bezieht sich ausschließlich auf die aktuelle Kommunikation zwischen Eltern und Kind; die typische Reaktionsweise des Kindes auf die Eltern genügt als Begründung für das Löschungsgefühl einer Mutter oder eines Vaters. Es beruht auf den Selbstbeschreibungen von Eltern, siehe Fallbeispiel:

Katrin, die sich als Mutter von ihrem Adoptivsohn abgewertet fühlt, beschreibt ihre Befindlichkeit und ihr Löschungserleben bei der Kommunikation mit ihrem Adoptivsohn Markus folgendermaßen: »Also, es ist so, als ob er durch mich hindurchsieht. Wenn ich ihn was frage, antwortet er meistens gar nicht, ignoriert mich völlig, oder er sagt: ›Halt die Klappe, du bist nicht meine Mutter.‹ Es ist so, als ob es mich überhaupt nicht mehr gibt. Gestern habe ich ihm Spaghetti Bolognese gemacht, das war immer seine Lieblingsspeise. Als der Elektriker in die Küche kam, hat Markus Würgelaute gemacht und ins Essen gespuckt und gesagt: ›Was ist denn das für ein Fraß?‹ Ich verstehe gar nicht, warum er mich so hasst, was habe ich getan? ...

Es geht mir richtig schlecht dabei, ich fühle mich richtig schuldig, – verstehen Sie mich nicht falsch, ich liebe meinen Sohn – aber ich mag ihn nicht mehr, oft will ich gar nichts mehr für ihn tun. Soll er doch wieder ohne Hausaufgaben in die Schule gehen, ist doch mir egal! Und wenn's mir zu viel wird, sage ich Dinge, die mir nachher leid tun. Ich bin die Mutter geworden, die ich nie sein wollte. Manchmal denke ich: ›Soll er doch in seine Herkunftsfamilie zurückgehen!‹ Das ist doch schlimm von mir, oder? Aber gerade davor, dass er das eines Tages tun wird, habe ich auch schreckliche Angst. Wird das nie aufhören?«

Es ist kaum möglich, nicht von der Not der Adoptivmutter Katrin angerührt zu sein, und es ist notwendig, Gesprächsraum für solche Schilderungen ihrer Löschungserfahrung zu schaffen. Wird, ohne wertende Reaktion, ein solcher

Bericht anteilnehmend bezeugt[77], hilft die Beraterin der Mutter, ihre empfundenen Scham- und Schuldgefühle zu regulieren. Zwar wird die Schwierigkeit, fürs Kind Sorge zu tragen, wie im Blocked Care-Konstrukt anerkannt, im Gegensatz zu diesem wird sie jedoch als temporärer Bewusstseinszustand angesehen. Die elterliche Befindlichkeit wird in der aktuellen Eltern-Kind-Dyade und in der kritisch-vorschreibenden Kommunikation aus dem weiteren System lokalisiert, nicht in der Bindungsgeschichte der Erwachsenen.

Entscheidend ist aus meiner Sicht, dass der Therapeut den Gesprächsfokus darauf richtet, wie sich die Befindlichkeit der Löschungserfahrung rasch verändern lässt, anstatt allzu lange bei der Schwierigkeit, Sorge zu tragen, zu verweilen. Dadurch, dass die Therapeutin die Empfindungen und Gedanken des Vaters anteilnehmend bezeugt und ihm normalisierende Rückmeldungen gibt, kann er sich verstanden und entlastet fühlen und erfährt eine Wiederherstellung seiner Würde. Dieser Zugang des Elterncoaches kann Eltern dazu motivieren, eine Veränderung herbeizuführen.

Es ist nicht nur nicht nötig, sich der Mutter gegenüber wegen ihrer verringerten Sorgebereitschaft kritisch zu äußern; es wäre darüber hinaus kontraproduktiv. Die als kritisch erlebte Reaktion der Beraterin würde sich mit den negtiven Personenbeschreibungen verflechten, die die Mutter bereits erfahren und verinnerlicht hat. Dadurch würde das Gewebe eines rückwärtsgewandten, fremderzählten Leit- oder Metanarrativs der Mutter und der Familie[78], das ihr Selbswirksamkeitsgefühl untergräbt, noch weiter verfestigt.

Wenn also anteilnehmendes Bezeugen ein erster Schritt zur Veränderung ist, was gilt es zu bezeugen? Der im Fallbeispiel der Adoptivmutter Katrin wiedergegebene Selbstbericht verdeutlicht wesentliche Merkmale der schmerzlichen Löschungserfahrung:

- das Gefühl, sozial nicht zu existieren: »Es ist so, als ob es mich überhaupt nicht mehr gibt«,
- die empfundene Unmöglichkeit, für das Kind zu sorgen: »das war immer seine Lieblingsspeise«,
- Verwirrung und Unverständnis: »Ich verstehe gar nicht, warum er mich so hasst, was habe ich getan?«,
- ein Schuld- und Schamgefühl: »ich fühle mich richtig schuldig – verstehen Sie mich nicht falsch, ich liebe meinen Sohn –, aber ich mag ihn nicht mehr«,
- den Verlust der Motivation, zu sorgen: »oft will ich gar nichts mehr für ihn tun«,

---

77 Siehe Einführung.
78 Siehe Einführung.

- eine Verfremdung bzw. Fragmentierung des Selbsterlebens, bei der die Person sich nicht mehr als konform mit den eigenen Werthaltungen, das heißt, mit sich selbst erlebt: »Und wenn's mir zu viel wird, sage ich Dinge, die mir nacher leid tun. Ich bin die Mutter geworden, die ich nie sein wollte«,
- die Verlustangst: »Manchmal denke ich: ›Soll er doch in seine Herkunftsfamilie zurückgehen‹; das ist doch schlimm von mir, oder? Aber gerade davor dass er das eines Tages tun wird, habe ich auch schreckliche Angst« und
- eine herabgesetzte Selbstwirksamkeitserwartung, die sich als Unfähigkeit äußert, sich Widerstand vorstellen zu können: »Wird das nie aufhören?«

Es fällt zudem auf, dass Eltern, die einer Löschungserfahrung unterliegen, sich entweder als antriebsarm erleben oder mitunter auch sehr niederschwellig in hochgradige Erregungszustände geraten. Damit zeigt sich, dass die Löschungserfahrung und traumatisches Erleben im engeren Sinn das gemeinsame Merkmal der psycho-physiologischn Über- oder Untererregung aufweisen.

Wie beim traumatischen Bewusstseinszustand können Eltern jedoch rasch von der Löschungserfahrung in einen Bewusstseinszustand der Präsenz hinüberwechseln. Der zuletzt genannte Aspekt des Löschungserlebens – die Unfähigkeit, sich Widerstand vorstellen zu können – wird zum Schlüssel, der die Tür zu weiten Veränderungsräumen öffnet. Der Therapeut muss lediglich Eltern helfen, sich Widerstand vorstellen zu können; diesmal nicht nur Widerstand gegen Aggression, sondern darüber hinaus auch Widerstand dagegen, dass das Kind die Sorgehandlungen der Eltern abweist.

Die Löschungserfahrung aus den Angeln heben

In sozialkonstruktionistischen Orientierungen wird nicht davon ausgegangen, dass wir Beratenden »Schaden« in der Person von Menschen »beheben«. Es geht hierbei nicht um eine Leugnung, dass Menschen Verletzungen zugefügt werden, sondern darum, ganz andere Kategorien an die Betrachtung der Person anzulegen. Anstatt die Person als »beschädigt« oder »pathologisch« zu verstehen, können wir sie als optimal angepasst sehen – angepasst ans Überleben von entwertenden, verletzenden und entwürdigenden Bedingungen. Manche dieser Bedingungen haben sich verändert, und wir können einem Menschen damit helfen, dass wir seine ersten Schritte in Richtung einer Neuanpassung an veränderte Bedingungen anerkennend bezeugen[79]. Gleichzeitig können wir dort, wo sich diese Bedingungen nicht verändert haben, Eltern im Widerstand gegen solche Bedingungen begleiten und unterstützen, etwa dann, wenn aufgrund kritisch vorschreibenden Kommunizierens aus dem weiteren System – etwa Elternbeschudigung durch Fachkräfte – die Löschungserfahrung zum chronischen Lebensgefühl zu werden droht. Das Fallbeispiel von Gaby zeigt die kritisch-vorschreibenden Reaktionen auf eine Mutter im Vorfeld der Überweisung:

Gaby, die alleinerziehende Mutter des 14-jährigen Adrian, der mit ADHS und einer frühkindlichen Bindungsstörung diagnostiziert worden ist, lebt in einem ökonomisch benachteiligten Küstenort. Sie ist Wohlfahrtsempfängerin. Ihr Sohn hat gerade drei Wochen in einer geschlossenen jugendpsychiatrischen Abteilung verbracht, ist aber wieder nach Hause entlassen worden. Beim Überweisungsgespräch mit dem Sozialarbeiter des Jugendamtes nennt dieser viele Faktoren, die ein positives Ergebnis einer Intervention mit Elterncoaching unwahrscheinlich erscheinen lassen würden: Die Mutter sei im Heim aufgewachsen. Sie habe eine posttraumatische Belastungsstörung, die auf Misshandlung in der eigenen Kindheit und auf eine Reihe von gewalttätigen Lebenspartnern zurückzuführen sei. Sie sei unfähig zur Affektregulation. Sie könne dem Sohn keine Grenzen setzen oder versuche, ihn

---

79 Siehe Einführung.

mit Schreien, Schimpfen und Schlagen dazu zu bringen, zu gehorchen, was aber nur dazu führe, dass der Sohn sie tätlich angreife, weglaufe und Drogen nehme. Der Sohn sei sehr gefährlich, könne seine eigenen aggressiven Impulse nicht kontrollieren. Die Mutter rauche zu viel Cannabis, was zur Sorge des Jugendamtes führe, sie vernachlässige ihren Sohn. Das Jugendamt erwäge eine Heimunterbringung, falls die Intervention unseres Dienstes nicht wirken sollte.

Auf die Frage meiner Kollegin[80], was der Sozialarbeiter an dieser Mutter schätze, antwortet er, dass sie ihren Sohn liebe.

Es stellt sich im weiteren Überweisungsgespräch heraus, dass das Jugendamt bereits einen weiteren Dienst mit einer Familienbegleitung beauftragt hat. Um diesen anderen Dienst müssten wir uns keine Gedanken machen: Er arbeite autonom, und seine Mitarbeiter würden den Anweisungen des Jugendamtes Folge leisten. Wir könnten neben der Familienbegleitung her unsere Intervention leisten. Die Familienbegleitung habe bereits begonnen.

Es kommt zu einer aggressiven Konfrontation zwischen Mutter und Sohn, aber diesmal verlässt die Mutter das Haus, und es kommt nicht zu Handgreiflichkeiten. Der Familienbegleiter meldet den Vorfall dem Jugendamt und drückt in seinem Bericht seine Besorgnis darüber aus, dass die Mutter aus dem Haus gegangen sei. Sie mache damit auf ihren Sohn den Eindruck der Schwäche; dies sei problematisch, denn die Familienbegleitung solle ja bewirken, dass die Mutter ihren Sohn kontrollieren könne.

Wir – die Kollegin, die das Überweisungsgespräch geführt hat und ich – stellen Reflexionen zu den Kontexten auf, in denen die Familie eingebunden ist. Wir überlegen, welche Bedingungen wir vom Jugendamt und der örtlichen Kinder- und Jugendpsychiatrischen Ambulanz erwarten, um handlungsfähig sein zu können, und machen uns Gedanken zum ersten Vorgehen in diesem Fall. Unter anderem fällt uns auf: Die Mutter, die als unfähig zur eigenen Affektregulierung beschrieben worden ist, zeigte sich zur Deeskalation fähig. Wir werten dies zunächst einmal vorsichtig als ein möglicherweise »positives Ereignis«, als Anpassungsleistung und als Schritt in die Richtung eines transformativen Interakionsprozesses. Viele Fragen eröffnen sich:

Wie kam es dazu, dass die Mutter sich in dieser spannungsgeladenen Situation zurückzog? Wie entstand die Idee dazu? Was war ihre Absicht dabei? Fiel es ihr schwer oder leicht, dies zu tun? Wenn es ihr leichtfiel – wie kam das? Wenn es ihr schwerfiel – welche Hindernisse musste sie bewältigen, um es zu schaffen? Was fiel ihr bei ihrem Sohn auf, das anders war als sonst? Wurde sie bei ihrer Handlung, sich zu entfernen, unterstützt? Wenn ja, von wem kam die Unterstützung? Wenn

---

80 Rachael Aylmer, Direktorin von »PartnershipProjects«.

es jemanden gab, der die Mutter unterstützt hat, nicht wie in der Vergangenheit zu eskalieren, was war an der Kommunikation dieser Person hilfreich? Wie hat die Mutter deren hilfreiche Äußerungen gut nutzen können? Der Familienbegleiter hat sie dafür kritisiert, dass sie das Haus verlassen hat. Wie hat sie von dieser Kritik erfahren? Was löste diese Kritik in ihr aus? Wer, von den Menschen, die sie heute kennt, oder aus ihrer Vergangenheit, würde ihre Reaktion, das Haus zu verlassen, positiv einschätzen? Was würde diese Person sagen? Wie würde diese Person ihre positive Einschätzung ausdrücken? Was würde es in ihr, der Mutter auslösen, diese ihre Handeln anerkennenden Worte von dieser Person zu hören? Was hat sie im Zuge dieses Ereignisses über sich gelernt? Über ihren Sohn? Darüber, wie sie mit Konfliktsituationen umgehen kann? Über ihre eigene Fähigkeit zur Selbstkontrolle? Darüber, welche anderen Emotionen sie erlebt, wenn sie sich entfernt, statt in der Konfrontation mit ihrem Sohn zu bleiben und in ihren Reaktionen zu eskalieren?

Wir nehmen uns vor, – falls die endgültige Überweisung an unseren Dienst erfolgt – mit diesen Fragen ein Gespräch mit der Mutter zu führen. Wir würden im Anschluss an diese Fragen gegebenenfalls weitere Deeskalationsschritte mit der Mutter zusammen besprechen und planen. Mich interessiert dabei besonders die Frage, was wohl die Idee des brückenbauenden Weggehens bei ihr auslösen würde – ein Vorgehen, bei dem der Erwachsene sich aus einer spannungsgeladenen Situation entfernt, damit er nicht weiterer Aggression oder emotionaler Misshandlung ausgesetzt ist und nicht selbst eskaliert, aber dabei verbindende Signale setzt. Eine solche brückenbauende Botschaft könnte, mit weder lauter noch leiser Stimme, den Kopf leicht zur Seite geneigt vorgetragen, z. B. folgendermaßen lauten: »Jetzt im Augenblick klappt es nicht zwischen uns beiden, und ich will, dass wir uns bald wieder vertragen können. Ich gehe jetzt spazieren, aber ich komme wieder auf dich zu, wenn's besser zwischen uns klappt!«

Wir nehmen uns vor, diese Idee gegebenenfalls ins Gespräch einzuführen.

Ein weiterer Aspekt, der uns auffällt und unsere Neugierde weckt, ist die Tatsache, dass die Mutter selbst von klein auf im Heim aufgewachsen ist, den Sohn aber dennoch bis jetzt selbst erziehen konnte. Er ist immerhin schon 14 Jahre alt und war noch nie fremduntergebracht. Wir planen, Fragen dazu zu stellen, wie dies trotz Bedrohung, Zurückweisung und Ablehnung möglich gewesen sei. Vielleicht wird durch Fragen *dazu* unser gemeinsamer Fokus auf eine Historie *beharrlicher Sorge ums Kind* und mütterlicher Resilienz gerichtet.

Uns geht es in einem Fall wie dem von Gaby nicht um den »wahren Sachverhalt«. Wir wollen weder eine »Psychodiagnostik« betreiben noch mit einem »positiven Bild« der Mutter bzw. der Familie in Konkurrenz mit der pathologisierenden Sichtweise der anderen Fachkräfte treten. Stattdessen geht es uns darum, der pathologisierenden Geschichte der Mutter, die in einem bestimmten Kinderschutzrahmen entwickelt und erzählt wird, eine weitere Geschichte hinzuzufügen, die von Kompetenzen, Neuanpassungen, der Einleitung transformativer Interaktionsmuster und von Sorgebereitschaft erzählt. Dies ist eine Geschichte, deren neues, verändertes Narrativ die Mutter selbst als Autorin hervorbringt. Gleichzeitig ist in einem solchen Fall geboten, zu reflektieren, welches Narrativ des Sohnes und der Familie in Fachkreisen kursiert. Im oben beschriebenen Fall betrachtet die Kinder- und Jugendpsychiatrie den Sohn als bedrohlich: Er sei aufgrund seiner Traumatisierung zur Selbstkontrolle unfähig. In das problemgesättigte Narrativ von der Mutter, das sich mit dem Gefährlichkeitsnarrativ vom Sohn verflicht, wird zudem die Vorstellung eingewoben, sein kontrollierendes Verhalten müsse durch Kontrolle unterbunden werden. Das so entstandene Metanarrativ könnte zur Chronifizierung der Schwierigkeiten von Mutter und Sohn beitragen – vielleicht über Jahre oder sogar Generationen hinweg. Um einer Chronifizierung entgegenzuwirken, kann es bei einer solchen pathologisierenden, festschreibenden Sicht der Familie notwendig werden, nach Geschichten zu suchen, die das Metanarrativ um neue Perspektiven ergänzen.

Ausnahmegeschichten können subversiv auf die vorherrschende Sicht von Familienmitgliedern wirken. Erzählungen von Interaktionsereignissen, die Ausnahmen zur problemgesättigten Personenbeschreibung darstellen, können das Narrativ von der Familie ergänzen, relativieren, neue Sichtweisen, Gefühle, Haltungen Familienmitgliedern gegenüber und neue Handlungsoptionen für die Eltern hervorbringen. Wir sind im obigen Fallbeispiel offen dafür, dass es sich beim Weggehen der Mutter um eine konstruktive Reaktion gehandelt haben mag, die möglicherweise zum Ausgangspunkt einer Ausnahmeerzählung werden könnte.

Zwei Prinzipien des gewaltlosen Widerstandes können besonders wirksam werden, wenn es darum geht, neue Geschichten von der Familie und den Familienangehörigen hervorzubringen: das Prinzip des einseitigen Handelns und das Prinzip der inneren Unabhängigkeit von den angestrebten Zielen des eigenen Handelns[81]. Es gilt, im Verlauf des Eltercoachings das einseitige Handeln zu fördern und die innere Unabhängigkeit von den angestrebten Zielen des eigenen, einseitigen Sorgehandelns zu kultivieren.

---

81 Dieses gewaltfreie Prinzip wird in Teil II, Kapitel »Zuversicht und Vertrauen« im Zusammenhang mit dem Begriff des *Anasakti* aus der hinduistischen Philosophie erörtert.

Die Bedeutung einseitiger Sorgehandlungen

Gewaltloser Widerstand beruht ganz grundsätzlich auf einseitigem Handeln. In Beziehungen, in denen es bereits zu Dialogen kommt, welche die Bedürfnisse aller Beteiligten berücksichtigen und in denen diese Bedürfnisse ernst genommen werden, ist Widerstand nicht notwendig[82]. Ist aber ein solcher Dialog noch nicht möglich, kann nicht mit Gegenseitigkeit gehandelt werden. Nach außen hin vorzugeben, mit Gegenseitigkeit zu handeln, wurde von Alexander Bowen, einem der frühen Pioniere der Familientherapie, als »Pseudo-Mutuality« (Pseudogegenseitigkeit) beschrieben (vgl. Alexander, Sexton u. Robbins, 2002). Bei der Pseudogegenseitigkeit wird versucht, die Illusion von Harmonie in der Beziehung hervorzubringen oder aufrechtzuerhalten, wenn in der gegenwärtigen Interaktion keine solche Harmonie besteht. Wenn Eltern dies tun, kommt es zu Kommunikationssignalen, die sich auf verschiedenen Mitteilungsebenen widersprechen. Ihre Botschaften verlieren an Authentizität, verwirren und erzeugen Unsicherheit und Unbehagen. Der Erwachsene als Gegenüber des Kindes verliert an Glaubwürdigkeit, und es kommt zu gegenseitigem Vertrauensverlust.

Vorzugeben, mit der Person in Gegenseitigkeit handeln zu wollen, gegen deren Verhalten man Widerstand leisten will, kann zu solcher Pseudogegenseitigkeit führen. Man kann nicht vom anderen Bestätigung und Erlaubnis dafür erhalten, sich gegen dessen schädigendes Verhalten zur Wehr setzen zu müssen, wenn der andere noch nicht zur Kooperation und zum Dialog bereit ist. Es ist nicht möglich, sich zusammen mit der Person gegen deren schädliches Verhalten zu wehren. Wir helfen jedoch Eltern und Erziehenden im Verlauf des gewaltfreien Widerstands sich auf eine Weise zu wehren, die das Familiensystem auf Dialog und Kooperation hin zubewegt. Das System kann dann einem Ablauf folgen, bei dem es zu immer mehr transformativen Interaktionsprozessen kommt; schließlich treten heilende Interaktionsprozesse auf, mit denen die Kernfamilie, Pflegefamilie oder Heimgruppe zum heilenden Umfeld für traumatische Verletzung werden kann. Erst dann, wenn heilende Interaktionsprozesse vermehrt auftreten, ist zur therapeutischen Arbeit, die alle Familienmitglieder gemeinsam miteinbezieht, zu raten. Zuvor bleibt Eltern keine Wahl, als einseitig zu handeln, um damit Ausnahmen zu bisherigen Interaktionsmustern hervorzubringen und transformative Interaktionsprozess auszulösen.

Wie handeln Eltern und Erziehende auf einseitig sorgende Weise? Sie setzen ihre Sorgehandlungen beharrlich fort, auch wenn das Kind dafür keine Akzep-

---

82 Solcherart dialogische Kommunikation wird in Teil IV im Kapitel »Der Sorgedialog«, einem von mir konzipierten Begriff erörtert.

tanz zeigt. Beckers hat veranschaulicht, dass dies auf natürliche Weise immer wieder in Familien geschieht (Jakob, Beckers u. Schreiter, 2019): Das Kleinkind protestiert und schreit oft lauthals, wenn es nicht will, dass man seine Windeln wechselt. Dennoch setzen Eltern die Handlung fort und führen sie immer wieder durch, wenn ihnen ihre Nase sagt, dass sie notwendig ist! Niemand würde bezweifeln, dass die Sorgehandlung des Windelwechselns notwendig ist. Wir gehen unhinterfragt davon aus, dass dem Kind die Einsicht in diese Notwendigkeit fehlt. Die Bestätigung als sorgetragender Erwachsener erfährt der Vater nicht durch die akzeptierende Resonanz des Kindes, auch wenn er sich diese wünschen mag. Natürlich ist Harmonie mit dem Kind ein Ziel der Erwachsenen bei ihren sorgenden Handlungen. Natürlich will der Erwachsene, dass das Kind Wohlbehagen empfinden kann und auch ausdrückt – nur ist das, wie das Windelwechseln zeigt, nicht immer möglich. Dennoch die Windel zu wechseln, ist ein praktisches Beispiel des natürlichen Anasakti[83], der inneren Losgelöstheit von zumindest einem Teilziel der elterlichen Sorgehandlung. Die eigene Gewissheit, dass die Handlung notwendig für das Kindeswohl ist, und die Erkenntnis, dass das Kind sie nicht selbst ausführen kann, ermöglicht es Eltern, auch dann der eigenen Handlung Bedeutung beizumessen, wenn das Kind diese nicht bestätigt. So kann die Mutter beharrlich weitersorgen, der Erzieher, ohne zu verzagen, weiterhin zwischen dem Wollen und den Bedürfnissen des Kindes unterscheiden.

Mit fortgesetztem einseitigen Sorgehandeln leisten Eltern Widerstand gegen die selbstzerstörerische Haltung einer Jugendlichen oder eines Kindes, die die Sorge durch Erwachsene ablehnen. Es hilft Eltern, eine innere Widerstandsfähigkeit gegen die Ablehnung durch das Kind zu entwickeln, wenn sie sich einerseits an einseitige bedeutungsvolle Sorgehandlungen erinnern und andererseits die Fähigkeit entwickeln, sich zukünftige einseitige Sorgehandlungen vorzustellen. So wird die Erkenntnis, auch durch Sorgehandeln Widerstand zu leisten, zum Schritt aus der Löschungserfahrung heraus.

Erinnerung an elterliche Fürsorge und imaginierte Sorgehandlung

Eltern können der Sackgasse der Löschungserfahrung entkommen, wenn sie bestimmte Schlüsselerlebnisse des Sorgehandelns in ihrem Bewusstsein miteinander verknüpfen. Es handelt sich dabei um:

---
83 Siehe Teil II, Kapitel »Zuversicht und Selbstvertrauen«.

1. die Wahrnehmung ihrer Ablehnung durch das Kind in der aktuellen Situation,
2. Erinnerungen an ihren positiven elterlichen Einfluss auf das Kind und
3. positive Zukunftsperspektiven, in denen sie sich als positiv sorgend sehen können.

So entsteht eine neue Beziehungsgeschichte, in der sich die Eltern wieder als bedeutungsvoll für das Kind erleben (Mattering). Die Methode der Erinnerung an einseitige Fürsorge ist von David Denboroughs (2014) »Riverbank Position« beeinflusst.

Methode: Die Erinnerung an einseitige Fürsorge
(nach Willem Beckers; siehe Beckers, Jakob u. Schreiter, 2021)

Die Methode hilft Eltern und Erziehenden mit Löschungserfahrung, sich wieder selbst als bedeutungsvoll für das Kind wahrzunehmen. Es wird eine Erinnerung an eine vergangene, als positiv erlebte Sorgehandlung hervorgebracht, welche die Erwachsene durchgeführt hat, ohne dafür Bestätigung durch das Kind erfahren zu haben. Diese Erinnerung dient dann als Grundlage dafür, eine positive Zukunftsprojektion des Sorgehandelns zu entwerfen.

Vorgehensweise:
- Fragen Sie die Mutter: *»Erzählen Sie mir bitte ein Beispiel, wo es Ihnen wichtig war, fürsorglich oder unterstützend für Ihr Kind zu handeln – bei dem aber Ihr Kind Ihnen nicht gezeigt hat, wie es sich dadurch umsorgt oder unterstützt gefühlt hat? Auch wenn es eine kleine Erinnerung ist? Vielleicht sogar aus der Zeit, als ihr Kind noch sehr klein war?«*
- Und nachdem sie eine Erinnerung erzählt hat, fahren Sie mit konkreten, sich auf diese Erinnerung beziehende Fragen fort:
»Was waren die Umstände? Erzählen Sie mir mehr darüber!«
»Was hat es für Sie bedeutet, das zu tun?«
»Was fühlte sich für Sie wichtig an, als Sie diese Handlung durchführten, auch wenn Ihr Kind nicht unbedingt positiv reagiert hat?«
»Mit welchen Werten, die Sie als Mutter an sich schätzen, ist Ihr damaliges Handeln verbunden?«
»Gibt es ähnliche Erinnerungen, die ebenfalls diese Werte verkörpern?«
»Wie, glauben Sie, hat Ihre Werthaltung und Ihre Handlung das Leben Ihres Kindes beeinflusst? Wie hat es zu seiner Entwicklung beigetragen? Wie hat es über die Jahre zu seinem Gedeihen, zu seinem Wohlergehen beigetragen?«
»Wie hat es Ihre Beziehung zueinander gestärkt?«

- Beziehen Sie die nachfolgenden Fragen dann auf die gegenwärtige Vorstellung der eigenen Identität als Mutter:
  »Wie wirken sich diese Erinnerungen auf Ihre Vorstellung davon aus, was es bedeutet, eine Mutter zu sein?«
- Beziehen Sie sich in Ihren abschließenden Fragen auf das zukünftige, durch die Erinnerung gestärkte Handeln:
  »Wie möchten Sie, dass diese Überzeugungen, diese Werthaltung Sie in den nächsten Wochen leiten?«
  »Welche Zukunftsbilder kommen Ihnen in den Sinn, wenn Sie an diese Werte denken?«
  »Was sehen Sie jetzt, was Sie tun werden? Welche kleine Handlung werden Sie zeigen? Welches Gespräch werden Sie mit Ihrem Kind führen? Was wird dabei herauskommen?«
- Wichtig ist, dass die Zukunftsfragen nicht im Konjunktiv, sondern im Indikativ gestellt werden. Fragestellungen im Konjunktiv, wie: »*Welches Gespräch könnten Sie mit Ihrem Kind führen? Was könnte dabei herauskommen?*«, würden Unsicherheit seitens der Therapeutin ausdrücken. Der Indikativ drückt Zuversicht und Gewissheit aus und erleichtert der Klientin die Imagination.
- Besprechen Sie in der folgenden Sitzung die Sorgehandlungen, welche die Mutter mittlerweile durchgeführt hat.

Es werden in der Methode »Die Erinnerung an einseitige Fürsorge« Interaktionen, in denen das Kind oder die Jugendliche ablehnendes und abweisendes Verhalten zeigt, mit Sorgehandlungen assoziativ verknüpft, die ohne bzw. trotz Ablehnung durch das Kind als bedeutungsvoll erlebt werden können. Wird dann der Bogen hin zu imaginierten zukünftigen einseitgen Sorgehandlungen geschlagen, ermuntert dies Eltern noch größere Beharrlichkeit im einseitigen Sorgen zu entwickeln. Das dabei wachsende Stärkegefühl, der innere Einklang mit den eigenen elterlichen Werten und die sich vergrößernde Gewissheit, dass das eigene Sorgehandeln von Bedeutung ist, sind alles Faktoren, die helfen, die verletzte Identität als Vater, Mutter oder Erzieher wiederherzustellen.

Teil IV
Der Kindesfokus in der Neuen Autorität

>»Zwischen Reiz und Reaktion gibt es einen Raum.
>In diesem Raum ist unsere Macht, unsere Reaktion zu wählen.
>In unserer Reaktion liegen unser Wachstum und unsere Freiheit.«
>*Viktor Frankl, nach Belz (2016, o. S.)*

Das traumaerfahrene Kind: Theoretische Integration

Viktor Frankls Vorstellung eines Freiraums zwischen Reiz und Reaktion steht einer weitverbreiteten Auffassung entgegen, derzufolge junge Menschen mit traumatischer Erfahrung, die zu starker Aggression neigen, quasiautomatisch mit solcher Aggression auf Auslösereize reagieren *müssen*, die sie an traumatisierende Situationen erinnern. In psychosozialen und pädagogischen Arbeitsbereichen werden unsere zwischenmenschlichen Reaktionen oft auch unwillkürlich von den theoretischen Annahmen geprägt, die wir für gültig oder wahr halten. Diese »theoretische Gegenübertragung« scheint meiner Erfahrung nach umso stärker hervorzutreten, je mehr eine bestimmte psychologische Theorie – bzw. unser Verständnis dieser Theorie – zu unserem eigenen fachlichen Kompetenzgefühl beiträgt: »*Ich bin, was ich weiß!*« Wenn in Fachgesprächen Kolleginnen andere theoretische Positionen vertreten als wir, kann es leicht vorkommen, dass wir uns angegriffen fühlen – die Theorie ist dann zu einem Teil unseres Selbstkonzepts geworden.

Theorie als Teil des Selbstkonzepts der Fachkraft wäre nicht besonders problematisch, wenn wir über ein weites Areal *unterschiedlicher* theoretischer Verständnismodelle verfügten und zugleich offen für die erlebte Erfahrung unserer Klienten blieben, also tiefes Zuhören (siehe Glossar) praktizierten. Es ist jedoch verführerisch, alles durch die Brille *einer einzigen Theorie* zu betrachten, welche die Komplexität aller problematischen Erscheinungen in unserem Arbeitsfeld zu erklären scheint. Eine solche Brille entspricht meist dem dominanten Diskurs in einem bestimmten Arbeitsfeld oder in einer Einrichtung. Aggressives oder destruktives Kindesverhalten verunsichert oder macht uns sogar Angst. Der Glaube, *zu wissen, was der Fall ist,* kann zunächst einmal beruhigend wirken, doch dies ist eine trügerische Gewissheit. Meine ich, in einem einfachen, linearen Erklärungsmodell die Ursache für das Problemverhalten zu erkennen, dann glaube ich auf einfache Weise – und nur auf diese Weise – eine Veränderung herbeiführen zu können. Eine solche Theorie wird erkenntnistheoretisch als »Grand Theory« bezeichnet. Die Grand Theory bringt jedoch nur einseitige Narrative unserer Klientinnen hervor, die wenig flexibel sind und sich nur schwer unterschiedlichen oder sich verändernden Kontexten anpassen.

Traumatheoretische und bindungstheoretische Erklärungsmodelle erfreuen sich in vielen Fachkreisen großer Beliebtheit. In anderen Kreisen ist noch immer die Verhaltenspädagogik der dominante Diskurs. Die Vertreter beider Orientierungen halten sie oft für gegenseitig unvereinbar. Die Neue Autorität hat der Pädagogik und der Systemtherapie einen weiteren dominanten Diskurs hinzugefügt. Wir müssen jedoch viele Brillen aufsetzen können, um eine dreidimensionale Tiefe der Betrachtung gewinnen zu können, die sich flexibel an unterschiedliche Kontexte anpassen kann. Die Vorstellung, linear aufgrund einer einzigen simplen Ursachenhypothese Abhilfe für selbstdestruktives oder schädliches Kindesverhalten zu finden, erfüllt nicht diese Anforderung.

Warum verhält er sich so aggressiv? Oder darf ich überhaupt »aggressiv« sagen?

Nach einem Seminar zum gewaltlosen Widerstand bei Trauma wenden sich einige der Teilnehmerinnen an die Veranstalter. Es macht ihnen erhebliche Sorgen, dass wir von »aggressivem Kindesverhalten« gesprochen haben. Wir sollten in Zukunft nicht mehr von »aggressiv« sprechen, aber auch das Wort Verhalten vermeiden – denn dies impliziere, dass »schwer traumatisierte« Kinder oder Jugendliche mit Absicht handeln, wenn sie jemanden schlagen. Diese Kinder könnten sich jedoch nicht kontrollieren. Die Verwendung des Wortes »Verhalten« beschuldige das Kind. Wir sollten daher stattdessen ausschließlich von einer »Traumareaktion« sprechen.

Die Seminarteilnehmerinnen des Fallbeispiels setzen ihre Beschreibung des traumatisierten Kindes in Gegensatz zu einem moralisch verurteilenden Narrativ. Sie definieren das Kind infolgedessen im Hier und Jetzt weiterhin als Opfer von Misshandlung. Ihr Narrativ schreibt ihm damit die Unfähigkeit zur unmittelbaren Veränderung zu, erweist sich also als ein von Fachkräften fremderzähltes Behinderungsnarrativ.

Beim Analysieren von schädlichen oder selbstschädigenden Vorfällen kann bereits das Bild des *Auslösers* problematisch werden. Es gibt natürlich einen großen Unterschied zwischen einem *Auslösereiz* und einem *Auslöser*. Wie stellen wir uns einen Auslöser vor? Eher als etwas, das in einer mechanistischen Weise unmittelbar zu einer Reaktion führt. Es gibt in diesem Bild keine eingreifenden Faktoren: Nichts – sei es intrapsychisch im Kind, sei es in seinem sozialen Umfeld – kann der Reaktion in die Quere kommen und sie verhindern. Im Englischen spricht man vom Trigger, einer traumatischen Reaktion. Dieses Wort leitet sich vom Abzug einer Schusswaffe ab.

Die Aussagen der Seminarteilnehmer des Fallbeispiels vermitteln den Eindruck, dass sie die Reaktionen von Kindern mit Traumaerfahrung auf eine ähnliche Weise sehen. Dies würde jedoch zum einen bedeuten, dass eine Veränderung nur sehr langfristig möglich wäre, und zum anderen, dass die Erwachsenen dem gefährlichen Kindesverhalten nichts entgegensetzen dürfen. Denn es liefe ja in jedem Fall automatisch und unkontrollierbar ab. Die einzige Möglichkeit zu einer grundlegenden Veränderung läge somit in einer langfristigen Therapie, in der die Traumaerfahrung des Kindes »aufgearbeitet« würde. Erst danach käme es zur Verhaltensänderung. Bis dahin müssten die Erwachsenen die physische Gewalt des Kindes jedoch aushalten und alles zu verhindern suchen, was das Trauma im Kind aktivieren könnte. Gleichzeitig müssten sie sich bemühen, sich langfristig auf das Kind einzustimmen, um dessen Bindungsgrundlage zu verändern.

Vieles ist an einer Auslöser-Sichtweise problematisch. So kommt es bspw. häufig dazu, dass Kinder, die Trauma erfahren haben und sich nun hochgradig aggressiv verhalten, auch andere Kinder angreifen. Diese anderen Kinder müssen jedoch vor Verletzung und Verängstigung geschützt werden. Wird angenommen, ein Kind mit traumatischer Vorerfahrung sei zur Selbstkontrolle unfähig, und die Erwachsenen dürften daher auch keine Selbstkontrolle einfordern, dann müsste ein Kind, das in der Vergangenheit misshandelt worden ist, isoliert werden. Es könnte allenfalls unter schärfster Überwachung in einem streng kontrollierten Umfeld mit wenigen, oft ebenfalls traumaerfahrenen Kindern in Kontakt kommen, damit die Erwachsenen sofort mit einer Festhaltemaßnahme eingreifen könnten, falls ein »Auslöser« eine »traumatische Reaktion« hervorrufen würde.

Es wird deutlich, dass selbst ein wohlmeinendes Ursachenverständnis, dass das Kind vor beschuldigenden Reaktionen Erwachsener schützen soll, unbeabsichtigte Nebenwirkungen haben kann: soziale Isolierung des Kindes, Einschränkung seines Freiheitsraumes, physischer Zwang, Opferposition des Erwachsenen. Eine Mutter sprach davon, sich zum Boxsack ihrer Tochter gemacht zu haben. So kann die theoriegeleitete und als wohlwollend beabsichtigte Haltung gegenüber dem Kind traumatische Erfahrungen und Löschungserleben bei der Erwachsenen verstärken oder herbeiführen. Solche Erfahrungen erschweren es ihr wiederum, dem Kind wohlwollend und zugleich selbstsicher statt angstvoll, gedemütigt oder feindselig zu begegnen, aufmerksam zu sein, sich einzustimmen und empathisch zu reagieren.

Traumaverständnis ohne Behinderungsnarrativ?

Bereits in der Einführung wurde verdeutlicht, dass die Traumaerfahrung einerseits *weder eine notwendige noch eine hinreichende Bedingung* für die Entwicklung späteren schädlichen oder selbstschädigenden Verhaltens ist, andererseits Kinder oder Jugendliche für ein solches Verhalten jedoch besonders anfällig macht. Allerdings können auch Kinder, die keine Misshandlung erlebt haben, durchaus aggressive Verhaltensweisen entwickeln. Daher können wir annehmen, dass bei einem Kind mit aversiven Vorerfahrungen nicht jeder aggressive Vorfall unmittelbar mit einem traumatischen Erleben zusammenhängen muss. Also auch nicht jede aggressive Handlung von Kindern oder Jugendlichen, die Misshandlung erlebt haben, dem Muster einer einfachen, mechanistischen, linearen, monokausalen Reaktion folgt? Kann es sein, dass auch bei Verhaltensweisen, in denen wir Absicht und zielgerichtetes Handeln erkennen, traumatisches Vorerleben eine Rolle spielt? Ist es möglich, gedanklich außerhalb des Entweder-oders zu operieren? Lässt sich das Traumaverständnis mit dem Verständnis der Neuen Autorität in Einklang bringen? Im folgenden Fallbeispiel reagiert der Adoptivvater Andreas zunächst verstört:

In der Supervision erzählt die Kollegin von Andreas, einem Adoptivvater, der sich bestürzt darüber beklagt, dass die Gewalttätigkeit seines Sohnes Denis in den letzten Monaten viel schlimmer geworden sei. Ich bin verwirrt, denn soeben hat mir die Kollegin berichtet, dass die Mutter des Kindes mittlerweile Dinge tun kann, die noch vor kurzem unmöglich waren: Sie kann mit dem Sohn einkaufen gehen, ohne dass es zu einem Wutausbruch kommt. Die Eltern sind zum ersten Mal seit langer Zeit miteinander ausgegangen, da sie den Sohn einer Babysitterin anvertrauen konnten. Der Sohn kann mittlerweile im Park mit anderen Kindern spielen, ohne dass die Eltern Angst haben müssen, er würde ein anderes Kind sofort tätlich angreifen. Überhaupt hat es in den letzten Wochen nur einen einzigen Vorfall gegeben, bei dem der Junge versucht hat, jemanden zu schlagen – zuvor geschah so etwas täglich.

Bevor es zu der Verhaltensänderung gekommen ist, haben die Eltern Sit-ins durchgeführt und noch weitere Methoden des gewaltlosen Widerstands eingesetzt. Wir vermuten, dass nicht die Gewalt des Kindes an sich schlimmer geworden ist – ganz im Gegenteil –, sondern dass sich die Gewalt für den Vater schlimmer anfühlt. Vielleicht hat er geglaubt, sein Sohn könne wegen der häuslichen Gewalt in der Herkunftsfamilie nicht anders, als um sich zu schlagen, andere zu beißen und zu verletzen, nimmt aber inzwischen wahr, dass das Kind zielgerichtet handelt, wenn es gewalttätig wird. Bei einer Nachfrage stellt sich heraus, dass der Vater jetzt in der Tat glaubt, der Sohn handele mit Vorsatz, wohingegen er früher glaubte, der Sohn sei zur Selbstkontrolle und zur affektiven Selbstregulierung unfähig. Sein bisheriges Verständnis von Traumatheorie, das ihm in Seminaren für Adoptiveltern vermittelt worden ist, passt nicht zu der Beobachtung, dass sein Sohn auch mit Absicht aggressiv handelt.

Im Fallbeispiel wird ein Erzählmotiv deutlich, dass einer begrenzten Sichweise entspringt. Das Behinderungsnarrativ beschreibt den Jungen aufgrund seiner Traumaerfahrung als beeinträchtigt: Da er an einer »posttraumatischen Belastungsstörung« und einer »schweren frühkindlichen Bindungsstörung erkrankt« sei, müsse angenommen werden, dass er nicht zur Selbstregulierung fähig sei, sein Verhalten also ohne Bewusstsein oder Intention quasi automatisch erfolge. Nun ist es aber zu einer, in meiner Sicht als Supervisor durchaus konstruktiven Verstörung dieser Sichtweise des Vaters gekommen, und das Bild gerät ins Schwanken. Wenn der einzige alternative Diskurs ein moralisch wertender ist, muss ihm natürlich das Verhalten seines Sohnes »böse« erscheinen:

Die Kollegin berichtet im weiteren Verlauf der Supervisionssitzung von einem ungewöhnlichen Ereignis: Die Eltern sind vor kurzem mit Denis in ein Gartenzentrum gegangen, was sie sich zuvor nicht getraut hätten. Denn es hatte in der Öffenlichkeit ständig Vorfälle gegeben, bei denen der Sohn schreiend um sich geschlagen, die Eltern geschlagen und Waren von den Regalen heruntergeworfen hatte. Einer von ihnen wäre deshalb mit dem Kind zuhause geblieben. Die Eltern hatten sich aber inzwischen mit gewaltlosen Maßnahmen seinen Aggressionen entgegengestellt und nahmen ihr Kind also mit. Denis verlangte vom Vater, dass er ihm eine Wasserspritzpistole kaufe. Die Eltern kauften die Wasserspritzpistole dennoch nicht. Anders als früher gaben sie nicht nach. Denis bestand aber darauf, nahm die Pistole mit zur Kasse und hielt das Spielzeug dem Kassierer entgegen. Abermals sagte der Vater, dass sie es nicht kaufen würden. Anders als in der Vergangenheit geriet Denis nicht in Wut, schlug nicht um sich, aber die Enttäuschung war ihm deutlich ins Gesicht geschrieben. Draußen vor dem Gartenzentrum brach er plötzlich in Tränen aus, schluchzte aus tiefstem Herzen. Der Vater hielt ihn und tröstete ihn eine halbe Stunde lang, bis er sich beruhigt hatte.

Es handelt sich bei einem Ereignis, wie es im Fallbeispiel erzählt wird, um eine *Ausnahme* im lösungsorientierten Sinn – die Verhaltensweisen der Familienmitglieder gestalten sich anders, als bisher in diesem Kontext zu erwarten gewesen wäre: Die Eltern haben ihr Kind mit ins Gartenzentrum genommen, aber seiner Forderung, ihm ein Spielzeug zu kaufen, nicht Folge geleistet. Obwohl er versucht hatte, die Eltern zu kontrollieren, bekam der Junge diesmal keinen Wutanfall; der Vater konnte ihn, der bisher selten andere Emotionen als Zorn gezeigt hatte, trösten.

Aus Sicht der narrativen Therapie handelt es sich bei der Erzählung vom Gartenzentrumsbesuch um eine Nebengeschichte: eine Erzählung, die Möglichkeiten repräsentiert, welche im bisherigen Opfer- und Behinderungsnarrativ nicht artikuliert werden konnten. Aus dem Behinderungsnarrativ konnten die Eltern wenig Hoffnung für die Zukunft ihres Sohnes schöpfen. Es schrieb ein Bild des Kindes fest, demzufolge er wohl immer »anders« als andere Kinder sein würde. Dieses Behinderungsnarrativ prägte die Reaktionen der Eltern, wohl auch der weiteren sozialen Umwelt auf den Jungen. Nun kann ein neuer Erzählstrang in das Narrativ um Kind und Familie eingeflochten werden. Aus dem erweiterten Narrativ können die Eltern Hoffnung schöpfen, denn es verspricht, alle in der Familie könnten sich von ihrer sozialen Isolierung befreien. Die traumatische Vorerfahrung des Kindes und seine emotionalen Schwierigkeiten, die aus dieser Vorerfahrung resultieren, sind in diesem Narrativ ebenso vertreten wie die im gewaltfreien Widerstand vertretene Auffassung, dass die Erhöhung der Elternpräsenz im Hier und Jetzt wirksam zur Veränderung beitragen kann. Drei wichtige Komponenten des neuen Erzählstrangs sind:
- Wenn das Kind vorsätzlich handeln kann, ist ihm eine größere Selbstkontrolle und allmählich auch eine bessere emotionale Selbstregulierung möglich. Eltern können diese bei ihm fördern, indem sie seinen Kontrollversuchen nicht nachgeben und gleichzeitig keine Situationen vermeiden, in denen es zu Kontrollversuchen kommen könnte. So verringert sich seine Aggressionsbereitschaft.
- Die reduzierte Aggressionsbereitschaft ermöglicht soziale Integration, mehr Freiräume für das Kind selbst und die Familie sowie eine bessere soziale Integration für die gesamte Familie.
- Durch die verringerte Aggressionsbereitschaft entsteht die Möglichkeit, die Not, die bisher mit Zorn kompensiert wurde, zu erkennen und auf sie einzugehen. Erst der Verlust von Macht über die Eltern lässt die Tränen fließen. Erst die Tränen ermöglichen es den Eltern, Trost zu spenden. Anstatt die traumatische Verletzung als Wurzel der Aggression zu verstehen, sehen wir die Aggression als Hindernis, das den Zugang zur Not des Kindes versperrt. Der Widerstand der Eltern gegen die Kontrolle durch das Kindesverhalten beseitigt das Hindernis.

Eine Geschichte wie das im Fallbeispiel geschilderte Ereignis birgt Raum für konstruktive Unsicherheit (»safe uncertainty«, Mason, 2015). Wir können sie als

Geschichte eines transformativen Interaktionsprozesses des sich im Verändern begriffenen Familiensystems verstehen. Weder den Eltern noch dem Elterncoach ist eindeutig erklärlich, was genau im Kind vor sich geht, während es in den Armen des Vaters schluchzt; es kann es (noch) nicht artikulieren und wohl auch selbst nicht verstehen. Dennoch sehen wir einen Prozess, in dem bisher verborgene Not sichtbar wird, Notsignale vom Kind ausgesendet werden und der Vater tröstend auf die Not eingehen kann.[84]

Aus Sicht der *Attribuierungstheorie* (siehe Glossar) schreiben psychotherapeutische Annahmen einem Klienten bestimmte Eigenschafen bzw. Attribute zu. Diese Attribuierung kann schädigende Folgen haben (Furman u. Ahola, 1990). Die binäre Sichweise, bei der ein reduktives bzw. durch Reduktion bewirktes Traumaverständnis einem moralisch-verurteilenden Diskurs gegenübergestellt wird, führt meines Erachtens zu derartig schädlichen Folgen. Gleichwohl können wir einräumen, dass Dispositionen eine Rolle bei der Entwicklung problematischer Verhaltensbilder spielen. Kinder mit vier oder mehr ACEs (»Adverse Childhood Experiences«, aversiven Kindheitserfahrungen nach dem *ACE-Modell*, siehe Glossar) haben eine 32-fach größere Wahrscheinlichkeit, mit einer Lernstörung und/oder einem Verhaltensproblem diagnostiziert zu werden (Ryan-Ibarra, zit. nach Kelleher, 2021, S. 24). Dabei ist das Regelschulsystem meist nicht auf die Bedürfnisse dieser Kinder zugeschnitten, und es wird mit Bestrafung und Ausschluss reagiert, was zunehmende soziale Ausgrenzung nach sich zieht und ursächlich mit zu psychischen Erkrankungen im Erwachsenenalter und kriminellen Laufbahnen beiträgt (Mallett, 2016).

Glauben nun die Erwachsenen, das Kind sei aufgrund seiner Disposition nur langfristig, nicht aber bereits jetzt zur Veränderung fähig, werden sie, statt Selbstkontrolle und emotionale Selbstregulierung einzufordern, das Kind isolieren. So entfremdet es sich und seine Anfälligkeit für weitere psychische Schwierigkeiten wächst. Transformative Interaktionsprozesse für möglich zu halten, ist also gerade bei jungen Menschen mit traumatischer Vorerfahrung unerlässlich, um ihre soziale Integration zu ermöglichen und weiteren negativen Folgen sozialer Ausgrenzung vorzubeugen. Halten Erwachsene die Selbstkontrolle des Kindes für möglich, unterstützen sie transformative Interaktionsprozesse zwischen sich und dem Kind. Das können sie tun, ohne es zu beschuldigen, indem sie sich eine »tragische« Sicht statt einer pathologisieren-

---

84 Dies kennzeichnet die elementaren Bestandteile des Sorgedialogs, der in Teil IV im Kapitel »Der Sorgedialog« beschrieben wird.

den oder dämonisierenden aneignen (Omer et al., 2016) und sich zukunftsgerichtet orientieren.

Sozial-ökologische narrative Intervention

Ein neues Narrativ des Kindes und seiner Familie bedarf konkreter Handlung, um glaubwürdig zu sein. Die Widerstandsmethoden des Elterncoachings ermöglichen konkrete, neue Handlungen, die zu transformativen Interaktionsprozessen führen. Neue, glaubwürdige Erzählstränge können dann in das narrative Geflecht eingewoben werden, das im weiteren sozial-ökologischen Umfeld (siehe Glossar) des Kindes und der Familie verfasst wird.

Bei einer Fahrt zum Flughafen fragt der Taxifahrer meine Frau: »Und was machen Sie von Beruf?« Als sie ihm antwortet, dass sie beim Jugendamt arbeite, sagt er: »Ja, ja, bei denen fällt ja immer der Apfel nicht weit vom Stamm!« Wenn wir ein solches Metanarrativ, das heißt übergeordnetes, über allen Geschichten und Beschreibungen einer Person stehendes Narrativ betrachten, wird deutlich, wie es zu einer Reduktion der Information übers Kind kommt – zum *Vor-Urteil*, einer verallgemeinernden Sicht ohne differenzierte Informationsgrundlage. Dies wird besonders bei Kindern und Jugendlichen, die ohnehin bereits sozialem Stigma unterliegen, der Fall sein, wie etwa bei Pflegekindern, Heimkindern, Kindern anderer Ethnizität als die Bevölkerungsmehrheit, Jugendlichen, die sozial benachteiligt aufgewachsen sind, Kindern mit bestimmten Behinderungen oder Jugendlichen, deren Eltern mit psychischer Erkrankung oder Suchtproblemen zu kämpfen haben.

Voraussetzung für eine Intervention, die auf das gesamte Metanarrativ um Kind und Familie einwirken soll, ist es, die komplexen Systeme, in denen sich das Kind bewegt, zu erfassen (Käser, 1998). Wir können damit beginnen, indem wir eine sozial-ökologische Landkarte aufzeichnen. Leitfragen zum Erstellen einer solchen Landkarte sind:
- Wer ist mit dem, was er tut, von Bedeutung für das Kind oder dessen engeren Bezugspersonen?
- Welche Art von Geschichten erzählen die für das Kind und sein Handeln relevanten Personen oder Gruppen von Menschen jeweils über das Kind und seine Familie?
- Wie verbinden sich die Geschichten über das Kind zu Erzählsträngen eines Metanarrativs des Kindes und seiner Familie?
- Wie prägen die Bedeutungen, die diesem Metanarrativ in seinen verschiedenen Erzählsträngen zugrunde liegen, die konkreten, beobachtbaren Inter-

aktionsmuster zwischen Kind und Familie und den Menschen aus dem weiteren sozialen Umfeld?
- Wie verhalten sich die Interaktionsmuster zu den unbefriedigten psychischen Grundbedürfnissen des Kindes[85]?

Schließlich können wir nach Angelpunkten suchen, an denen sich das gesamte Metanarrativ verändern lässt. Solche Angelpunkte sind Ausnahmeerzählungen über das Kind und über seine Familie. Um solche Ausnahmeerzählungen als Erzählstränge ins narrative Geflecht eines weiteren sozialen Systems einzuweben, ist es oft notwendig, geeignete Kommunikationsplattformen mit einer maximalen Multiplikatorenwirkung einzurichten. Auf diesen können die neuen Erzählstränge verbreitet werden. Eine solche sozial-ökologisch-narrative Intervention verdeutlicht das Fallbeispiel von Freddie (Jakob, 2021, S. 12 f.):

Freddie hat in der Herkunftsfamilie extreme Kindesmisshandlung erlebt. Nachdem er ein anderes Kind schwer verletzt hat, wird er mit fünf Jahren ausgeschult. Er lebt mit einer für Kinder mit »komplexen Störungen« hochbefähigten, professionellen Pflegemutter zusammen; ihn allein zu erziehen ist ihre Vollzeitbeschäftigung. Mit sieben Jahren befindet er sich nach Meinung einer Fachkraft des Jugendamtes »auf direktem Wege nach Broadmoor[86]«. Wir arbeiten an seiner Wiedereingliederung in die Regelschule. Die Lehrerin und die Schulleiterin haben gelesen, dass Freddie einer psychologischen Untersuchung zufolge eine »schwere desorganisierte Bindungsstörung« aufweise und daher zu sozialer Eingliederung kaum fähig sei. Eine Erzieherin hat einmal zu ihm gesagt: »Freddie, mit anderen Kindern zusammen zu sein, das ist zu viel für dich.« Freddie selbst hat das Narrativ verinnerlicht: Er sagt von sich, er könne nicht anders, als andere Kinder zu schlagen; er sei nicht normal, weil der Freund der Mutter ihn früher geschlagen habe – eine Verinnerlichung, die eine positive Entwicklung behindert.

Freddie will leidenschaftlich gerne Basketball spielen, darf es aber nicht, weil er andere Kinder zu sehr gefährde. Im Lehrerzimmer hört man: »Wissen sie, was er heute wieder angestellt hat?« Das gegenseitige Erzählen der schlimmen Vorfälle ruft starke Emotionen hervor, die in Körperhaltung, Gesichtsausdruck und Tonfall der Erzählenden zum Ausdruck kommen. »Er hat im Englischunterricht aufgepasst«, kommt nicht im Gespräch vor, ist Nebenhandlung.

---

85 Siehe Teil IV, Kapitel »Das traumaerfahrene Kind: Theoretische Integration«.
86 Hochsicherheitsgefängnis für erwachsene psychopathische Straftäterinnen. Der Verweis auf Broadmoor untermauert im britisch-englischen Sprachgebrauch die Gefährlichkeit und vermeintliche Unverbesserlichkeit eines Täters.

Vor dem Schultor wird »das Pflegekind« häufig zum Gesprächsstoff. Die Pflegemutter schämt sich, spricht nicht mit den anderen Eltern, vermeidet den Augenkontakt mit ihnen; auch das fällt Freddie auf.

Viele Erzählstränge verdichten sich zu einem Geflecht, das an verschiedenen sozialen Orten mal ähnlich, mal unterschiedlich verwoben ist. Dieses narrative Geflecht steuert zum einen, wie andere Freddie wahrnehmen: die Pflegemutter, seine leibliche Mutter, die Mitschülerinnen, deren Eltern, die Lehrer, und zum anderen, wie die Pflegemutter wahrgenommen wird und Freddie sich selbst wahrnimmt. Diese Wahrnehmungen beeinflussen die Entscheidungen darüber, was er im Schulalltag darf, wie mit ihm kommuniziert wird, wie er sozial ausgegrenzt oder integriert wird.

Wir arbeiten mit dem Konzept der wachsamen Sorge. Freddie darf am Basketballtraining teilnehmen. Zunächst läuft der Schulassistent mit, nimmt ihn aber immer dann, wenn er aggressiv zu werden droht, aus dem Training heraus, um ihn später wieder ins Spiel zu lassen. Über Wochen hinweg, je nach Erfolg, entfernt sich der Schulassistent immer weiter, bis er schließlich am Rande steht und mit anderen Lehrkräften sprechen kann, ohne Freddie ganz aus den Augen zu verlieren.

Nachdem Freddie wieder einmal den Schulassistenten getreten hat, kommt seine Pflegemutter in die Schulklasse und verteilt mit Freddie zusammen zur Wiedergutmachung Brownies, die beide eigens zu diesem Zweck gebacken haben. Diese Handlung wird zum Übergangsritual, um den Jungen nach seiner jüngsten Aggressionshandlung wieder zurück in die Gemeinschaft zu integrieren.

Einige Eltern anderer Kinder und einige Lehrerinnen folgen einer Einladung zum Gespräch. Der Schulassistent, die Pflegemutter und die Klassenlehrerin erzählen jeweils ihre Version der Ereignisse. Die Pflegemutter berichtet von ihren eigenen Bemühungen und auch davon, wie liebevoll Freddie daheim sein kann. Die Klassenlehrerin berichtet von der Wiedergutmachungsleistung mit den Brownies, und der Unterrichtsassistent erzählt von Freddies allmählicher Integration ins Basketballteam der Schule. Eine andere Lehrerin berichtet, wie das strahlende Gesicht des Jungen nach einem Basketballspiel Freude in ihr ausgelöst hat. Es kommt zum Gespräch darüber, wie diese Erfolge wohl möglich geworden sind. Die beobachteten und wiedererzählten Handlungen und die Bedeutungen, die diesen Handlungen im Gespräch beigemessen werden, erhöhen die Glaubwürdigkeit der Erzählung von Freddies Fähigkeit, sich zu ändern und dazuzugehören. Einige der Gesprächsteilnehmer erklären sich dazu bereit, auch anderen Eltern weiterzuerzählen, was im Gespräch erzählt worden sei. Die Pflegemutter spielt Freddie am Abend die Glückwünsche der anderen Eltern vor, die sie mit dem Handy aufgenommen hat. Neue Erzählstränge sind ins narrative Geflecht um Freddie und seine Pflegefamilie eingewoben worden.

Bald nimmt Freddie auch an den täglichen Schulversammlungen teil. Andere Kinder spielen öfter mit ihm. Die Pflegemutter und die Eltern anderer Kinder sprechen miteinander. Freddies Position beginnt sich zu verändern: vom »Außenseiter« zum »sich verändernden Kind«. Schließlich wird Freddie Kapitän der Basketballmannschaft.

Die gezielten Integrationsmaßnahmen im Fallbeispiel von Freddie beruhen auf dem Prinzip der wachsamen Sorge nach Omer (2015) und der Methodik der Wiedergutmachungsleistung. Die Maßnahmen untermauern die Glaubwürdigkeit eines neuen Erzählmotivs. Dieses Erzählmotiv wiederum schafft in einem weiten sozial-ökologischen Raum die Bereitschaft, Freddies Fähigkeit zur Veränderung wahrzunehmen und anzuerkennen. Seine Pflegemutter kann nun als sorgende, verantwortungsvoll Erziehende wahrgenommen werden, die sich entschieden und im Bündnis mit den Lehrkräften der Schule der Aufgabe stellt, sich allen Übergriffen von Freddie auf andere Kinder und Erwachsene in der Schule entgegenzustellen. Das hilft ihr bei der eigenen Schamregulierung, was wiederum Freddies Schamregulierung unterstützt: Sie kann anderen Eltern, Freddie anderen Kindern und Erwachsenen in die Augen sehen, selbst wenn sie ihm zu Bewusstsein bringen, dass er sich verletzend oder beunruhigend verhalten hat. Zur Schamregulierung befähigt, fühlt er sich nicht so stark angegriffen und zornig. Er ist weniger von Zurückweisung und sozialem Ausschluss bedroht.

Die Eltern von Freddies Mitschülern und die Lehrkräfte der Schule wurden eingeladen, Freddies Erfolge, die Erfolge der Pflegemutter und seiner Lehrkräfte anerkannd zu bezeugen[87]. So wurde der Übergang von einem regressiven, also statischen und problembezogenen Metanarrativ, welches das Kind als pathologisch oder in manchen Lesarten auch als bösartig charakterisierte, zu einem progressiven Narrativ[88] ermöglicht.

Im kindfokussierten gewaltlosen Widerstand werden Zielsetzungen gewählt, die es ermöglichen, auf die psychischen Grundbedürfnisse von Kindern mit traumatischer Vorerfahrung einzugehen. Im Beispiel von Freddie, dessen Bedürfnis nach Zugehörigkeit über lange Zeit nicht befriedigt worden war, wurden gezielt Verhaltensweisen zur Intervention ausgewählt, die seiner sozialen Integration im Wege standen.

---

87 Siehe Einführung.
88 Siehe Teil II im Kapitel »Hoffnungsstiftende Gesprächsführung: Erkennen der eigenen Stärke und Handlungskompetenz«.

Die elterliche Ankerfunktion bei Kindern und Jugendlichen mit Traumaerfahrung

Omer hat mit der Konzeption der *elterlichen Ankerfunktion* (2013, 2015) einen entscheidenden Beitrag zu einem bisher in der Bindungstheorie unbeachteten Aspekt der Entwicklung von Bindungssicherheit im Kind geleistet. Neben der emotional sicheren Basis in der Beziehung zu den Eltern benötigt das Kind auch die Erfahrung elterlicher Stärke. Omer bezieht sich hier auf Baumrinds (1981) Verständnis von zwei Faktoren der Elternschaft: der Responsivität (siehe Glossar) auf der einen Seite und dem Bereich der Lenkung, Forderung sowie konstruktiven Anspruchshaltung auf der anderen Seite. Unter Responsivität versteht Baumrind Zuwendung, Wärme und Ansprechbarkeit; dies ist der historische Forschungsgegenstand der Bindungstheorie. Wir können den zweiten Faktor, den der Lenkung, Forderung und konstruktiven Anspruchshaltung als eine Reaktionsweise verstehen, die mit elterlicher Stärke einhergeht.

Omer (2013, 2015) postuliert, dass *beide* Faktoren für die Bindungssicherheit des Kindes unerlässlich sind. Hier verküpft sich der gewaltlose Widerstand mit dem Verständnis der Neuen Autorität: Die Eltern und Erziehenden setzen sich nicht nur um ihrer selbst willen oder zum Schutz anderer Kinder oder Jugendlicher gegen destruktives Verhalten zur Wehr – sie tun es auch für das Kind selbst. In anderen Worten, ein Junge der sich destruktiv verhält, eine Jugendliche, die anderen Schaden zufügt – diese jungen Menschen *brauchen* es um ihrer selbst willen, für das eigene Sicherheitsgefühl, dass die Erwachsenen gegen das Ausagieren ihrer aggressiven Impulse Widerstand leisten. Anstatt sie zu entfremden, ermöglicht ihnen dieser Widerstand, sich stärker mit den Eltern verbunden zu fühlen. Er unterstützt ihre emotionale Selbstregulierung. Omer unterscheidet vier Bereiche, in denen die Eltern das Kind gleichsam »verankern«:

- eine stabile und sichere *Struktur* des Familienlebens, mit der Eltern Regeln und Routinen definieren und auf ihre Einhaltung achten, aber gleichzeitig das Kind dabei unterstützen, diesen Regeln gemäß zu handeln, ohne es mit rigider Strenge zu überfordern,
- elterliche (erzieherische) *Präsenz*[89], die sich unter anderem in der elterlichen Wachsamkeit äußert,
- *soziale Unterstützung* als transparente Basis für die elterliche Autorität[90],

---

89 Siehe die ausführliche Betrachtung der Verkörperung von Elternpräsenz in Teil II im Kapitel zur »Elternpräsenz und Selbstwahrnehmung«.
90 Siehe Teil I, Kapitel »Verankern der Eltern: Von der bedrohlichen, verunsichernden Umwelt zu einem emotional sicheren Netzwerk«; die Umgestaltung des sozialen Umfeldes der Familie, um emotional sichere Unterstützung zu gewährleisten und damit zu ermöglichen,

– *Selbstkontrolle*, die sich darin äußert, dass Eltern oder Erziehende weder auf aggressive Weise symmetrisch eskalierend beim Kind ihren Machtanspruch durchzusetzen suchen noch dazu neigen bei Einschüchterung durch das Kind nachzugeben[91].

Um die Struktur des Familienlebens zu gewährleisten, ist es notwendig, dass die Erwachsenen gewaltfrei Widerstand leisten können, wenn Kinder oder Jugendliche die anderen in ihrem sozialen Umfeld schädigen und zu kontrollieren versuchen. Meines Erachtens kann das Streben nach Vorhersagbarkeit der sozialen Umwelt, wenn in der Herkunftsfamilie eine klare Struktur gefehlt hat, ein Motivationsfaktor für kontrollierendes Kindesverhalten sein. Das Fehlen einer solchen Struktur kann darauf zurückzuführen sein, dass Eltern drogen-, alkoholabhängig oder depressiv gewesen sind oder das Familienleben immer wieder durch Gewalt oder Kindesmissbrauch verstört worden ist. So fanden etwa Bureau, Easlerbrooks und Lyons-Ruth (2009) heraus, dass Kinder, die in den mittleren Kindheitsjahren feindselige und kontrollierende Verhaltensweisen zeigen, häufiger als durch Zufall erklärbar zuvor (in der frühen Kindheit) an die Kinderschutzbehörden überwiesen worden waren. Depressive Symptome von Müttern waren mit einer höheren Rate von kontrollierendem Verhalten der Kinder verbunden (Marchand, Hock u. Widaman, 2002).

Untersuchungen wie die von Bureau et al. (2009) können natürlich nicht belegen, dass kontrollierendes Verhalten dem Kind dazu dient, eine als unsicher erlebte Umwelt vorhersagbar zu machen. Wir können jedoch in der Alltagspraxis immer wieder beobachten, wie Kinder mit Traumaerfahrung dann beginnen, *Unbehagen* zu zeigen, wenn sich ihr aggressives Verhalten im Zuge der gewaltfreien Widerstandshandlungen der Erziehenden zu reduzieren beginnt. Das Fallbeispiel von Anton zeigt auf, wie die zunehmende Verhaltensveränderung mit einer stärker kommunizierten Verletzlichkeit einhergeht:

Anton hat viel häusliche Gewalt erlebt und wurde physisch misshandelt. Es wurde ihm mit einer harten Bestrafung gedroht, sollte er in der Schule davon berichten. Die drogenabhängigen Eltern waren oft fort, um Geld für Heroin zu beschaffen, oder gingen zuhause der Prostitution (Sexarbeit) nach, so dass fremde Männer als Kunden in die Wohnung kamen.

---

dass die Kernfamilie zum heilenden Umfeld für die traumaerfahrenen Familienmitglieder wird.
91 Siehe Teil II, Kapitel »Systematischen Desensibilisierung mit gewaltlosem Widerstand«.

Mit sieben Jahren kommt Anton in die Pflegefamilie. Nach mehreren Monaten Arbeit mit gewaltfreiem Widerstand geht seine Neigung zu gewalttätigem Verhalten stark zurück. Seine kontrollierenden Äußerungen, wie z. B.: »Wenn du mir kein Eis gibst, sag ich der Sozialarbeiterin, dass du mich geschlagen hast!«, werden bald zum Anlass gemeinsamer Belustigung.

Die Pflegeeltern beobachten, wie sich die Verhaltensmuster von Anton umkehren: Je mehr seine Aggression zurückgeht, desto bereitwilliger spricht Anton über angstbesetzte Erinnerungen an Ereignisse in der Herkunftsfamilie und von der Unsicherheit, die er in neuen oder unvorhergesehenen Situationen oder gegenüber ungewohnten Herausforderungen spürt. Sie unterstützen ihn mit klaren Regeln und Familienritualen, die sein Leben in der Pflegefamilie vorhersagbar machen, und der Sozialarbeiter führt ihn einer Traumatherapie zu.

Worin unterscheidet sich die elterliche Ankerfunktion bei jenen Kindern, die aversive Kindheitserfahrungen gemacht haben, von anderen, bei denen dies nicht der Fall ist, die sich aber ebenfalls destruktiv verhalten? Gehen wir von einem gesteigerten Sicherheitsbedürfnis – und einem erhöhten Bedürfnis nach Vorhersagbarkeit – bei Kindern mit Traumaerfahrungen aus, von einem potentiell höheren Angstniveau, dann wird deutlich, dass der Gewaltlosigkeit der Erziehenden im *weitesten Sinne* eine überaus große Bedeutung zukommt. Wir können Gewaltlosigkeit in diesem Zusammenhang als eine Haltung verstehen, die frei von bestrafendem oder rachemotiviertem Verhalten, feindseliger Kommunikation, Beschuldigung oder einer an Bedingungen geknüpften Zuwendung (siehe Omer, 2013, S. 19) ist, eine Haltung, die sich gleichzeitig durch Beharrlichkeit des Widerstands und der strukturgebenden Lenkung ausdrückt. Der Unterschied zur Neuen Autorität bei Kindern ohne Traumaerfahrung ist kein grundsätzlicher, sondern ein gradueller: Aufgrund der Sensibilität und Verletztheit dieser Kinder bedarf es dabei noch größerer Anstrengung der Erziehenden um Gewaltlosigkeit.

Das in Abbildung 12 dargestellte Achsenkreuz verdeutlicht die Notwendigkeit zu noch sorgfältigerer Planung, Reflexion und Ausführung gewaltloser Aktionen, zu größerer Beharrlichkeit und entschlossenem Bemühen um gewaltfreie Kommunikation im weitesten Sinn. Wir haben es entwickelt (Dulberger u. Jakob, 2018), um zwei zentrale Dimensionen des Widerstands zu verdeutlichen. Anstatt dualistisch gewalttätig und gewaltlos einander gegenüberzustellen, ermöglicht die Betrachtung von zwei Dimensionen eine Sicht, derzufolge es graduelle Abstufungen der Gewaltlosigkeit gibt. Die horizontale Achse stellt die Dimension des Widerstands dar – primärer Widerstand ist unmittelbar, zeitlich im gegenwärtigen Augenblick lokalisiert, nicht langfristig

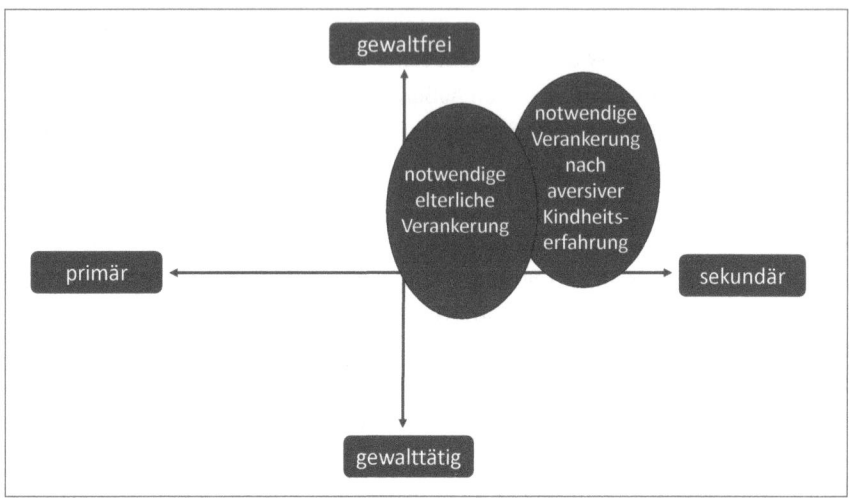

Abbildung 12: Achsenkreuz zum Widerstand und zur elterlichen Verankerung bei aversiver Kindheitserfahrung

angelegt, spontan, ungeplant, meist als Einzelaktion oder nur mir vorübergehenden Verbündeten durchgeführt und in keinem Widerstandsnarrativ kontextualisiert. Sekundärer Widerstand hingegen ist langfristig angelegt, unterliegt »strategischer« Planung, verfolgt bestimmte Zielsetzungen, baut mithilfe von Bündnisrhetorik (Grabbe, 2012) zeitlich überdauernde Allianzen auf und entwickelt ein bedeutungsgebendes Metanarrativ. Die vertikale Achse repräsentiert die Dimension Gewalt/Gewaltfreiheit. Wenn wir uns einer Gewaltdefinition bedienen, die über die physische Gewalt hinausgeht und viele schädigende Verhaltens- bzw Kommunikationsweisen einschließt, wird deutlich, dass niemand konsistent gewaltfrei handelt, wenn er Widerstand leistet. Wir handeln immer nur mehr oder weniger gewaltfrei bzw. gewalttätig. Das Achsenkreuz veranschaulicht, dass selbst Eltern oder Erziehende, die sich dem gewaltlosen Widerstand bzw. der Neuen Autorität verpflichtet fühlen, nicht immer gewaltfrei und zielgerichtet handeln. Aus Ärger wird die Stimme spontan erhoben, eine spontane und nicht zielgerichtete Handlung. Der Erwachsene will sich in dem Augenblick durchsetzen, spürt vielleicht auch vorübergehend den Wunsch, dass der Jugendliche, der ihn erniedrigend oder sonstwie verletzend behandelt hat, »spüren soll, wie sich das anfühlt«, und macht möglicherweise eine zynische oder abwertende Bemerkung. Selbst eine solch kurzfristige Reaktion ist im bindungstheoretischen Sinne ein Beziehungsbruch; der Erziehende hat sich vertikal etwas mehr in Richtung »gewalttätig« und horizontal in Richtung primärer Widerstand bewegt.

Eltern können umso besser ihre Ankerfunktion erfüllen, je mehr sich ihr Bemühen um gewaltlosen Widerstand im oberen rechten Quadranten des Achsenkreuzes bewegt. Bei vielen Kindern mit aversiven Vorerfahrungen kommt es zu neurobiologischen (das Nervensystem betreffenden) und neuroendokrinologischen (sich auf die mit dem Nervensystem verbundene Hormonausschüttung- und Wiederaufnahme beziehenden) Anpassungen des Gehirns (Teicher u. Samson, 2016). Während manche der Kinder eine bemerkenswerte Resilienz zeigen, weisen andere eine ausgeprägte Verwundbarkeit gegenüber weiterer Verletzung auf (Ohashi et al., 2019). Viele von ihnen erleben auf einer verkörperten Ebene ihre soziale Umwelt als besonders bedrohlich, fühlen sich also eher als andere angegriffen. Wie bereits erörtert, zeigen Jugendliche mit aggressivem Verhalten eine ausgeprägte Sensibilität gegenüber Kommunikationssignalen und neigen dazu, sie als feindselig zu interpretieren.

Die Bindungstheorie befasst sich mit Belastungen der Beziehung und der Behebung dieser Belastungen im alltäglichen Bindungsgeschehen (»Rupture and Repair«). Wegen ihrer Alltäglichkeit können wir oft von *Mikrobelastungen* sprechen. Im Zuge des elterlichen Widerstands entstehen unweigerlich im Alltag viele Mikrobelastungen in der Beziehung.

Aufgrund der größeren Verletzlichkeit vieler Kinder und Jugendlicher mit aversiver Vorerfahrung ist es bei diesen umso notwendiger, dass sich die Reaktionen der Erwachsenen sowohl in Richtung gewaltfrei als auch in Richtung sekundärer Widerstand bewegen, um die Alltagsbelastungen auf ein geringes Maß zu reduzieren. Im gleichen Zuge wird es notwendig, in noch stärkerem Maß sorgfältig mit den im gewaltlosen Widerstand üblichen Versöhnungs- bzw. Beziehungsgesten umzugehen. Sie können alltägliche Belastungen, sogar die vielen Mikrobelasungen ausgleichen. Familientherapie, die sich am Bindungsgeschehen orientiert, kann zu größerer Bindungssicherheit beitragen (Diamond, Russon u. Levy, 2016), und Bezieungsgesten sind in der Neuen Autorität ein einfaches und zugleich tiefgreifendes Mittel, um zu größerer Bindungssicherheit im Kind beizutragen.

Mentalisierung ist die Fähigkeit, Gedanken, Einstellungen oder Emotionen beim anderen und bei sich selbst interpretieren zu können und über diese Interpretationen zu sprechen. Dabei muss man sich bewusst sein, dass man die inneren Prozesse beim anderen nie mit absoluter Sicherheit erfassen kann. *Mentalisierungsbotschaften* können eine Form der Beziehungsgeste darstellen. Das gesteigerte Bedrohungsempfinden vieler Kinder mit Traumaerfahrung kann der Erwachsene sorgend berücksichtigen, indem er seine Widerstandshandlungen mit Mentalisierungsbotschaften verknüpft, seine Handlung also mit einer vorsichtig geäußerten Botschaft dazu, was im Kind vor sich gehen mag, verbindet. Es ist ein menschliches Grundbedürfnis, sich verstanden zu fühlen oder zumindest wahrzunehmen, dass sich der andere darum bemüht, einen zu verstehen.

Allerdings kann die Mentalisierungsforschung dahingehend kritisiert werden, dass sie sich nicht mit Verkörperung und narrativer Bedeutungsgebung beschäftigt (Køster, 2017). Gerade weil traumatische Erfahrung stark verkörpert abgespeichert wird und zu einschränkenden Narrativen führt, ist es meines Erachtens notwendig, auch diese Erlebensaspekte mit in die Mentalisierungsbotschaften einzubeziehen, wenn sie mit Widerstandshandlungen verknüpft werden. Siehe hierzu das Fallbeispiel von Ahmed zur Mentalisierung der Erfahrung eines tragischen Vorfalls in seinem Leben:

Ahmed[92] ist 15 Jahre alt. Bei einer Protestaktion am Grenzzaun zwischen Gaza und Israel wurde seinem Cousin ins Bein geschossen. Ahmed war im Krankenwagen mit dabei, als der Cousin verblutete. Er empfindet es als persönliches Versagen, dass er ihn nicht retten konnte.

Ahmed kann nachts nicht schlafen. Er leidet darunter, dass sich ihm die bildhafte Erinnerung an den Tod seines Cousins immer wieder aufdrängt. Mittlerweile hat der vorher beliebte und umgängliche Jugendliche aggressive Verhaltensmuster entwickelt. Er greift andere tätlich an und zerstört in der Schule Schreibtische, Stühle und andere Einrichtungsgegenstände. Wenn man ihn fragt, weshalb er sich so vehält, antwortet Ahmed, dass er von den anderen jungen Leuten angegriffen werde und sich verteidigen müsse. Mitschüler, seine Geschwister, Eltern, Lehrer und der Busfahrer, der ihn und andere in die Schule fährt, sind alle stark von dieser Gewalt betroffen.

Wir setzen in der Supervisionssitzung eine Ankündigung des gewaltlosen Widerstands gegen die Gewalt auf, die ihm vorgelesen werden soll:
»Ahmed,
du bist ein aufrichtiger, ehrenhafter und loyaler junger Mann. Wir sehen, wie du dich energisch für Gerechtigkeit, für deine Familie und deine Gemeinschaft einsetzt. Wir lieben dich, und wir sind sehr stolz auf dich.

Soldaten haben auf dich und deinen Cousin geschossen. Es war etwas Schreckliches, das du da erlebt hast. Du musstest miterleben, wie dein Cousin starb, und du bist bis zum Schluss bei ihm geblieben. Wir sind froh, dass er dich in seinem letzten Augenblick bei sich hatte.

---

92 Dieser Fall wurde in der Supervision von Praktikerinnen besprochen, die im Rahmen der Arbeit von »Bridges for Hope and Peace« (B4HP) in Gaza mit Neuer Autorität (dort als »New Family Authority« bekannt) mit Familien und Schulen arbeiten.

Es fühlt sich vielleicht oft für dich so an, als ob du angegriffen würdest, aber deine Mitschüler, deine Freunde und deine Familienangehörigen sind keine Soldaten. Wenn du sie angreifst, verletzt du sie, deine Familie, deine Lehrer und alle, die zu Zeugen werden. Du verletzt auch dich selbst, weil du deine Beziehungen verletzt. Wir können diese Gewalt nicht länger akzeptieren, und wir werden alles tun, was wir können, damit du und deine Mitmenschen wieder in Frieden miteinander leben können.

Deine Klassenkameraden, deine Lehrer und deine Familie wollen nicht, dass du Gewalt ausübst. Allah will nicht, dass du Gewalt ausübst. Wir tun dies, damit wir alle miteiander wieder in Frieden leben können. Du gehörst zu uns.«

Das Fallbeispiel verdeutlicht, wie eine Ankündigung des Widerstands – die ja an sich schon eine Widerstandshandlung darstellt – und andere Arten von Widerstandshandlungen angepasst werden können, um die Ankerfunktion auch bei einem Jugendlichen mit schwerer Traumaerfahrung zu erfüllen:
- Die Ankündigung beginnt mit einer positiven Beschreibung von Ahmed, die mit den kulturspezifischen Werten seiner Gemeinschaft im Einklang steht. Es wird eine enge, liebevolle Haltung ihm gegenüber ausgedrückt[93]. Mehrere Mentalisierungsmitteilungen sprechen Ahmeds mögliche Befindlichkeit an, vor allem sein verkörpertes Bedrohungsempfinden. Dabei wird er jedoch nicht durch eine direkte empathische Äußerung beschämt, die ihn schwach erscheinen lassen könnte. Anstatt: »Vielleicht fühlst du dich bedroht«, wird gesagt: »Es fühlt sich vielleicht oft für dich so an, als ob du angegriffen würdest.« So kann er gleichzeitig sein Gesicht wahren und sich verstanden fühlen. Der Ankündigungstext bedient sich zudem seines eigenen Wortgebrauchs. Wichtig ist darüber hinaus das Wort vielleicht. Indem der Erwachsene nicht vorgibt, zu wissen, was in Ahmed vor sich geht, erniedrigt und beschämt er ihn nicht durch ein zu großes Machtgefälle.
- Als Betroffene von den negativen Auswirkungen des gewalttätigen Handelns werden *alle* Beteiligten benannt, *auch Ahmed selbst*. Damit beziehen die Erwachsenen, die die Ankündigung machen, eine Position der systemischen Allparteilichkeit. Das Leiden jedes Einzelnen wird berücksichtigt und angesprochen[94]. Diese Allparteilichkeit wirkt inklusiv.

---

93 Allerdings sollte in Fällen, in denen das Kind weniger bindungssicher als Ahmed ist, mit »Ich-Botschaften« subtil eine positive Beschreibung impliziert werden, diese also sorgfältig »verpackt« werden, ohne Druck oder Scham zu erzeugen, z. B.: »Es macht mir Spaß, wenn ich dich mit deiner kleinen Schwester spielen sehe!«
94 Im systemischen Verständnis wird Allparteilichkeit oft konzeptuell in die Nähe zur Neutralität gebracht. Während sich Neutralität in der Psychotherapie meist auf die Einzelklientin bezieht, betont Allparteilichkeit die Wertschätzung der Perspektiven aller Personen im System.

- Die Zugehörigkeit zur Gemeinschaft wird betont. Dies ist notwendig, um dem nach Trauma üblichen Empfinden, anders als alle anderen zu sein, und dem Isolationsgefühl entgegenzuwirken, das dadurch entsteht, dass andere den Umgang mit Ahmed wegen seiner Aggressivität vermeiden.
- Die Inklusion und Wertschätzung der Person des Jugendlichen setzt ein Gegengewicht zur Belastung der Beziehung, die durch die entschlossene Ablehnung seiner Gewalt entsteht.

Viele weitere Aspekte des gewaltlosen Widerstands sind wertvoll, wenn es um die Verankerung des jungen Menschen geht, und können im Widerstandshandeln der Erwachsenen betont werden: So hebt Omer (2013) hervor, dass Struktur und Grenzsetzung zur Verankerung des Kindes beitragen. Da viele Kinder mit aversiven Vorerfahrungen solche Grenzsetzung als Bedrohung empfinden, ist es jedoch wichtig, die Grenzsetzung immer wieder mit Beziehungsgesten zu verbinden. Ich spreche mit Erziehenden oft davon, »die Grenze zu sein«, anstatt »Grenzen zu setzen«. Dies ermöglicht die Frage: »Welche Art von Grenze möchten Sie sein?« Viele Pflegeeltern oder Erziehende von Kindern mit traumatischer Erfahrung äußern sich dahingehend, dass sie gerne eine Grenze sein wollen, welche Zuwendung gibt.

Wenn die Erziehenden Kindern, die in der Vergangenheit vernachlässigt worden sind, als Versöhnungsgeste Zuwendung anbieten, wird die Verankerung dieser jungen Menschen eher gewährleistet. Das Angebot der Zuwendung ist jedoch nur dann eine Versöhnungs- und Beziehungsgeste, wenn es ohne zu insistieren und unabhängig davon gemacht wird, ob es das Kind auch annehmen wird. Es ist also eine einseitige Geste, ohne dass der Erwachsene Responsivität (Reis, 2014) erwartet oder einfordert. Denn erst dadurch, dass die Geste wiederholt wird, auch wenn das Kind das Angebot zurückgewiesen hat, wird ihm deutlich, dass es sich um eine bedingungslose Geste handelt.

Allerdings wehren sich viele Erziehende zunächst intuitiv gegen die Vorstellung eines solchermaßen bedingungslosen Akts erzieherischer Fürsorglichkeit: »Was, ich soll auch noch nett zu ihr sein, wo sie mich doch so schlecht behandelt hat?« Therapeuten, die eine kindzentrierte Haltung einnehmen und den Eltern kommunizieren, sie sollten bedingungslos handeln, da das Kind ja »traumatisiert« oder »bindungsgestört« sei, laufen Gefahr, das Bedürfnis der Eltern nicht zu berücksichtigen, die sich vom Kind in ihrer Sorgehaltung be-

---

Allerdings kann bei Gewalt nicht jede Perspektive gewürdigt werden, z. B. nicht solche, die Gewalt gutheißen, zu entschuldigen suchen oder Opfer beschuldigen. Das Anerkennen des Leidens aller Beteiligten ermöglicht jedoch auch bei Gewalt eine allparteiliche Positionierung, weshalb ich von einer »Allparteilichkeit dem Leiden gegenüber« spreche.

stätigt fühlen wollen. Anstatt den Eltern eine Sollbotschaft zu vermitteln und damit eine kritisch-vorschreibende Position einzunehmen, kann die Beraterin den Erwachsenen empathisch gegenübertreten und ihre mit der fehlenden Responsivität des Kindes einhergehende Not würdigen. Im nächsten Schritt kann sie dem Erziehenden dann helfen, sich vorzustellen, wie das Kind in einer Zukunft responsiv reagieren wird, in welcher der Veränderungsprozess weiter fortgeschritten ist[95].

Ein wichtiger Aspekt der elterlichen Ankerfunktion liegt in einer oft wenig verstandenen Beziehungslogik: Kinder oder Jugendliche, die sich von der sozialen Umwelt bedroht fühlen, haben meist nicht das Gefühl, dass die Eltern ihnen zur Seite stehen und sie schützen werden. Nicht beschützt zu werden ist eine elementare, meist schon frühkindliche Lebenserfahrung von jungen Menschen, die in ihren Familien Gewalt, Missbrauch oder Vernachlässigung ausgesetzt gewesen sind. Der Schutzappell, der meist an den nicht gewalttätigen oder weniger bedrohlichen Elternteil gerichtet wird, ist die fundamentale Überlebensreaktion des Kindes, das weder fliehen noch angreifen kann und in einer als ausweglos empfundenen Bedrohungssituation oft in eine »Fright«-Reaktion[96] verfällt. Von den als schutzfähig erlebten Erwachsenen bei Angst oder einem Bedrohungsgefühl Hilfe einzufordern, trägt wesentlich zur frühkindlichen Selbstwirksamkeit bei. Im Verlauf der Bindung spielen sowohl die unmittelbare Verkörperung von Schutz als eine Art physiologischer »Prägung« als auch die Repräsentation, also das entstehende Elternbild in der Psyche des Kindes eine Rolle (Cassidy, Ehrlich u. Sherman, 2014). Bowlbys Konstrukt des sicheren Hafens (»Safe Base«) wird ja von der Vorstellung getragen, dass die Eltern dem Kind emotional zur Verfügung stehen, Trost spenden und so ein Sicherheitsgefühl vermitteln (Cassidy et al.).

Bei der Idee des sicheren Hafens geht es aber – wenn wir Omers Konstrukt der Ankerfunktion auf Szenarien anwenden, in denen Kinder misshandelt worden sind – über die emotionale Bereitschaft der Eltern, zur Verfügung zu stehen, hinaus um das *bloße Überleben*. Kinder und Jugendliche mit Traumaerfahrungen sind einer existentiellen Bedrohungserfahrung ausgesetzt gewesen, während der ungefährliche oder weniger bedrohliche Elternteil aufgrund eigener Überlebensreaktionen wie Fright, Flag oder Unterwerfung nicht zu ihrem Schutz fähig gewesen ist. Andere Gründe dafür, dass Eltern nicht zum Schutz ihres Kindes fähig sind, können durch Misshandlung ausgelöste depressive

---

95 Siehe Teil IV, Kapitel »Der Sorgedialog«, Abschnitt »Der Sorgedialog in der Imagination der Erwachsenen«.
96 Erklärung der »Fright«-Reaktion auf Bedrohung, siehe in Teil I unter den Ausführungen zur kritisch-vorschreibenden Position.

Schwierigkeiten oder eine Selbstmedikation gegen Traumafolgen mit Drogen oder Alkohol sein.

Das heranwachsende Kind mit Traumaerfahrung steht nun vor der Anforderung, das Vertrauen zu entwickeln, dass die Erwachsenen nicht nur schutzwillig, sondern vor allem auch *schutzfähig* sind. Ein Kind kann aber seine Eltern oder Erziehenden nicht als fähig erleben, es zu schützen, wenn es in der Lage ist, sie einzuschüchtern, oder es ihm gelingt, ihnen seinen Willen aufzuzwingen. Die von Bindungstheoretikerinnen vorgeschlagene Spiegelung der Affekte des Kindes allein hilft hier nicht weiter. Das Kind *braucht* die Erfahrung, dass sich die Eltern gegen seine Kontrollversuche zur Wehr setzen, damit es sie als *stark* und *schutzfähig* erleben kann. Eine *allein* auf Responsivität ausgerichtete elterliche Reaktionsweise, die den Widerstand gegen das Kontrollverhalten des Kindes vernachlässigt, könnte also zu einem gesteigerten Angstpotential im Kind führen. Um seine Angst zu kompensieren, könnte das Kind wiederum mit Aggression reagieren. Es geht also darum, sowohl Responsivität als auch Widerstand zu zeigen, um dem Kind zu einem größeren Sicherheitsempfinden zu verhelfen.

Die Scham des Kindes

Der Neuen Autorität wird mitunter vorgeworfen, mit gewaltfreien Widerstandshandlungen das Kind zu beschämen. Eine Fachkraft hat einmal das Sit-in als »*das Beschämungsritual im gewaltlosen Widerstand*« bezeichnet. Manche traumaorientierte Therapeutinnen sind besorgt, dass das ohnehin unter Opferscham leidende Kind mit traumatischer Vorerfahrung jetzt noch zusätzlich mit Scham belastet würde. Uri Weinblatt (2018) machte hingegen die gegenteilige Erfahrung: Anstatt eine unerträgliche Scham im Kind aufzubauen, scheint der gewaltlose Widerstand zu bewirken, dass das Kind die eigene Scham besser regulieren kann. Dies ist auch dann der Fall, wenn Personen aus dem Unterstützerinnenkreis dem jungen Menschen verdeutlichen, dass sie wissen, was er getan hat. Wie lässt sich dies erklären?

Eine soziale Funktion des *Beschämens* ist die Warnung vor sozialem Ausschluss: »So, wie du bist, wollen wir nichts mit dir zu tun haben. Bleibst du auch weiterhin so, gehörst du bald nicht mehr zu uns.« Mit der Androhung des sozialen Ausschlusses soll die Beschämung Konformität und Gruppenkohärenz gewährleisten. Während Beschämung diese Konformitätsfunktion hat, wird jedoch der soziale Ausschluss oft zum bloßen Instrument der Machtausübung über andere, wie das Beispiel meiner Enkelin zeigt:

Meine Enkelin besucht die Vorschulklasse der Grundschule. Sie ist sehr stolz darauf, jetzt ein »großes Mädchen« zu sein. Beim Mittagessen sitzen drei Mädchen beieinander. Als sich noch ein viertes Mädchen zu ihnen setzen will, sagt eine von ihnen zu ihr: »Du darfst nicht bei uns sitzen.« Sogleich steht meine Enkelin auf und setzt sich zu dem Mädchen, das soeben abgewiesen wurde. Intuitiv hat sie erfasst, dass soziale Ausgrenzung schmerzhaft und ungerecht ist. Meine Enkelin handelt mit sorgender Anteilnahme, um ein Gegengewicht zur Verletzung des Kindes durch die anderen Mädchen zu bilden.

Bereits im Zusammenhang mit kritisch-vorschreibender Kommunikation wurde deutlich, dass eine abweisende Kommunikation – eine Kommunikation, die ausdrückt, dass jemand der Beziehung zum anderen wenig oder keinen Wert beimisst, bestimmte Gehirnareale in einer ähnlichen Weise aktiviert, wie dies bei körperlichem Schmerzempfinden der Fall ist (Reis, 2014)[97]. Aktives Beschämen, das einen geringen Beziehungswert kommuniziert und mit sozialem Ausschluss droht, können wir als schädlich ansehen und als aversive Reaktion verstehen. Beschämung wird sich besonders verletzlich auf Kinder und Jugendliche auswirken, die Misshandlung erlebt haben, mit mangelndem Zugehörigkeitsgefühl zu kämpfen haben und sich ohnehin schon mit Opferscham belastet fühlen. Wird hingegen in der sorgenden Gemeinschaft Transparenz geschaffen und aggressives oder selbstschädigendes Verhalten nicht verschwiegen, aber zugleich ein hoher Beziehungswert dadurch kommuniziert, dass ein positives Narrativ des Kindes erzählt wird, kann es dem Kind viel besser gelingen, sein Schamempfinden zu *regulieren*.

Schamregulierung ein konstruktiver Prozess ist, anders als die Erfahrung der Beschämung. Gleichzeitig unterscheidet sich die Schamregulierung grundsätzlich von der Schamvermeidung, die sich destruktiv auf das Selbstwertgefühl des Kindes auswirkt. Weinblatt (2018, S. 7) hebt in Anlehnung an Potter-Efron (2007) hervor, dass sich »die Scham gerne hinter dem Zorn versteckt«, denn Scham erzeuge ein Gefühl der Schwäche, wohingegen Zorn zumindest für den Augenblick ein Stärkeempfinden hervorbringe. Da aber keine Schamregulierung stattfinde, bleibe das Potential für hochgradiges Schamempfinden weiterhin bestehen.

Schamvermeidung steht also der Schamregulierung im Weg. Scham wird aber nicht nur vom Kind oder Jugendlichen selbst vermieden und von Zorn überlagert. Schamvermeidung findet auch auf systemischer Ebene statt. Wenn Eltern es vermeiden wollen, dass ihr Sohn oder ihre Tochter Scham empfindet, und daher anderen Erwachsenen z. B. nichts von deren tätlichen Angriffen er-

---

97 Siehe Teil I.

zählen, ermöglichen sie unwillkürlich die Schamvermeidung ihres Kindes. Dies trägt dann dazu bei, dass es beim Kind zu keiner Schamregulierung kommt, das Potential für unregulierte Schamgefühle bestehen bleibt und damit die Neigung zu starkem Zorn, um die Scham zu vermeiden bzw. abzuwenden.

Schamregulierung hingegen findet statt, wenn das Kind mit traumatischer Erfahrung fähig ist, Scham zuzulassen, ohne sich von dieser überwältigt zu fühlen. Wie alle Emotionen, die reguliert werden können, können Schamgefühle erträglich sein und sich schließlich nach einiger Zeit auflösen. Die Botschaft, dass der junge Mensch der Gemeinschaft auch weiterhin zugehört, selbst wenn er sich destruktiv verhalten hat, unterstützt den Prozess der Schamregulierung. Hier noch einmal ein Überblick, wie dies in kindfokussierter Neuer Autorität bewirkt werden kann:

- Eltern und Unterstützer bemühen sich gezielt und beständig um eine Verbindung zum Kind, selbst wenn das Kind ihre Bemühungen nach außen hin abzulehnen scheint. Dabei setzen sie *sozialinklusive Versöhnungsgesten* ein.
- Erziehende machen Gebrauch von Reparationsritualen. Sie unterstützen dabei das Kind, die Reparationsleistung zu erbringen, so dass diese soziale Wiedereingliederung ermöglicht. Auf diese Weise erlernt das Kind zugleich die in der Bindungstheorie sehr beachtete, vertrauensstiftende Abfolge von Beziehungsbelastung und Beheben der Belastung (»Rupture and Repair«). Wenn es beginnt, selbst Beziehungsbelastungen zu beheben, entwickelt sich in ihm eine *beziehungsgerichtete Selbstwirksamkeit*.
- Im Sinne der Einseitigkeit des Widerstands können die Erwachsenen sich entscheiden, Reparationsleistungen anstelle des Jugendlichen zu erbringen, wenn dieser sich weigert, das selbst zu tun. Sie geben damit die Botschaft von sich: »Wir können dich nicht dazu zwingen – aber wir können das Richtige an deiner Stelle tun!« Dies wirkt dem sozialen Ausschluss des gesamten Familienverbandes entgegen.

Eine besonders wirksame Methode, Schamregulierung zu unterstützen, ist die positive Besorgniskampagne (siehe die zwei Teile dieser Methode). Die Besorgniskampagne geht auf die in der Neuen Autorität häufig verwendete Methode zurück, im Zuge des »konstruktiven Kämpfens« die »öffentliche Meinung« im Unterstützernetzwerk zu aktivieren (Omer, 2021). In der ursprünglichen Form dieser Methode wenden sich Unterstützerinnen nach einem besonders problematischen Vorfall ans Kind bzw. an den Jugendlichen, um zu verdeutlichen, dass sie ein solches Verhalten nicht akzeptieren können.

Wie aber kann die Kommunikation der Unterstützer mit dem traumaerfahrenen Kind so gestaltet werden, dass es sich nicht ausgeschlossen und beschämt fühlt, nicht den Eindruck hat, »alle sind gegen mich« und sich nicht von sozialem Ausschluss bedroht fühlt? Wie können die Unterstützenden sogar bewirken, dass das Kind Akzeptanz und Wertschätzung seiner Person empfindet, während eindringlich Nichtakzeptanz seinem kontrollierenden Verhalten gegenüber gezeigt wird? Bereits die Umbenennung der Mitteilungskampagne oder »Public Opinion Intervention« zur Besorgniskampagne (»Campaign of Concern«) weist auf die Haltung hin, die eine solche Wirkung wahrscheinlicher macht: Die Unterstützerinnen empfinden und drücken *allseitige* Besorgnis aus: *für die Eltern, Erzieher, Lehrerinnen, Geschwister, Mitschüler – und für das Kind selbst, dass sich aggressiv verhalten hat.* Ich kann nicht gleichzeitig um eine Person besorgt sein und sie ablehnen.

Von Frank van Holen (persönliche Kommunikation) übernahm ich den Ansatz, dass Unterstützende im Rahmen der Besorgniskampagne auch auf »positive Ereignisse« bei Kindern in Pflegefamilien reagieren können. Van Holen verwendet Botschaften zu positiven Ereignissen mindestens im Verhältnis 1 zu 3, also drei »positive« Reaktionen für jede »Problemreaktion«. Nach meiner Auffassung trägt dieser Ansatz erheblich mit zum Erfolg des gewaltfreien Widerstands bei jungen Menschen in Pflegefamilien bei (Van Holen, Vanderfaeillie u. Omer, 2016). Die Lösungsorientierung legt es nahe, das Augenmerk auch auf konstruktive kindliche Verhaltensweisen zu richten, die Ausnahmen zum Problemgeschehen darstellen. Natürlich sind solche »positiven« Verhaltensweisen ein Teil der transformativen Interaktionsprozesse in der Familie, Heimgruppe oder Schule.

Neuropsychologische Forschung zur sozialen Resonanz (Wheatley u. Sievers, 2016) legt es meines Erachtens nahe, nicht nur auf Ausnahmen zum Problemgeschehen, sondern auch auf Anzeichen dafür zu achten, dass ein Kind zu »gedeihen« beginnt (»Thrive«, siehe Glossar). Ein Aspekt der Synchronizität von Hirnfunktionen bei zwei Menschen ist es, dass sie zur gleichen Zeit und auf die gleiche Weise Informationen verarbeiten. Sie sind dann sozusagen auf der gleichen Wellenlänge. Diese Synchronizität drückt sich auf mehreren »Kanälen« gleichzeitig aus, etwa auf dem Kanal der Prosodie und des Stimmtons sowie dem der Körpersprache und des Gesichtsausdrucks. Je stärker sich die Aufmerksamkeit der Bezugspersonen auf Signale des kindlichen Gedeihens richtet, desto größer wird die Resonanz zwischen Bezugspersonen und Kind sein. Wir können durch gezielte Aufmerksamkeitssteuerung bewirken, dass transformative Interaktionsprozesse verstärkt werden.

Die Besorgniskampagne kann solche transformativen Interaktionsprozesse einleiten, indem sie das Augenmerk auf *Ausnahmen* oder auf »Thrive«-Signale (siehe Glossar) im Kindesverhalten richtet und damit Rückkoppelungsschleifen im gesamten öko-systemischen Feld in und um die Familie herum entstehen lässt. Diese Rückkoppelungsschleifen richten das Augenmerk allseitig auf alternative Verhaltensoptionen des Kindes und verstärken sie auf diese Weise. Während die direkt ans Kind vermittelten »positiven Botschaften« hier von Belang sind, halte ich vor allem die durch diese Aufmerksamkeitssteuerung entstehende zwischenmenschliche Resonanz mit dem Kind für besonders wirksam. Wir erzeugen immer häufiger eine »andere Atmosphäre«.

Ein *Sowohl-als-auch* anstatt ein *Entweder-oder* in der Kommunikation mit dem Kind zu pflegen, erleichtert meines Erachtens eine innere Integration scheinbar gegensätzlicher das Kind betreffender Aussagen: »Wie du dich verhältst, das muss sich ändern«; »Du bist liebenswert«, »Was du noch immer tust, macht mir Sorgen«, »Du gehörst zu uns«, »Das schätze ich an dir«, »Es bedeutet mir etwas.« Das Sowohl-als-auch äußert sich in mehr als nur Worten – es äußert sich im gesamten Miteinandersein.

> **Methode: Die positive Besorgniskampagne – Teil 1:**
> **Vom Aufstellen der Kampagne zur Besorgnisbotschaft**
>
> Die Methode dient dazu, die Aufmerksamkeit der Erziehenden und der Unterstützerinnen in der sorgenden Gemeinschaft auf Ausnahmen zum Problemverhalten des jungen Menschen und auf Anzeichen von Gedeihen zu richten. Sie hilft besonders Kindern, Jugendlichen in Pflegefamilien oder Wohngruppen der stationären Jugendhilfe und Adoptivkindern dabei, sich zugehörig zur Gemeinschaft zu fühlen und zu erfahren, dass sie auch über ihr Problemverhalten hinaus von den Erwachsenen als Person wahrgenommen werden.
>
> **Vorgehensweise:**
> - Die Besorgniskampagne können Sie bei einem Unterstützertreffen in die Wege leiten, indem Sie sie gegen Ende des Treffens vorstellen und besprechen.
> - Nach dem Treffen stellen die Eltern, Pflegeeltern bzw. die Gruppenleitung eine WhatsApp-Gruppe mit Unterstützerinnen zusammen, die sich zur Teilnahme an der Besorgniskampagne bereitgefunden haben. Ein Elternteil bzw. Pädagoge übernimmt die Verantwortung für die Leitung der WhatsApp-Gruppe, in der er über problematische *und* über positive Ereignisse berichtet, wobei das Verhältnis von positiven Ereignissen zu problematischen Vorfällen mindestens 3 zu 1 sein sollte (die »Dreierregel«).
> - Besonders bei problematischen Vorfällen ist es ratsam, die Information kurz und sachlich zu halten, jegliche verurteilenden Kommentare zu vermeiden

und auf die Spekulation über mögliche Ursachen des Vorfalls (z. B. »Traumaspekulieren«) zu verzichten. Der Elternteil bzw. Pädagoge sollte lediglich konkret und spezifisch berichten, wie das Kind in einer bestimmten Situation gehandelt hat und wie er selbst darauf reagiert hat. Sollte er selbst eskalierend gehandelt haben, sollte er dies benennen, um transparent zu bleiben.
- Bei einem problematischen Vorfall oder einem positiven Ereignis bittet die Mutter bzw. Pädagogin einige Mitglieder der WhatsApp-Gruppe gezielt (also nicht die gesamte Gruppe), mit dem Kind wegen des jüngsten problematischen Vorfalls oder positiven Ereignisses in Kontakt zu treten. Auch hier gilt wieder die Dreierregel: Die Unterstützer zeigen Anerkennung bei mindestens drei positiven Ereignissen für jeden problematischen Vorfall, zu dem sie dem Kind ihre Besorgnis ausdrücken.
- Die Botschaften können auf verschiedene Weise erfolgen, z. B. im direkten Gespräch, beim Telefongespräch, als SMS, als Videobotschaft oder als herkömmlicher, handgeschriebener Brief. Die Unterstützenden berichten dem die Gruppe leitenden Vater oder Erzieher von der etwaigen Reaktion des Jugendlichen.
- Jede Besorgnisbotschaft zu einem problematischen Vorfall sollte ein »brückenbauendes Signal« beinhalten, das eine Haltung der Inklusion ausdrückt, indem es entweder die Zugehörigkeit des Kindes betont oder auch die Versicherung ausdrückt, dass man ihm gegenüber nicht voreingenommen ist. Die Botschaft sollte kurz und prägnant sein, da lange Reden eskalierend wirken.
- Es ist zudem wichtig, dass keine Erwartung an die Reaktion des Kindes ausgedrückt wird, etwa Reue zu zeigen oder zu versprechen, nicht mehr gewalttätig zu handeln. Auch dies hätte eine eskalierende Wirkung.
- Außerdem sollte auf das Prinzip der Allseitigkeit geachtet werden, gemäß dem die Besorgnis gegenüber allen Betroffenen und vor allem auch gegenüber dem Kind selbst benannt wird.
- Es geht in jedem Fall vor allem darum, auf eine Weise, durch die das Kind sich ein- statt ausgeschlossen fühlt, Besorgnis über einen aggressiven oder selbstschädigenden Vorfall auszudrücken. Hier ein Beispiel:
»Hallo Frank. Du hast gestern deine Mama gegen die Wand gedrückt und ihr mit der Faust gedroht. Das macht mir erhebliche Sorgen. Für deine Mutter war das sehr beängstigend; sie ist auch heute noch ganz aufgeregt. Es belastet auch eure Beziehung, die ja auch für dich unheimlich wichtig ist. Ich stelle mir auch vor, dass es dir selbst nicht gut damit geht. Für euch alle darf das nicht mehr vorkommen. Wir freuen uns aber, dass ihr beiden am Samstag zu uns zum Grillen kommt; wir haben dich ja schon lange nicht mehr gesehen. Ich hab gehört, dass du jetzt Vegetarier bist, und ich habe Halloumiburger ein-

gekauft – hoffentlich magst du die. Leon will dir sein neues Videospiel zeigen. Danke dafür, dass du dir diese Botschaft angehört hast.«

Das »brückenbauende Signal« im ersten Teil der Methode der Besorgniskampagne wirkt dem Eindruck entgegen, dass die Erwachsenen den jungen Menschen verurteilen und gibt ihm die Rückversicherung, dass die sorgende Gemeinschaft ihm wohlwollend gegenübersteht. Dies unterstützt die Schamregulierung des jungen Menschen. Er kann dadurch eher die Botschaften der Erwachsenen aufnehmen, auch wenn er dies im Augenblick noch nicht zeigt.

Die positiven Botschaften schaffen eine Balance, indem sie das Wohlwollen, die Wertschätzung und die positive Wahrnehmung, die die sorgende Gemeinschaft der Jugendlichen entgegenbringen, vermitteln. Viele Rückmeldungen von Jugendlichen drücken aus, dass sie diese positiven Botschaften schätzen und sich damit als ganze Person gesehen fühlen. Allerdings sollten die Botschaften immer wieder neu bedacht werden. Eine Jugendliche empfand es z. B. als beschämend, dass sich Helfer über »selbstverständliche Dinge« positiv äußerten – sie nahm also die Botschaften ganz im Gegensatz zu dem, was sie beabsichtigten, auf. Ihre Mutter meldete daraufhin nur noch solche Ereignisse an die WhatsApp-Gruppe, die wirklich bedeutsam erschienen, z. B. dass ihre Tochter den Schulbesuch wieder aufnahm, den sie ängstlich ein Jahr lang vermieden hatte.

Methode: Die positive Besorgniskampagne – Teil 2: Positive Ereignisse

Im zweiten Teil der Methode geht es um eine differenzierte Art und Weise wie der Jugendlichen mitgeteilt werden kann, dass die Erwachsenen in der sorgenden Gemeinschaft ihre positiven Verhaltensweisen wahrnehmen.

Vorgehensweise:
- Die Unterstützerinnen können Botschaften zu zwei Arten von positiven Vorgängen an die Jugendliche richten: *Ausnahmen* zum problematischen Verhaltensmuster und Anzeichen für das *Gedeihen* des Kindes.
- Ausnahmen sind all jene Gelegenheiten, bei denen in einem bestimmen Kontext Problemverhalten zu erwarten gewesen wäre, das Kind aber andere Verhaltensoptionen ergriffen hat. Botschaften zu Ausnahmen vom Problem sollten kurz und prägnant sein. Es empfiehlt sich, Ich-Botschaften zu verwenden. Anstatt auf die Abwesenheit des Problemverhaltens hinzuweisen, sollte sich die Botschaft auf das alternative Verhalten beziehen: *»Ich habe gehört,*

ihr hattet einen schönen Familienausflug. Wir waren letztes Jahr dort. Tschüss, Sabine! (angehängtes Foto)«, »Deine Mutter sagte mir, ihr hattet einen schönen Ausflug nach Berlin am Wochenende. Hier ist der Link zu einem Artikel über das Pergamonmuseum, den ich interessant fand«, »Ich hab' gehört, dass du wegen deiner Verstauchung am Samstag nicht Fußball spielen konntest, das ist schade. Allerdings freut es mich, dass du ruhig geblieben bist und du und deine Schwester stattdessen Monopoly gespielt habt!«

- Anzeichen für Gedeihen hingegen scheinen nicht unmittelbar mit dem Problemverhalten bzw. seiner Verringerung zusammenzuhängen, treten aber oft spontan auf, wenn sich das problematische Verhaltensmuster bereits seltener manifestiert. Z. B.: Ein Kind strengt sich mehr im Mathematikunterricht an; ein Jugendlicher, der bisher leicht aufgab, wenn ihm etwas nicht gelungen ist, entwickelt beharrlich seine Fertigkeit im Skateboardfahren; eine Jugendliche unterstützt ein anderes Mädchen, das neu an der Schule ist; ein Jugendlicher hält höflich einer Lehrerin die Tür auf; ein Mädchen macht neue Freunde; ein Junge freut sich sehr über seine neuen Adidas-Schuhe; ein Jugendlicher hat sich intensiv um eine bestimmte Lehrstelle bemüht; eine Jugendliche in der Kollegstufe ist jeden Tag in die Schule gegangen; die Familie unternimmt einen schönen Ausflug, bei dem das Kind fröhlich und ausgelassen ist.
- Es sollte generell von Lob abgesehen werden, da Lob sehr leicht als Dominanzgebärde missverstanden wird. Jugendliche oder Kinder, die auf schädigende Weise kontrolliert wurden, können besonders kontrollaversiv sein und sich durch die Dominanzgebärde bedroht fühlen. Kinder mit geringem Selbstwertgefühl erleben auch schnell eine Diskrepanz zwischen dem negativen Selbstkonzept und dem Idealtypus, den das (oft überschwängliche) Lob ausdrückt; das setzt sie unter Druck. Es besteht dann die Gefahr eines nicht zu bewältigenden Schamempfindens, das der Jugendliche mit Abweisung oder Abwertung des Erwachsenen, Aggression oder Rückzug zu kompensieren sucht: *»Ich lass mich nicht verarschen. Der werd ich's zeigen!«*
- Statt Lob sollte Anerkennung vermittelt werden. Dazu eignen sich indirekte oder subtile Botschaften und Beziehungsgesten, die darauf hinweisen, dass die Unterstützerin das positive Ereignis wahrgenommen oder davon erfahren hat: Z. B.: Ein Sozialarbeiter, der dem Unterstützerinnennetzwerk angehört, holt ein altes Teleskop aus dem Keller, reinigt es und schenkt es einem Jugendlichen, nachdem er in der WhatsApp-Gruppe gelesen hat, dass der bisher die Schule verweigernde Jugendliche einen Kurs für Astronomie belegt hat.
- Ich-Botschaften, mit denen eine Unterstützerin zu verstehen gibt, wie sich das positive Ereignis auf *ihre eigene Befindlichkeit* ausgewirkt hat, sind meist

hilfreicher als Du-Botschaften: *»Hallo Maria. Mir gefielen die Naturphotos aus eurem Familienurlaub. Ich möchte mir gerne eine Vergrößerung von dem Sonnenuntergang am Meer in meine Küche hängen. Ist das okay?«*
- Teilnehmer an der Besorgniskampagne sollten den Eltern von möglichen Reaktionen des Kindes auf ihre Botschaften berichten, sofern es ein direktes Gespräch gibt oder das Kind per SMS antwortet.
- Es empfiehlt sich, dass Sie als Elterncoach die Kommunikation in der WhatsApp-Gruppe mitverfolgen. Sie können dann in Seitengesprächen den Eltern dabei helfen, auf ihre Unterstützer einzuwirken, damit diese so konstruktiv wie möglich kommunizieren.
- Besonders wichtig ist es, die Unterstützerinnen immer wieder darauf hinzuweisen, dass sie keine positiven Reaktionen auf ihre Botschaften erwarten sollen – auch wenn es schwer ist, (noch) keine Resonanz zu erfahren. Sie können ihnen erklären, dass einer wichtigen Beziehungslogik zufolge gerade die Einseitigkeit dazu führt, dass die Botschaft ihre machtvolle Wirkung entfaltet.[98]
- Gleichwohl haben Unterstützer ein starkes Bedürfnis, zu erfahren, welche Erfolge erzielt wurden. Dies gibt ihren Bemühungen Sinn, verdeutlicht ihnen, auf dem richtigen Weg zu sein, und motiviert sie, weiter an der Besorgniskampagne und anderen gewaltfreien Handlungen teilzunehmen. Um einerseits zu gewährleisten, dass die Unterstützerinnen über Erfolge informiert werden, und andererseits dem Kind nicht zu signalisieren, dass sie von ihm unmittelbar bestätigende Reaktionen erwarten, sollten die Eltern in der WhatsApp-Gruppe von den das Kind betreffenden Veränderungen berichten, die sie auf den gewaltlosen Widerstand zurückführen.
- Es lassen sich in manchen Fällen gute Ergebnisse damit erzielen, die Kampagne ausschließlich mit positiven Botschaften zu führen. Dies empfiehlt sich besonders bei Kindern, Jugendlichen oder jüngeren Erwachsenen mit eher internalisierendem (selbstschädigendem) Verhalten, wie z. B. Schulverweigerung, sozialer Rückzug, »Nesthockerverhalten« (Omer u. Dulberger, 2021), Selbstverletzung oder suizidalem Verhalten.

---

98 Siehe Teil IV, Kapitel »Der Sorgedialog«, Abschnitt »Die Versöhnungs- und Beziehungsgeste als bedingungsloser Ausdruck liebevoller Wertschätzung«.

Die Methode der Besorgniskampagne in ihren zwei Teilen unterstützt die Entwicklung eines kohärenten und ausreichend positiven Narrativs der Familie und des Kindes[99]. Menschen um die Familie herum teilen damit dem jungen Menschen mit, dass sie den Wert der Beziehung hoch ansetzen. Mit diesen sorgfältig geplanten, aber doch einfachen Botschaften wird dem jungen Menschen geholfen, unterschiedliche Attribuierungen seiner Person durch andere zu integrieren. Die implizite Botschaft lautet: »Wir schätzen dich! Du gehörst zu unserer Gemeinschaft! Du bist dazu fähig, ab sofort gewaltfrei zu handeln.« Dies unterstützt die Schamregulierung. Der »brückenbauende« Charakter der Kommunikation fördert soziale Integration und das Zugehörigkeitsgefühl des jungen Menschen. Im Zuge ihrer Teilnahme an der Besorgniskampagne entwickeln die Menschen in seinem sozialen Umfeld eine positive Wahrnehmung des Kindes. Dazu benötigen sie, wie eine Untersuchung zu den Erfahrungen von Unterstützenden in der Neuen Autorität gezeigt hat, eine klare, nachvollziehbare Anleitung (Hicks, Jakob u. Kustner, 2020). Das Kind wiederum sieht sich sozusagen selbst durch die Augen der Unterstützenden und fühlt sich wohlwollend betrachtet. Es kann dann leichter verarbeiten, dass die Erwachsenen Gewalthandlungen nicht akzeptieren.

Verbindender Widerstand – kreative Methoden für funktionierende Anker

Ich habe dargestellt, dass *besonders* emotional sicheres Kommunizieren seitens der Eltern und des weiteren sozialen Umfelds zur Verankerung von Kindern mit aversiver Vorerfahrung und zur wachsenden Bindungssicherheit beiträgt. Wann immer sich der Widerstand gegen selbstschädigende Verhaltensweisen richtet, ist es ratsam, auch etwas zu unternehmen, das die Beziehung zum Kind »nährt«.

Ein Zugang ist es, den erzieherischen Widerstand besonders auf Verhaltensweisen des jungen Menschen zu richten, die dessen eigener Bedürfnisbefriedigung unmittelbar im Wege stehen. Dabei kann der Widerstand direkt mit der Beziehungsgeste verbunden werden (Shoesmith u. Castle, 2019). Das Fallbeispiel von Susanne dient der Verdeutlichung dieser Verbindung. Die beziehungsstiftenden Widerstandshandlungen sind im Kontext einer umfassenden Intervention zu verstehen, die im Kontext einer Einrichtung der stationären

---

99 Siehe Teil IV, Kapitel »Der Sorgedialog«, Abschnitt »Unbefriedigte Grundbedürfnisse von jungen Menschen mit aversiver Vorerfahrung«.

Jugendhilfe stattfand. Hochgradig gefährdete Jugendliche wie Susanne erfahren hier erzieherische Betreuung auf der Grundlage systemischen und bindungstheoretischen Verständnisses, der Neuen Autorität und der kognitiven Verhaltenstherapie. Gleichzeitig wird intensive Elternarbeit auf der Grundlage des Elterncoachings mit gewaltlosem Widerstand geleistet:

Die 14-jährige Susanne kommt im Anschluss an einen mehrmonatigen Aufenthalt in einer geschlossenen kinder- und jugendpsychiatrischen Abteilung in die stationäre Einrichtung. Die Einweisung in die psychiatrische Abteilung war nach einem Suizidversuch des Mädchens in der Pflegefamilie erfolgt. Die Pflegeeltern wollen sie wegen des Suizidversuchs nicht wieder bei sich aufnehmen. Es sind drei Jugendliche in der Wohngruppe. Schon seit frühester Kindheit verfolgt Susanne, die schlimmste Misshandlungen, Partnergewalt gegen die Mutter und Heroinabhängigkeit der Eltern in der Herkunftsfamilie erlebt hat, dieselbe Phantasie: Sie blickt von außen in ihr Klassenzimmer, aber ihr Platz ist leer. Diese Phantasie symbolisiert einen Teil ihres Lebensgefühls – Susanne fühlt sich oft entrückt, der Wirklichkeit um sie herum entfremdet, meint, keinen Platz im Universum zu haben, und glaubt, dass sie früh sterben wird. Sie kann aber auch froh und lustig sein, geht manchmal intensiv auf die anderen Jugendlichen ein und unterstützt sie emotional. Sie ist bei ihren Erzieherinnen und vielen Jugendlichen sehr beliebt. Sie leistet auch – mit Unterstützung durch die Erziehenden und Leitung der Einrichtung dagegen Widerstand, dass ihr das Jugendamt nicht genug Umgang mit ihren Brüdern ermöglicht, die in anderen Einrichtungen leben.

Ein Jugendlicher in der Wohngruppe misshandelt sie emotional über längere Zeit hinweg. Unter anderem spottet er immer wieder auf verstörende Weise über die Art der Misshandlung, die sie in der Kindheit erleben musste. Er wertet sie systematisch ab und isoliert sie von dem dritten Jugendlichen in der Wohngruppe.

Das pädagogische Team und die Heimleitung gehen gegen die emotionale Gewalt des Jugendlichen vor, indem sie eine Besorgniskampagne initiieren und als Demonstration gegen die Gewalt mehrere Hausbesetzungen[100] durchführen. Diese Maßnahmen sind wirksam, und die Nachstellungen des Jugendlichen hören auf. Schließlich kommt er in eine andere Wohngruppe. Dennoch ist Susanne retraumatisiert worden, und das Team befürchtet, dass ihre Suizidgefährdung wieder angestiegen sei. Meine Risikountersuchung mit Susanne bestätigt dies. Unter anderem weisen ihre kognitiven Verzerrungen auf die momentane Gefährdung hin: Susanne

---

100 Hausbesetzungen sind eine Form des Widerstands, bei der mehrere Unterstützer sich über Stunden oder Tage hinweg in der Wohnung eines bedrängten Menschen aufhalten, um ihre Solidarität und ihren festen Willen zum Schutz der Person zu bekunden.

befasst sich innerlich kaum damit, wie sie wichtige Bezugspersonen wahrnehmen, und sie fühlt sich ihnen gegenüber fremd. Wird sie auf die Menschen angesprochen, die ihr am nächsten stehen, wie etwa ihre Brüder, oder auf die Pädagoginnen und Fachkräfte, die sie alle mögen, äußert Susanne den Glauben, dass alle viel glücklicher sein würden, wenn sie niemanden mehr zur Last fallen würde. Alle um sie herum würden vielleicht ein oder zwei Wochen lang traurig sein.

Unser Widerstand richtet sich an ihrer Wahrnehmung aus und letztlich gegen das negative Selbstbild und Entfremdungsgefühl, das ihr über Jahre der Misshandlung hinweg vermittelt wurde.

Zunächst muss sich Susannes akute Gefährdung verringern. Dies erfordert erhöhte Wachsamkeit. Die Aufsicht in der psychiatrischen Abteilung hatte Susanne als kalt-distanziert und protokollarisch erlebt. Dieses Verhaltensmuster verhinderte zwar im Augenblick Selbstschaden, veränderte aber nichts an ihrem sozialen Entfremdungsgefühl. Um einer solchen Vorgehensweise entgegenzuwirken und eine Atmosphäre der Wärme zu schaffen, laden Pädagoginnen und Fachkräfte einige junge Frauen ein, im Heim zu übernachten, intensiven Kontakt mit Susanne zu pflegen, gemeinsam Videofilme anzusehen usw. Auf diese Weise kann die erste, akute Phase ihrer Gefährdung überbrückt werden.

Gegen die verzerrten sozialen Kognitionen und die Einschränkung ihrer zwischenmenschlichen Wahrnehmung wird direkt Widerstand geleistet. Es wird eine Besorgniskampagne initiiert, mit der verschiedene Unterstützer über längere Zeit hinweg Susanne freundliche Botschaften übermitteln und ihr Aufmerksamkeit schenken. Insbesondere werden Botschaften verwendet, die ihr auf indirektem Wege vermitteln, dass sie in der inneren Wahrnehmung der Unterstützerinnen *existiert,* dass also die Unterstützenden häufig an sie denken und ihnen die Beziehung zu Susanne wichtig ist. Viele Menschen nehmen an der Besorgniskampagne teil, darunter auch Pädagoginnen von anderen Wohngruppen, Susannes Großmutter und die gruppenübergreifenden Fachkräfte. Ich selbst nehme als die Einrichtung betreuender klinischer Psychologe und Psychotherapeut auch teil, indem ich über die Gruppenleiterin WhatsApp-Bilder der Landschaften, durch die ich im Urlaub wandere, an Susanne weiterleite. Auch ich fühle mich beunruhigt und will so zum Bemühen der sorgenden Gemeinschaft beitragen. Wir lassen sie nicht »vergessen«, dass es uns gibt – und dass es sie gibt! Wir geben ihr immer wieder die Botschaft, dass wir Susanne »bei uns und in uns tragen«[101].

Omer (2015; 2021) unterscheidet deutlich zwischen »Aufsicht« und »wachsamer Sorge«. Dem Konzept der wachsamen Sorge zufolge kann sich die

---

101 Vgl. den psychoanalytischen Begriff der »Objektkonstanz« bei Kohut (1973).

Suizidgefährdung verringern, wenn eine zwischenmenschliche Atmosphäre der Wärme geschaffen wird, sich die Distanz zum jungen Menschen verringert und Menschen im sozialen Umfeld ihre Präsenz erhöhen (Omer u. Dolberger, 2015). Diese Art der Widerstandshandlung ist gezielt beziehungsstiftend. Die Instrumente des Widerstands – die Botschaften in der Besorgniskampagne – sind zugleich wichtige Beziehungsgesten, welche auf liebevolle Weise implizit besagen: »Wir sind hier, wir bleiben nicht unsichtbar! Wir machen uns bemerkbar, auch wenn du weghörst, innerlich von uns wegsiehst. Wir sind miteinander verbunden. Wir lassen dich nicht allein! Wir geben dich nicht auf!« Solche Maßnahmen werden von der Jugendlichen nur dann als bedeutsam und beziehungsstiftend erlebt, wenn das Handeln der Widerstandsleistenden eine erhebliche, von einem tiefer gehenden Interesse zeugende Geltung besitzt. Das erfordert eine große Einstimmung auf den jungen Menschen, Sorgfalt und enge Zusammenarbeit mit den anderen Erwachsenen.

Auch muss bei den an der sorgenden Gemeinschaft Teilnehmenden die Fähigkeit aufgebaut werden, trotz zunächst fehlender Bestätigung und geringer Resonanz vom jungen Menschen ihr Handeln beharrlich fortzusetzen. Hinzu kommt die Bereitschaft, sich immer wieder auch über lange Zeiträume hinweg mit anderen in Krisensituationen und bei Rückschlägen zu gewaltlosen Aktionen zusammenzufinden. Denn bei jungen Menschen mit aversiver Vorerfahrung kommt es leicht zu Rückschlägen im Veränderungsprozess, wenn traumatische Bewusstseinszustände zeitweilig anstelle der funktionellen Zustände treten. Aus der bindungstheoretischen Sicht der Ankerfunktion können wir hier eine wichtige Beziehungslogik erkennen. Erlebt der junge Mensch, dass die anderen sich immer wieder dafür einsetzen, dass er sich nicht selbst schadet, baut er Vertrauen und Zuversicht auf: »Dann werden sie auch in Zukunft für mich da sein, mich nicht alleine lassen!« So bieten Rückschläge die Möglichkeit, korrektive Erfahrungen zu vermitteln, die im Gegensatz zur Schutzlosigkeit, zum Verlassenwerden und zur Vernachlässigung im früheren Kindesalter stehen.

Wenn Handlungen, in denen sich Widerstand und Beziehungsgeste verbinden, Mühe und sogar persönliche Opfer erfordern, können sie eine starke Appellfunktion erfüllen. Mahatma Gandhi ging einmal in den Hungerstreik, um gegen das gegenseitige Töten von Hindus und Moslems in Indien Widerstand zu leisten, und hatte Erfolg damit. Davon inspiriert entstand die Idee, Handlungen zu unternehmen, bei denen die Erwachsenen persönliche Opfer erbringen. Allerdings sollten diese Opferleistungen im Gegensatz zu Gandhis Hungerstreik keine selbstschädigende, sondern eine konstruktive Wirkung auf Personen haben, die sie erbringen. Hierzu ein weiteres Beispiel aus Susannes Leben:

Susanne ist sehr intelligent. Obwohl sie aufgrund der Vernachlässigung in der Herkunftsfamilie und verschiedener Fremdunterbringungen fast zwei Jahre lang kaum die Schule besucht hat, kann sie den verpassten Unterrichtsstoff nachholen und gute Noten erzielen. Das hängt auch mit ihrer Fähigkeit zusammen, konzentriert zu lernen. Manchmal überlegt sie, eines Tages Psychologin zu werden. Die letzte Suizidkrise liegt über ein Jahr zurück, und die Prüfungen zur mittleren Reife stehen an[102]. Susanne weigert sich plötzlich, in die Schule zu gehen, bleibt bis zum Nachmittag im Bett liegen und will nicht an den Prüfungen teilnehmen. Ihrem Vermeidungsverhalten liegt Prüfungsangst zugrunde: Sie meint, sie werde versagen. Denn das in ihrem Selbstnarrativ ausgedrückte Lebensgefühl, demzufolge sie anders als all die anderen sei, sagt ihr, dass sie auch nicht die gleichen Herausforderungen wie andere Jugendliche bewältigen könne. Auch nach Wochen zeigen die Bemühungen der Gruppenpädagogen keine Ergebnisse.

Um zu demonstrieren, dass Angst erträglich sein kann, beschließen wir, ihretwegen Ängste oder Unsicherheit zu erdulden. Als Protest gegen ihr Vermeidungsverhalten stellen wir uns Herausforderungen, die für uns persönlich angstbesetzt sind, und berichten ihr von unseren verschiedenen Projekten. So können wir durch unseren persönlichen Einsatz verdeutlichen, dass Angst bewältigt werden kann und Angstbewältigung konstruktive Ergebnisse erzielt. Wir wollen Susanne auch vermitteln, dass sie uns so wichtig ist und für uns der Wert der Beziehung zu ihr so groß ist, dass wir gerne eine solche Opferbereitschaft aufbringen. Dabei können manche von uns sogar Spaß haben und Susanne an diesem Spaß teilhaben lassen. So übt bspw. die Heimleiterin, die seit ihrer Jugendzeit nicht mehr Posaune gespielt hat, viele Stunden lang, um ein Posaunenkonzert zu geben, obwohl sie sich nicht für eine gute Musikerin hält und viel Lampenfieber hat. Diese und andere Aktionen sind Susanne gewidmet, werden aufgezeichnet und ihr vorgeführt. Manchmal müssen Susanne und die Unterstützerinnen, viele von ihnen sind Erzieher der Jugendhilfeeinrichtung, lauthals über die Possen lachen.

Einige Lehrerinnen erklären sich bereit, sie daheim bei Prüfungen zu beaufsichtigen. Bei anderen Prüfungen, wo dies nicht möglich ist, geht Susanne in die Schule. Schließlich legt sie die mittlere Reife erfolgreich ab.

Wir sehen im Fallbeispiel von Susanne eine Art des Vorgehens, die auf mehreren Ebenen wirksam ist: Die persönlichen Opfer der Unterstützerinnen sind liebevolle, zugewandte und bedingungslose Beziehungsgesten. Sie stellen sich

---

102 »GCSE« (»General Certificate of Secondary Education«), wichtigste Abschlussprüfung im Britischen Schulwesen, die alle Schüler durchlaufen und die Voraussetzung für die Sekundarstufe I ist.

zugleich mit diesen Opferleistungen gegen das selbstschädigende Vermeidungsverhalten des Mädchens. Der Opfercharakter der Handlungen hat einen starken Aufforderungscharakter, der beziehungsstiftend wirkt. Die Handlungen sind sozial inklusiv. Es wird jegliche Kommunikation vermieden, die als Bedrohung, Abwertung oder Zurückweisung missverstanden werden könnte, denn das alles wären Kommunikationssignale, die Susanne an traumatische Erfahrungen aus der Herkunftsfamilie und anderen Kontexten, wie etwa dem der Psychiatriestation, erinnern könnten.

Eine konstruktive Haltung pflegen

Wir haben die elterliche Ankerfunktion im Licht der aversiven Vorerfahrung vieler Kinder und Jugendlicher mit Traumaerfahrung betrachtet. Ich bin der Frage nachgegangen, wie die Handlungen der Erwachsenen angepasst werden können, um auch bei diesen jungen Menschen die Ankerfunktion zu erfüllen. Die elterliche Stärke kann selbst von einem Kind mit aversiver Vorerfahrung wahrgenommen werden, wenn die Eltern unmissverständlich nicht als bedrohlich, beschämend oder abweisend *erlebt* werden. Ambivalente Empfindungslagen der Eltern in kritischen Kommunikationssituationen bergen die Gefahr, dass das Kind auf die Inkongruenzen der elterlichen Mitteilung reagiert. Es richtet dann den Fokus seiner Aufmerksamkeit selektiv auf die, oft subtilen, aversiven Signale in den Botschaften der Eltern, selbst wenn die Erwachsenen nur wenig aversive Gefühle hegen. Die Sorgfalt, mit der die Erwachsenen den Kindern und Jugendlichen begegnen müssen, kann nicht einfach vorausgesetzt werden. Eltern, andere Erziehende und ihre Unterstützer sind nicht zu verurteilen, wenn es ihnen schwerfällt, eine Haltung einzunehmen, in der sich eine solche Sorgfalt äußert. Der Elterncoach kann Erziehende dabei unterstützen, von der Löschungserfahrung oder von traumatischen Bewusstseinszuständen in ein Präsenzbewusstsein hinüberzuwechseln, damit es ihnen besser gelingt, eine gleichzeitig wohlwollende und grenzsetzende Haltung zu verkörpern. Eine solche Haltung so oft wie möglich dem Kind gegenüber zu zeigen, auch dann, wenn die Erziehenden sich gegen seine destruktiven Verhaltensweisen wehren müssen, stellt einen weiteren Schritt in deren Kindesfokus dar. Im Bewusstsein, dass sie es mit Kindern und Jugendlichen zu tun haben, die schwer verletzt worden sind, sind die Erwachsenen meist bemüht, »die beste Version ihres (erzieherischen) Selbst« zu werden. Es ist also weder notwendig noch hilfreich, wenn sich der Therapeut auf eine Weise positioniert, die von ihnen eine bestimmte Haltung *einfordert*; dies wäre eine kritisch-vorschreibende Position.

Stattdessen kann sich die Beraterin mit den Eltern in ihrem eigenen Bemühen um eine annehmende und wenig ambivalente Haltung *verbünden*. Es geht also darum, die Erziehenden dabei zu unterstützen sich jenem Elternselbst anzunähern, das sie verkörpern wollen. Dafür ist es notwendig, das Erreichen einer solchen Haltung als Veränderungsprozess zu verstehen, statt als Sollzustand vorauszusetzen. Die Methode der Achtsamkeit und des verkörperlichten Erlebens symbolisiert diesen Veränderungsprozess und kann ihn unterstützen.

Methode: Achtsamkeit und verkörperlichtes Erleben

Die Methode kann bei Eltern verwendet werden, die sich um eine wertschätzende Haltung dem Kind gegenüber in Konfliktsituationen bemühen, denen dies aber wegen ihrer eigenen aversiven Vorerfahrung besonders schwerfällt. Es handelt sich meist um Situationen, in denen sich Eltern bedroht, gedemütigt oder ignoriert und abgewiesen gefühlt haben und sich nun auf ähnliche Weise vom Verhalten des Kindes betroffen fühlen.

Die Methode eignet sich in angepasster Weise auch für Gruppensupervisionen oder Fortbildungsveranstaltungen.

Vorgehensweise:
- Bei Elternpaaren oder Pädagoginnen in der Beratungs- oder Supervisionssitzung kann eine Person die eigene Rolle einnehmen, während die zweite Person die Rolle des Kindes annimmt. Wenn Sie nur mit einer Person arbeiten, ist zu empfehlen, nur den Teil der Achtsamkeitsübung für die Erwachsene durchzuführen und die Anwesenheit des Kindes mit einem leeren Stuhl zu symbolisieren.
- Lesen Sie den Text langsam vor und geben sie der Klientin Gelegenheit, sich in die Achtsamkeit hineinzufinden. Sie hören dann lediglich zu.
- An beide Klienten gerichtet:
  »Einer von Ihnen wird sich vorstellen, das Kind zu sein, das nicht zum ersten Mal auf eine aggressive oder sonstwie schadende Weise gehandelt hat. Die andere bleibt bei sich, sie ist diejenige, der Schaden zugefügt worden ist. Sie werden im Verlauf der nächsten Minuten schweigend beieinandersitzen. Diese Übung entspricht nicht der Realität – natürlich würde ihr Kind in einem wirklichen Sit-in kaum ruhig bleiben. Zweck dieser Achtsamkeitsübung ist es, die Art von Gedanken, Gefühlen und Körperempfindungen zu erfahren, die in Ihnen aufkommen können, wenn Sie eine gewaltfreie Aktion unternehmen – oder in der Rolle des Kindes zu erfahren, wie es sich anfühlen könnte, wenn die Eltern (Erziehenden) eine gewaltfreie Aktion unternehmen. Besprechen

Sie bitte nichts – bestimmen Sie lediglich, wer sich selbst darstellt und wer den jungen Menschen. Beginnen Sie dann, miteinander in Stille zu sitzen.«

- An die Erwachsene gerichtet:

»Ich spreche ... (Namen der Erwachsenen) an. Stellen Sie sich vor, Sie sitzen mit ... (Name des Kindes), weil er/sie etwas getan hat, das körperlich verletzend, verängstigend, oder emotional unerträglich oder sonstwie ernsthaft schädigend gewesen ist. Sie haben genug Zeit bis zur Durchführung dieser Aktion verstreichen lassen. Dies ist Ihre Reaktion, die Reaktion liegt in Ihrer Person begründet. Sie benutzen Ihre eigene Person, so umfassend wie Sie können. Es ist nicht Ihr Ziel, zu bestrafen – Sie wollen Ihre Präsenz erhöhen, Sie wollen sich fühlbar machen, so gut Sie können, mit Ihrer ganzen Person. Beobachten Sie bitte, worauf sich Ihre Aufmerksamkeit richtet. Sehen Sie Ihr Kind an? Sehen Sie weg? Nehmen Sie sich Zeit zu spüren, wie sich Ihr Blick, die Aufmerksamkeit Ihrer Augen anfühlt. Merken Sie, wie sich im Laufe der Zeit Ihre Aufmerksamkeit verändert.

Achten Sie auf Ihre Atmung. Merken Sie, wie Sie ausatmen ... Ausatmen, einatmen; versuchen Sie nicht, den Atem zu verändern; beobachten Sie einfach Ihre Atmung. Atmen Sie tief ein oder flach? Langsam oder schnell? Fällt es Ihnen leicht zu atmen oder fällt es Ihnen schwer? Merken Sie einfach, wie Sie atmen.

Erlauben Sie sich, Ihre Körperempfindungen zu spüren. Welchen Teil Ihres Körpers spüren Sie am deutlichsten? Erlauben Sie sich, jegliche Anspannung im Körper zu spüren. Erlauben Sie sich, jeden Teil Ihres Körpers zu spüren, der sich bequem und entspannt anfühlt. Fühlen Sie Ihre Energie? Fühlt sich Ihr Körper müde oder schwer an? Fühlen Sie einen Bewegungsimpuls? Wo im Körper fühlen Sie den Bewegungsimpuls?

Bemerken Sie Ihre Gefühle, während Sie still bei Ihrem Kind sitzen, ohne Selbstzensur; bemerken Sie einfach, was Sie fühlen. Wenn Sie lange genug darauf achten, können Sie spüren, wie sich Ihre Emotion verändert. Vielleicht wird Ihr Gefühl intensiver; vielleicht wird es weniger intensiv; vielleicht vergeht das Gefühl und macht einem anderen Gefühl Platz. Bemerken Sie einfach Ihre Emotion; bemerken Sie einfach, wie sie sich verändert.

Wie wollen Sie Ihr Kind, diesen jungen Menschen wahrnehmen? Was möchten Sie ihm gegenüber empfinden? Welche Mutter/Welcher Vater/Welche Erzieherin/Welcher Lehrer möchten Sie sein, jetzt in diesem Moment? Welche Mutter/Welcher Vater/Welcher Erzieher/Welche Lehrerin soll Ihr Kind sehen, hören, wahrnehmen? Welche Spuren dieser Person finden Sie in sich, jetzt in diesem Moment? Wie fühlt es sich an, diese Person zu sein? Finden Sie in sich selbst Ihren Widerstand gegen das, was Ihr Kind getan hat; finden Sie in sich selbst, was Sie sich für Ihr Kind wünschen.«

- An die das Kind darstellende Person gerichtet:
  »Ich spreche jetzt das Kind/die Jugendliche an. Als ... (Name des Kindes) bemerke bitte die Erwachsene/den Erwachsenen, der bei dir sitzt. Was siehst du in seinem/ihrem Gesicht; in seiner/ihrer Körperhaltung? Was sagt dir das, wie sie/er zu dir steht, hier und jetzt, in diesem Moment? Spürst du eine friedliche Haltung? Spürst du Feindseligkeit? Spürst du Entschlossenheit? Was spürst du?
  Bemerke deine Gedanken über ... (die Mutter/den Vater/den Pädagogen). Gibt es nur einen Gedanken oder gibt es mehrere? Bemerke die Veränderungen in deinem Denken, während er/sie ruhig bei dir sitzt.
  Erlaube dir, deine Körperempfindungen zu spüren, während du bei (dem/der Erwachsenen) sitzt. Fühlen sich Teile deines Körpers bequem an? Ist es unbequem in deinem Körper? Wo im Körper spürst du das? Achte auf Impulse, dich zu bewegen.
  Bemerke deine Gefühle. Du musst es nicht benennen, was du empfindest; bemerke einfach, was du fühlst. Bemerke, wie sich deine Emotion im Laufe der Zeit verändert, während du sie beobachtest. Vielleicht wird die Emotion intensiver oder weniger intensiv. Vielleicht vergeht dein Gefühl und macht einem anderen Gefühl Platz. Bemerke es einfach.
  Bemerke deine Gefühle dazu, was du getan hast. Bemerke, wie sich diese Gefühle verändern, während du mit ... (der/dem Erwachsenen) zusammensitzt.
  Wer ist für dich diese Erwachsene/dieser Erwachsene (Mutter/Vater/Pflegevater/Erzieherin), mit dem du zusammensitzt? Welches Kind/welchen Jugendlichen sucht sie/er in dir? Welche Teile dieser Person, den sie in dir sucht, findest du in dir selbst?«
- An beide Klienten gerichtet:
  »Vielen Dank für das Ruhigbleiben. Sie können jetzt Ihre Erfahrungen miteinander austauschen.«

Die Methode »der Achtsamkeit und des verkörperlichten Erlebens« verfolgt mehrere Zwecke: Sie soll den Eltern ermöglichen, die eigenen emotionalen und physischen Reaktionen auf das Kind zu erkennen und deutlich wahrzunehmen. Das hilft ihnen, sich zunehmend auf eine Weise auf das Kind einzustimmen, die mit ihrem erwünschten Selbstkonzept als Vater, Mutter oder Pädagogin übereinstimmt. In die Rolle des Kindes versetzt kann ein Elternteil wahrnehmen, wie kongruent und frei von aversiver Gefühlsäußerung der andere kommuniziert, oder Rückmeldung darüber geben, wenn dies nicht der Fall ist. Schließlich will die Methode verdeutlichen, dass es im kindfokussierten Vorgehen keinen binären Gegensatz zwischen Widerstand und Sorge um das Kind gibt.

Die Hindernisse, die sich der Sorge um das Kind in den Weg stellen, sind Ausgangspunkt des Kindesfokus im gewaltlosen Widerstand. Konfliktlösung wird mithilfe von Dialog zuwege gebracht, aber Widerstand ist so lange notwendig, wie noch kein Dialog möglich ist. Dieser Widerstand kann jedoch so gestaltet werden, dass sich die Eltern-Kind-Kommunikation auf einen Dialog *zubewegt*. Der erwünschte Dialog der Zukunft wird ein Dialog sein, bei dem die Eltern für das Kind Sorge tragen und auf seine Bedürfnisse eingehen können; ein Dialog, in dem das Kind die Erwachsenen als Eltern wahrnehmen kann und erkennt, dass sie zur Sorge fähig sind; ein Dialog, in dem das Kind die Eltern in ihrer Kapazität als Sorgetragende bestätigt. Einige Zugangswege hierzu werden im letzten Kapitel dieses Buches untersucht.

Der Sorgedialog

Ich habe mich bereits an mehreren Stellen in diesem Buch mit dem bindungstheoretischen Konzept der blockierten Sorgefähigkeit (»Blocked Care«, Hughes u. Baylin, 2012) auseinandergesetzt, dem zufolge Verhaltensweisen eines bindungsunsicheren Kindes bei den Eltern emotionale Verletzungen aus deren eigener Bindungsgeschichte aktualisieren, was dann bei diesen zu einer Unfähigkeit führe, sich auf das Kind einzustimmen und Resonanz mit dem Kind zu entwickeln. Ich halte dieses und ähnliche Konzepte aus mehreren Gründen für problematisch: Bindungssicherheit zu vermitteln wird als eine Leistung betrachtet, die einseitig von den Eltern dem Kind gegenüber erbracht wird. Folglich ist es ein Versagen der Eltern, wenn sie nicht adäquat reagieren. Die Ursachenzuschreibung an die eigene Bindungsgeschichte kann zur Pathologisierung der Eltern führen.
- Kindererziehung ist noch immer weitgehend »Frauensache«. So wird den Frauen implizit wie oft auch explizit mehr an Verantwortung für das Wohlergehen von Kindern zugeschrieben. Dementsprechend befasst sich die Bindungstheorie noch immer vorwiegend mit der Mutter-Kind-Dyade und macht die Art und Weise, in der mütterliches Verhalten der sich entwickelnden Bindungssicherheit des Kindes zu- oder abträglich ist, zum Forschungsgegenstand. Wenn also die Mutter oder (weibliche) Erzieherin »blockierte Sorgefähigkeit hat«, kann dies zu Schuldzuschreibungen führen. Bei der Verinnerlichung (Internalisierung) der Vorstellung, blockierte Sorgefähigkeit als Eigenschaft zu »haben«, können erhebliche Schuldgefühle entstehen.
- An Schnittstellen verschiedener, eine Person gleichzeitig diskriminierender gesellschaftlicher Diskurse (Intersektionalität) können sich Internalisierungen besonders belastend auf den Selbstwert der betreffenden Erwachsenen auswirken, so bei einer Mutter, die in ihrem Erziehungsverhalten zugleich als Minderheitsangehörige und Alleinerziehende abgewertet wird (Phoenix, 2013)[103]. Hinzu kommt das Armutsrisiko von Familien mit alleinerziehen-

---

103 In Westdeutschland hatten Väter von außerehelich geborenen Kindern bis zu Gesetzesänderungen im Jahr 1998 keinen Anspruch darauf, die »elterliche Gewalt« auszuüben. Für

den Elternteilen und die Abwertung ökonomisch benachteiligter Erziehender (Funcke u. Menne, 2020).
- Für viele Frauen trägt Kindererziehung in viel stärkerem Maße zur Identitätsbildung und Selbstbestätigung bei als bei Männern. Sich implizit oder explizit des elterlichen Versagens beschuldigt zu fühlen und diese Beschuldigung zu internalisieren, kann einen schweren Identitätsverlust herbeiführen (Walters, Carter, Papp u. Silverstein, 1991).
- Der starke Fokus auf die Bindungshistorie der Eltern lokalisiert die Schwierigkeiten, für das Kind zu sorgen, in der Psyche der Eltern und de-kontextualisiert diese Schwierigkeiten somit.
- Die lineare Kausalität der Zuschreibung elterlicher Unfähigkeit zum Sorgetragen führt zu einer Defizitorientierung von Fachkräften, die sich oft in kritisch-vorschreibender Positionierung äußert[104].
- Väter fühlen sich mitunter belanglos, wenn sich das Gespräch mit der Fachkraft vorwiegend mit der mütterlichen Beziehung zum Kind befasst. Wenn Väter keine Zeit haben, in die Beratungssitzung zu kommen, wird das daher einerseits oft wenig bis gar nicht thematisiert. Andererseits wird häufig mit typisch heterosexuell-männlichen Erwartungen auf dementsprechend »unmännlich« wirkende Väter reagiert: »Warum sind sie dabeigestanden, als ihr Sohn seine Mutter schlug?«
- Stereotype Elternbilder von Vätern, die Minderheitsangehörige sind (Banks-Rogers, 2020) können sich besonders negativ auf deren Selbstwertgefühl auswirken, besonders wenn sie sich unter Druck fühlen, die eigene Kompetenz und Verantwortlichkeit unter Beweis zu stellen.

Die Aufzählung verdeutlicht die komplexen Zusammenhänge bindungstheoretischer Konzepte, die sich auf die Sorgehandlungen von Eltern beeinträchtigend statt stärkend auswirken können. So wird die bindungstheoretische De-Kontextualisierung der Schwierigkeiten z. B. die Situation des Beispiels von Celia nicht hinreichend erfassen:

Die alleinerziehenden Mutter Celia ist afro-karibischer Herkunft und lebt mit geringem Einkommen in einer englischen Großstadt. Sie führt zwei Reinigungsjobs aus und bewegt sich an der Schnittstelle vieler spezifischer Belastungen. Die ökonomischen Lebensbedingungen der Familie erschweren es der Mutter, so viel Zeit

---

das väterliche Sorgerecht wurde ein Amtsvormund bestellt, mit dem sich die alleinerziehende Mutter das Sorgerecht teilen musste.

104 Siehe Teil I, Kapitel »Wie wird die Familie, Pflegefamilie oder pädagogische Einrichtung zu einem heilenden System?«, Abschnitt »Die kritisch-vorschreibende Position«.

mit ihren Kindern zu verbringen wie viele andere Eltern. Institutioneller Rassismus führt zur Benachteiligung ihrer Kinder in der Schule. Ihr Sohn Bob schließt sich daher einer Straßengang an. Dort erfährt er Erfolgs- und Kompetenzmöglichkeiten sowie Selbstbestätigung. Das in der Straßengang praktizierte Grooming (mit erschlichenem Vertrauen verbundener Missbrauch von Minderjährigen) übt jedoch Druck auf Bob aus. Er wird dadurch der Einflussnahme seiner Mutter noch weiter entzogen. Dies steigert sowohl die Konflikte mit seiner Mutter als auch mit seinen Mitschülerinnen und Lehrern in der Schule. Celia resigniert in ihren Sorgehandlungen Bob gegenüber.

Die im Beispiel von Celia aufgeführten Kontexte finden wenig Beachtung, wenn ihre Schwierigkeiten vor allem intrapsychisch als Blockierung der Sorgehandlungen aufgrund ihrer eigenen Bindungsgeschichte begründet werden. Die Individualisierung der Erziehungsschwierigkeiten durch ihre Lokalisierung in der Psyche der Eltern kann somit dazu führen, dass Möglichkeiten zur raschen Veränderung der Eltern-Kind-Beziehung nicht wahrgenommen werden. Betrachten wir hingegen das aktuelle Interaktionsgeschehen, können wir neben den pathologiestiftenden Interaktionsprozessen noch viele transformative Interaktionsprozesse erkennen. Es verstärkt den Veränderungsprozess, wenn diese transformativen Interaktionsprozesse wahrgenommen und zum therapeutischen Gesprächsgegenstand gemacht werden. Aus diesem Grund wurden in diesem Buch die elterliche Löschungserfahrung und traumatisches Bewusstsein als *vorübergehende Bewusstseinszustände* beschrieben, von denen Eltern unter bestimmten Umständen rasch in ein Präsenzbewusstsein hinüberwechseln können[105]. Verändern sich Interaktionsmuster zwischen Eltern und Kind, zwischen Eltern und Unterstützenden, zwischen Fachkräften und Eltern, können sich Bewusstseinszustände unmittelbar verändern.

Ich gehe von der Annahme aus, dass die meisten Eltern potentiell die Befähigung besitzen, Resonanz zu ihrem Kind aufzubringen und sorgend auf seine psychischen Grundbedürfnisse zu reagieren. Aus diesem Grunde stelle ich als Alternative zur blockierten Sorgefähigkeit ein dialogisches Modell vor: das des *Sorgedialogs*. Der Sorgedialog kann wiederhergestellt werden, wenn er an bestimmten Angelpunkten »entfacht« wird. Ähnlich wie das Entfachen eines wärmespendenden Feuers im Holzofen mit nur einem Zündholz erfolgt, wenn die Holzscheite richtig gelegt worden sind, können wir mitunter die dynamische Veränderung der Beziehungen in der Familie, Heimgruppe oder Pflege-

---

105 Siehe Teil II, Kapitel »Hoffnungsstiftenden Gesprächsführung: Erkennen der eigenen Stärke und Handlungskompetenz« und Teil II, Kapitel »Elternpräsenz und Selbstwahrnehmung«.

familie mit einigen einfachen Interventionen ermöglichen. Hierzu ist es jedoch erforderlich, ein Bild jenes wärmespendenden Dialogs vor Augen zu haben.

Der Sorgedialog als Zweibahnstraße im Bindungsgeschehen

Zwischen Erziehenden und Erzogenen finden komplexe dialogische Interaktionen statt, die es den Erwachsenen ermöglicht, auf die Bedürfnisse des Kindes sorgend zu reagieren und Gegenseitigkeit anzuregen. Zu einem solchen Dialog gehören – ohne bestimmte Reihenfolge – Kommunikationssignale, mit denen das Kind Unbehagen oder Not ausdrückt, die Sensibilität der Eltern gegenüber solchen *Bedürfnissignalen*, Reaktionen der Eltern auf diese Signale und schließlich die Anerkennung der Eltern als Sorgetragende durch das Kind, wenn es die elterlichen Reaktionen akzeptiert und bei weiteren Gelegenheiten wieder Bedürfnissignale aussendet.

Wenn das Kind die eigene Verwundbarkeit toleriert und darüber hinaus auch noch an die Erwachsenen kommuniziert, zeigt es grundlegendes Vertrauen und handelt bestimmten Grundannahmen zufolge – so geht es davon aus:
- dass der Erwachsene Stärke aufweisen kann, um es vor schwerer äußerer Bedrohung oder Verletzung ebenso wie vor dem Ausagieren selbstempfundener destruktiver oder selbstschädigender Impulse beschützen zu können;
- dass die Erwachsene Stärke besitzt, ohne dem Kind gegenüber bedrohlich oder emotional verletzend zu werden und
- dass der Erwachsene sensibel auf die Bedürfnisse des Kindes einzugehen in der Lage ist.

Im Verlaufe des Dialogs sind Eltern oft genug gegenüber dem Kind aufmerksam und stimmen sich auch auf seine oft versteckten Bedürfnissignale ein. Sie unterscheiden zwischen Bedürfnissen, bloßem Wollen und unangemessenen bzw. schädlichen Forderungen des Kindes und reagieren auf jeweils unterschiedliche Weise darauf. Sie bedienen sich verschiedener Informationsquellen, um diese Unterscheidungen immer wieder revidieren und anpassen zu können. Die Erwachsenen reagieren oft genug auf eine ausgewogene Weise, indem sie das Kind einerseits schützen und andererseits unterstützen, damit es seine Entwicklungsanforderungen eigenständig bewältigen kann. Dadurch helfen sie dem Kind, seine Selbstwirksamkeit und Selbstwirksamkeitserwartung aufzubauen (Lebowitz u. Omer, 2012).

Bei Heranwachsenden gibt es meist eine Ambivalenz zwischen dem Bedürfnis nach Autonomie und Selbstbestimmung einerseits und dem Bedürfnis nach elterlicher Sorge andererseits. Aufgrund dieser Spannung sind die Bedürfnissignale der Jugendlichen oft mehrdeutig. Daher müssen elterliche Sorgehandlungen häufig auf indirekte, subtile Weise erfolgen. Während der Jugendliche Bedürfnissignale aussendet, bestätigt er die Erziehenden zugleich dadurch in ihrem Wert sowie Selbstwert als Sorgetragende, dass er deren Sorgehandlungen annimmt. Damit trägt er zur Selbstwirksamkeitserfahrung der Eltern bei. Die Validierung der Eltern, das heißt die Bestimmung ihres Wertes erfolgt nicht nur in der dyadischen Interaktion mit dem Kind, sondern auch durch emotional sichere, nichtkritische, die Wertschätzung der elterlichen Erziehungsbeiträge ausdrückende Diskurse im sozialen Umfeld bzw. weiteren System der Familie.

Natürlich geschehen die wechselseitigen Kommunikationsabläufe nicht auf idealtypische Weise. Keine Beziehung ist störungsfrei; jede Beziehung ist *alltäglichen,* verstörenden Belastungen unterworfen. Vertrauen zwischen der Erwachsenen und dem Kind wächst nicht aufgrund der Abwesenheit solcher Belastungen, sondern dadurch, dass sie vorkommen und oft genug behoben werden (»Rupture and Repair«). Die Offenheit für die Verstörungen, die man im anderen verursacht hat, und die Bereitschaft, Verantwortung für deren Behebung zu übernehmen, ist Teil des Sorgedialogs.

Eine dialogische Betrachtungsweise nimmt nicht an, dass eine Person ein einheitliches wahres Selbst besitze bzw. die Eigenschaften der Person nur schwer veränderbar in ihr verwurzelt seien. Stattdessen können wir von einer »Polyphonie« oder Mehrstimmigkeit des Selbst ausgehen (Shotter, 2008). Je nachdem, wie sich ein Mensch zum anderen positioniert, hat seine Kommunikation jeweils andere Aufforderungscharakteristiken. In der Begegung mit dem anderen erhöht sich die Wahrscheinlichkeit, dass die Person eine spezifische Form des Selbst, eine andere »Stimme« hervorbringt, die auf die Aufforderungscharakteristiken des anderen im Einklang mit dessen Position »antwortet«. Anders als in der traditionellen Bindungstheorie nehmen wir also nicht an, dass das Kind auf eindimensionale Weise mehr oder weniger Vertauen in die Erwachsenen »besitzt«. Wir nehmen auch nicht an, dass das Kind nur über ganz bestimmte Grundannahmen von den Eltern verfügt. Stattdessen können wir in einer dialogischen, polyphonen Sichtweise von mehreren unterschiedlichen Grundannahmen, unterschiedlichen Vertrauenszuständen und unterschiedlichen verkörperten Reaktionsweisen ausgehen, die – oft miteinander konkurrierend – ganz unterschiedliche Erlebens- und Reaktionsmuster darstellen. Manche dieser »Stimmen« oder »Selbstmöglichkeiten« bleiben auch dem Kind über lange Strecken verborgen, können aber dann aktualisiert werden, wenn die Eltern eine neue Position ihm gegenüber einnehmen.

Der Elterncoach kann Eltern dabei unterstützen, sich vorzustellen, ihr Kind brächte ihnen genug Vertrauen entgegen, um seine Bedürfnissignale zu äußern. Die Vorstellung, sie könnten schließlich auf die unbefriedigten psychischen Grundbedürfnisse ihres Kindes eingehen, schafft in den Eltern eine andere Befindlichkeit, die sich in einer Haltungsänderung dem Kind gegenüber zeigt. Diese Neupositionierung – eine Positionierung der Erwachsenen, *als ob* das Kind bereits vertrauensvoll seine Bedürfnisse äußere – ist der Angelpunkt, an dem der Sorgedialog aktiviert werden kann, denn das Elternverhalten zeigt Aufforderungscharakteristiken, die das Kind einladen, sich auch seinerseits neu zu positionieren.

Unbefriedigte Grundbedürfnisse von jungen Menschen mit aversiver Vorerfahrung

Wenn es also aus dialogischer Sicht kein einziges oder einheitliches »Selbst« bzw. keine konsistente Persönlichkeit des Kindes gibt, können wir stattdessen die Person des Kindes als eine Ansammlung von »Selbsten« oder »Selbstmöglichkeiten« betrachten, von denen einige eher unserer Wahrnehmung zugänglich sind, während andere unserem Blick verborgen bleiben. Unter Verwendung der Stimmen-Metapher fragt Wilson (1998/2018), welche »Stimmen« wir bevorzugen wollen, und schlägt vor, dass wir uns auf die – oft ungehörte – Stimme der Not bzw. der unerfüllten Bedürfnisse des Kindes konzentrieren sollten. Er fragt nach möglichen Bedeutungen, die sich hinter gewalttätigem Verhalten verbergen:

»Wenn das aggressive und gewalttätige Verhalten eines Kindes mehr als eine familiale Gewohnheit ist, deren zerstörerisches Potential sich enorm gesteigert hat: Welche anderen Merkmale tragen dann zu den aggressiven und gewalttätigen Handlungen bei? Wenn das Verhalten eines Kindes Bedeutungen haben sollte, die darüber, dass es zur Gewohnheit geworden ist, hinausgehen: Was wird dann noch ausgedrückt, wenn die Faust auf das Gesicht trifft? Häusliche Gewalt ist vielschichtig und hat nicht nur einen Ursprung.

Gewalt in der Familie kann auch außerhalb der unmittelbaren familiären Beziehungsmuster ihren Ursprung haben. Politische Gewalt gegen Flüchtlinge, kulturelle Benachteiligung, frühe Traumata und gestörte Beziehungen können ebenfalls vorhanden sein, wenn die Faust auf das Gesicht trifft« (Jakob, Wilson u. Newman, 2014, S. 37, Übers. P. J.).

Wenn Jugendliche anfangen, seltener mit Gewalt oder anderen Formen der Aggression, des Rückzugs, der Zurückweisung, Abwertung anderer oder Selbst-

gefährdung zu reagieren, beginnen sie meist, stärkere Bedürfnissignale auszusenden. Bei jungen Menschen mit aversiver Vorerfahrung in Herkunftsfamilien mit mehrfachen Herausforderungen, in Adoptiv- oder Pflegefamilien oder in stationären Wohngruppen entfallen diese in meiner Praxiserfahrung meist auf einen oder mehrere von folgenden vier Bereichen bislang unbefriedigter psychischer Grundbedürfnisse, auf die ich näher eingehen werde:
- Sicherheit,
- Autonomie und Selbstbestimmung,
- das Bedürfnis nach Zugehörigkeit und sozialer Integration und
- ein kohärentes und ausreichend positives Bindungs- und Selbstnarrativ.

Zur *Sicherheit* zählt die Bindungssicherheit – das Sicherheitsgefühl, das sich aus der Erwartung ergibt, die Erwachsenen werden auf mich auch in Zukunft mit Resonanz reagieren. Ich werde in meinen Gedanken und Emotionen verstanden (Was nicht bedeutet, die Erwachsenen werden immer das tun, was ich mir wünsche!). Sie werden mich nicht im Stich lassen, sondern beständig für mich da sein. Ich kann in der Not zu ihnen zurückkommen, wenn mir Schwierigkeiten begegnen, die ich noch nicht überwinden kann, wenn ich verletzt worden bin und wenn ich Trost oder auch nur Akzeptanz suche. Ebenso erwarte ich die elterliche Stärke (die sich in der Ankerfunktion manifestiert): Die Eltern werden mich davon abhalten, unbedacht meinen Impulsen zu folgen, anderen oder mir selbst Schaden zuzufügen (unabhängig davon, wie diese Impulse sich ursprünglich entwickelt haben), ohne dass sie sich dabei als bedrohlich, abwertend, zurückweisend, beschuldigend oder sonstwie verletzend verhalten. Selbst dann, wenn ich im Konflikt mit meinen Eltern stehe, weiß ich, dass sie nicht mit Angst oder Unterwerfung reagieren werden. So bestätigt sich für mich immer wieder, dass sie dazu fähig sind, mich zu beschützen[106]. Zur Sicherheit gehört auch mein Gefühl, beschützt zu werden, das sich daraus ergibt, dass sich die Eltern für mich einsetzen, wenn ich in der Welt außerhalb der Familie bedroht oder ungerecht behandelt worden bin. Schließlich gehört die reelle Sicherheit vor aktueller Bedrohung dazu, wie z. B. die Sicherheit vor gefährlich-kontrollierenden Bezugspersonen[107].

Unter *Autonomie* versteht man die *Berechtigung* zu selbstbestimmtem Handeln und die Freiheit, sich der eigenen Entwicklungsstufe entprechend in der Welt zu bewegen. *Selbstbestimmung* ist die *Fähigkeit*, dies auch zu tun. Wie

---
106 Siehe Teil IV, Kapitel »Das traumaerfahrende Kind: Theoretische Integration«, Abschnitt »Die elterliche Ankerfunktion bei Kindern und Jugendlichen mit Traumaerfahrung«.
107 Siehe Teil I, Kapitel »Wie wird die Familie, Pflegefamilie oder pädagogische Einrichtung zu einem heilenden System?«, Abschnitt »Die bedrohlich-kontrollierende Position«.

zahlreiche Fallbeispiele in diesem Buch verdeutlichen, ermöglicht es der elterliche Widerstand gegen destruktives Verhalten oft, dass dem Kind oder Jugendlichen wegen einer Verbesserung des Verhaltens mehr Freiraum gewährt werden kann. Der junge Mensch entwickelt dann größere Selbstbestimmung und stellt sich aufgrund seiner gestärkten Selbstwirksamkeitserwartung auch eher weiteren Entwicklungsanforderungen. Eine wesentliche Komponente der Selbstbestimmung stellt die *beziehungsgerichtete* Selbstwirksamkeiterwartung dar. De Mol et al. (2018) sehen die Selbstwirksamkeitserwartung aus systemischer Sicht grundsätzlich als (auch) beziehungsgerichtet und unterscheiden sie von der Erwartung sozialer Eigenkompetenz bei Bandura (2001), in dessen Formulierung es um die Kontrolle über die soziale Umwelt geht. In der Vorstellung der beziehungsgerichteten Selbstwirksamkeitserwartung hingegen liegt die soziale Kompetenz, aufgrund derer sich die Erwartung entwickelt, nicht auf eine kontrollierende Weise auf die soziale Umwelt einwirken zu können, sondern mit der Fähigkeit zur Responsivität und affektiven Gegenseitigkeit zu handeln (Reis, 2014). Wenn also die Eltern oder Pädagogen das Kind unterstützen wollen, seine beziehungsgerichtete Selbstwirksamkeitserwartung zu vergrößern, werden sie seine Fähigkeit zum Einstimmen auf andere ebenso wie seine Fähigkeit fördern, es in den Fällen auszuhalten, in denen seine sozial kompetente Interaktion nicht oder noch nicht zum gewünschten Ziel führt. Diese »soziale Frustrationstoleranz« stellt wiederum eine wichtige soziale Kompetenz dar[108].

Neben der Heranbildung beziehungsgerichteter Selbstwirksamkeit gehört auch der Erwerb bestimmter kognitiver, intellektueller, und physischer Kompetenzen zur Entwicklung von Autonomie und Selbstbestimmung. Wenn Kinder und Jugendliche mit traumatischer Vorerfahrung sich gewaltfrei zu verhalten beginnen, senkt sich ihr psycho-physisches Erregungsniveau meist auf ein funktionelles Niveau. Sind sie nicht mehr so hypervigilant (siehe Glossar) und hypermotorisch, verbessert sich ihre Ausdauer, Konzentrationsfähigkeit und die Bereitschaft, sich Herausforderungen im Lernen zu stellen. Sie zeigen dann oft auch eine größere Frustrationstoleranz. Den Erwerb der Fertigkeiten – bei dem sie bisher in Verzug geraten sind – können die Erziehenden dadurch unterstützen, dass sie dem konstruktiven Verhalten des Kindes Aufmerksamkeit zollen und es anerkennend bezeugen.

Das Bedürfnis nach Zugehörigkeit und sozialer Integration ist bereits ausführlich behandelt worden. Es wurde auch erörtert, dass evolutionsgeschichtlich die Zugehörigkeit zur Gemeinschaft lebensnotwendig ist und wir daher die Kapazi-

---

108 Siehe auch den Begriff des *Anasakti* in Bezug auf die elterliche Präsenz in Teil II, Kapitel »Elternpräsenz und Selbstwahrnehmung«.

tät entwickelt haben, sensibel solche sozialen Botschaften wahrzunehmen, die auf Ausgrenzung hinweisen könnten. Mit zunehmender Integration wird also ein essentielles Grundbedürfnis befriedigt. Bei vielen Kindern und Jugendlichen, die sich aufgrund sozialer Ausgrenzung und/oder traumatisch bedingten Entfremdungsempfindens bisher nicht zugehörig gefühlt haben, stellt sich oft im Zuge ihrer sozialen Integration von selbst eine erhebliche Verbesserung in ganz verschiedenen Lebensbereichen ein, angefangen vom emotionalen Wohlbefinden bis hin zur Leistungsfähigkeit in der Schule oder Ausbildung.

Ein kohärentes und ausreichend positives Bindungs- und Selbstnarrativ fehlt oft Kindern, die in einem chaotischen, unberechenbaren und gefährlichen Umfeld aufwachsen. Sie geben oft Geschichten von »Familie« von sich, die von der Struktur her fragmentiert, also nicht zusammenhängend wirken und inhaltlich negativ besetzt sind. Diese Erzählungen bringen oft ein Metanarrativ zum Ausdruck, das die innere Repräsentanz der Beziehungen zu engen Bezugspersonen spiegelt. In einem solchen Metanarrativ werden andere, vor allem Erwachsene oft als bedrohlich, vernachlässigend oder labil dargestellt. Eine Untersuchung mit dem Geschichtenstammverfahren (»MacArthur Story Stem Battery«) hat gezeigt, dass die Kinder, deren Mütter vor dem vierten Lebensjahr intime Partnergewalt und gewaltbezogene Traumasymptome hatten, nach dem vierten Lebensjahr Geschichten von sich gaben, in denen es inhaltlich mehr unregulierte Aggression und eine auf Gefahr hin eingeengte Aufmerksamkeit gab. Diese Geschichten wiesen auch strukturell weniger inneren Zusammenhang auf (Schechter et al., 2007). In einer weiteren Studie mit dem Geschichtenstammverfahren bei Vorschulkindern in Pflegefamilien zeigte sich, dass die Erwachsenenbilder umso positiver waren, je mehr sich die Pflegeeltern positiv über das Zugehörigkeitsgefühl des jeweiligen Kindes äußerten (Mögel, 2019). Des Weiteren beinhalteten die Narrative der Kinder mehr positive Selbstrepräsentationen, wenn die Bezugspersonen sensibel über das Zugehörigkeitserleben eines Kindes sprachen. Ein hohes Maß an Commitment (Bereitschaft zum andauernden Engagement für das Kind) der Bezugspersonen war in den Erzählungen der Kinder inhaltlich mit mehr Motiven von Kooperation, Zugehörigkeit (Affiliation) und positiven Selbstbildern der Kinder verbunden. Strukturell wiesen bei einem hohen Maß an erzieherischem Commitment die von den Kindern verfassten Narrative eine größere Kohärenz auf.

Nach meiner Erfahrung stehen die Repräsentationen enger Eltern-Kind-Beziehungen in den Narrativen der Kinder in einem engen Zusammenhang mit den anderen drei Grundbedürfnissen, die erörtert wurden. Werden die Repräsentationen der Erwachsenen positiver, kann die soziale Umwelt als weniger feindselig erlebt werden; sie ist subjektiv nicht mehr so bedrohlich. Sieht sich das Kind als zugehörig, dann neigt es eher dazu, beziehungsstiftend auf andere Menschen zuzugehen oder auf deren Beziehungsangebote positiv zu reagieren. Dallos und Dallos (2013) arbeiten daher bei adoptierten oder in die Pflege genommenen Kindern mit der Veränderung ihres Bindungsnarrativs. Sie gehen davon aus, dass ein Sicherheit versprechendes inneres Arbeitsmodell der Welt (ein zentraler Begriff von Bowlby) zu der Erwartung führt, dass die Erwachsenen ihnen in Belastungs- oder Bedohungssituationen sowohl physisch als auch emotional zur Verfügung stehen werden.

Die Übersicht über die oft noch nicht ausreichend befriedigten Grundbedürfnisse von Kindern, die Misshandlung erfahren haben, ist als Orientierungshilfe für Fachkräfte gedacht, die Eltern oder Erziehende in der Arbeit mit Neuer Autorität unterstützen und begleiten. Es geht hier nicht um die Formulierung von »Störungsbildern« beim Kind, sondern darum, unsere Wahrnehmung dafür zu sensibilisieren, in welcher Weise die erwachsenen Bezugspersonen das Kind bedeutungsvoll in seiner oft versteckten Not ansprechen können.

Martin Buber (2019), der Begründer der modernen Dialogtheorie hat die Neupositionierung des Menschen im Dialog mit dem Mitmenschen in seinen Wortpaaren des »Ich-Es« und des »Ich-Du« prägnant formuliert: Wird die andere in meiner eigenen Wahrnehmung und Reaktion zum Objekt, also zum Ding gemacht, ist mein »Ich« (oder Selbst) ein anderes »Ich«, als wenn ich die andere Person so weit wie möglich in ihrer eigenen Erfahrung der Welt, also als Person wahrnehme. »Ich-Es« und »Ich-Du« werden sozusagen jeweils zu einem Wort, da in den beiden Fällen das »Ich« ein anderes ist. Damit sich das *Selbst* des »Ich-Du« in mir aktualisiert, ist es notwendig, dass ich mich für die Erfahrung des anderen Menschen öffne. Ebendies kann dem Erziehenden im gewaltlosen Widerstand zunehmend gelingen, selbst wenn das Kind zunächst noch wenig wechselseitige Reaktionen auf dessen kindfokussierte Handlungen zeigt. Versöhnungs- bzw. Beziehungsgesten haben keinerlei Vorbedingung im Verhalten des Kindes. Aufgrund ihrer Bedingungslosigkeit können sie bildlich gesprochen zum Feuer werden, das den Sorgedialog entfacht.

Wilson (1998/2018) unterstreicht die Bedeutung der Kooperation zwischen Erwachsenen und Kindern in der kindfokussierten Praxis. Der durch gewaltlosen Widerstand vorangetriebene Transformationsprozess sollte die Interaktion der Familie in Richtung einer solchen Kooperation bewegen. Um dies zu erreichen, können wir seiner Empfehlung folgen, Spiel und Symbolik sowie therapeutische Rituale zu verwenden. Ich betrachte die Durchführung von Beziehungs- oder Versöhnungsgesten als wertvolles therapeutisches Ritual, insbesondere dann, wenn es zu einem regelmäßigen Merkmal des Widerstands der Erwachsenen gegen schädliches oder selbstzerstörerisches Verhalten wird.

Widerstandshandlungen können wie im Fallbeispiel von Noah auf rituelle Weise durchgeführt werden, um den jungen Menschen zur Mitarbeit einzuladen, wenn Worte versagen:

Der 14-jährige Noah hat eine Erzieherin im Heim gewalttätig angegriffen. Sie wurde körperlich und psychisch verletzt und traut sich nicht mehr, zur Arbeit zu kommen. Daraufhin tragen alle Mitarbeiter des Heims und der angeschlossenen Schule Schwarz, um ihre Trauer über das Geschehene auszudrücken. Erst als Noah sie fragt, warum sie Schwarz tragen, nennen sie ihm den Grund dafür. Schließlich kommt der Jugendliche selbst in schwarzer Kleidung zur Schule. Dies hilft Noah, seine Scham zu regulieren und zu verarbeiten, und er bringt in den folgenden Wochen den Vorfall mehrmals zur Sprache. Es finden anschließend eine Reihe von Gesprächen im Rahmen eines restorativen Verfahrens[109] statt, mit denen die Pädagoginnen und Lehrer weiter ihre Präsenz erhöhen. Die leitenden Mitarbeiterinnen des Heims sind in der Arbeit mit restorativen Verfahren fortgebildet worden und inzwischen sowohl in diesen Verfahren sowie in der Arbeit mit Neuer Autorität sehr erfahren.

Das Beispiel von Noah veranschaulicht, wie ein Ritual mit stark symbolischem Charakter eine Wirkung haben kann, welche die Nichtakzeptanz der Gewalt durch die Gemeinschaft auf eindringliche Weise verdeutlicht, aber zugleich die Zugehörigkeit des Jugendlichen zu ebendieser Gemeinschaft betont und die Wertschätzung seiner Person vermittelt. Die Botschaft ist: »*Du gehörst zu uns. Bei uns ist kein Raum für solche Gewalt.*« Das Ritual ist eine offene Einladung an den Jugendlichen, sich der Ablehnung seiner Gewalt anzuschließen – eine Einladung, der er auf symbolische Weise folgt. Er gehört zu denen, die ihre Trauer um den Verlust der Pädagogin in der Gemeinschaft der stationären Einrichtung zum Ausdruck bringen.

---

[109] Bei restorativen Gesprächen handelt es sich um ein Wiedergutmachungsverfahren, bei dem geschädigte Personen denjenigen, die ihnen diesen Schaden zugefügt haben, gegenübertreten und ihnen verdeutlichen, welche Folgen deren Handlungen für sie hatten. In Justizverfahren kann restorative Justiz an die Stelle der herkömmlichen Strafverfolgung treten oder sie ergänzen. Ein berühmtes Beispiel eines restorativen Verfahrens war die südafrikanische »Truth and Reconciliation Commission«, in der Personen, die während des Apartheitsregimes schwere Menschenrechtsverletzungen begangen hatten, ihr eigenes Handeln zugaben und den Überlebenden solcher Menschenrechtsverletzungen gegenübertraten. Restorative Verfahren und gewaltloser Widerstand können sich gut ergänzen, da beide auf dem Prinzip der Präsenzerhöhung beruhen.

Die Versöhnungs- und Beziehungsgeste als bedingungsloser Ausdruck liebevoller Wertschätzung

Liebe, selbst die Liebe der Eltern für ihr Kind als grundsätzlich bedingungslos anzusehen, kann als idealistische, aber unrealisische Sichtweise verstanden werden, die besonders problematisch wird, wenn das elterliche Liebesgefühl darin seinen Ausdruck findet, dass Eltern bedingungslos das Handeln und die Forderungen ihrer Kinder akzeptieren (Dulberger, persönliche Kommunikation). So erfordert bspw. gerade der gewaltlose Widerstand gegen die ausbeutende Abhängigkeit jüngerer Erwachsener, dass ihre Eltern die Versorgung mit materiellen Gütern an ganz konkrete Bedingungen knüpfen (Omer u. Dulberger, 2021). Dies ist auch dann notwendig, wenn bisher solche Versorgungshandlungen vom erwachsenen Kind als einzig möglicher Liebesbeweis angesehen worden sind.

Bei der Beziehungsgeste hingegen handelt es sich *nicht* um eine Versorgungshandlung. Sie ist auch keine Handlung, mit der unangemessene Forderungen bedient werden oder in der sich die Akzeptanz von Gewalt, Aggression und Autodestruktivität artikuliert. Mit der Geste wird liebevolle Zuwendung und Wertschätzung des jungen Menschen ausgedrückt. Die *Geste an sich* ist bedingungslos. Es handelt sich um ein Beziehungsangebot ohne Forderung. Die implizite Botschaft einer kindfokussierten Beziehungsgeste lautet: »Ich richte meine Aufmerksamkeit auf dich. Ich stimme mich auf dich ein. Ich nehme dich wahr, so gut ich kann. In deiner Not will ich dir beistehen; deine Freude mit dir teilen, deine Stärken erkennen, deine Erfolge mit dir feiern. Ich weise auf all das hin, auch wenn du wegsiehst oder es mir sogar verbieten willst!«

Kinder oder Jugendliche mit kontrollierendem Verhalten lehnen oft die Zuwendung der Eltern ab oder versuchen sogar, sie kontrollierend zu unterbinden. Dies kann bei jungen Menschen mit aversiver Vorerfahrung besonders stark auftreten, da die Erfahrung von Misshandlung durch Erwachsene das kindliche Vertrauen untergräbt. Wenn die Erziehenden sich aber nicht davon abhalten lassen, auch weiterhin Beziehungsgesten zu vermitteln, wird dies zum Widerstand gegen das ablehnende Verhalten des Kindes und ist gleichzeitig ein Hinweis auf die Bedingungslosigkeit des elterlichen Handelns. Denn darin, dass sich die Erwachsenen zu einem späteren Zeitpunkt unbeirrt wieder ihrem Kind zuwenden, äußert sich die Bedingungslosigkeit der Beziehungsgeste. Dieser Widerstand erfordert eine ebenso entschlossene und beharrliche Erhöhung der Elternpräsenz wie der Widerstand gegen die destruktive Verlagerung von Gefühlen nach außen, das heißt gegen ein externalisierendes Verhalten.

Kommuniziert bspw. eine Mutter, dass sie unbedingt eine positive Reaktion erwartet, reagiert sie verletzt oder mit Enttäuschung, Ablehnung oder Verärgerung, wenn ihre Geste nicht angenommen wird, dann verliert ihre Geste ihren beziehungsstiftenden Wert. Die Beharrlichkeit von Beziehungsgesten, die abgelehnt werden, zeigt, dass der Elternteil es »ernst meint«. Das Kind *muss* dann die Geste sogar immer wieder ablehnen, um zu spüren und sich davon zu überzeugen, dass die Geste *um seinetwillen* und nicht um des Elternteils selbst willen erfolgt. So kann sich im Kind Vertrauen entwickeln.

Die Beziehungslogik, derzufolge die Erziehende ihre Aufrichtigkeit in der Hinwendung zum Kind dadurch vermittelt, dass sie sich ihm auch angesichts ständiger Ablehnung beharrlich zuwendet, ist eines der zentralen Angelpunkte in der traumabezogenen Arbeit mit Neuer Autorität. Auf diese Weise geht die kindfokussierte Arbeit über die ursprüngliche Verwendung der Versöhnungsgeste hinaus. Omer (2001, 2021) hat die Versöhnungsgeste als strategische Maßnahme verstanden: Zeigt sich der Erwachsene freundlich, entsteht im Kind eine größere Hemmung, ihm aggressiv zu begegnen; in den Worten eines früheren Straftäters: »Es fällt nicht leicht, in ein freundliches Gesicht zu schlagen.« Diese strategische Sicht der Versöhnungsgeste ist sehr wertvoll, insbesondere in den frühen Phasen der Arbeit mit gewaltlosem Widerstand. Bei der kindfokussierten Arbeit soll die *bedürfnisbezogene* Beziehungsgeste jedoch darüber hinaus dazu dienen, dass sich Eltern und Kind auf den Sorgedialog zubewegen. Dies geschieht dadurch, dass sich die Erwachsenen darum bemühen, mit ihren Versöhnungs- bzw Beziehungsgesten unbefriedigte Grundbedürfnisse des Kindes spezifisch anzusprechen.

Anerkennung von Schuld und Versäumnis als elterliche Versöhnungsgeste

Es ist ungerecht, wenn ein Kind misshandelt worden ist. So selbstverständlich diese Aussage auch erscheinen mag, so wenig ist es selbstverständlich, dass Erwachsene dieser Ungerechtigkeit Rechnung tragen. Wenn Kinder misshandelt worden sind, erfordert diese Ungerechtigkeit kindfokussiertes Arbeiten in der Neuen Autorität. Ihrer besonderen Bedürfnislage muss Rechnung getragen werden, denn sie zu übersehen könnte bedeuten, die Ungerechtigkeit fortzusetzen.

Junge Menschen, die Gewalt, sexuellen Missbrauch oder Vernachlässigung erlebt haben, sehen oft die gesamte Erwachsenenwelt als grundsätzlich ungerecht und nicht vertrauenswürdig an. Wenn Kinder Erwachsene als ungerecht erleben, werden sie deren Autorität nicht akzeptieren. Erwachsene, die noch keine Reparationsleistung für ihr ungerechtes Handeln geleistet haben, können jedoch keinen Anspruch auf Autorität erheben. Wenn sie sich ohne Reparationsleistung am Widerstand gegen destruktives Verhalten eines Kindes beteiligen, besteht noch keine moralische Berechtigung zu ihrem Handeln. Bevor also die Widerstandshandlungen dieser Erwachsenen als gerechtfertigt erlebt werden können, bevor den Erwachsenen Autorität zugestanden werden kann, müssen sie dem Kind gegenüber ihre Schuld und Versäumnisse anerkennen. Reparationsleistungen, bei denen solche Versäumnisse oder Schuld anerkannt werden, zählen zu den wichtigsten Beziehungsgesten bei jungen Menschen mit traumatischer Erfahrung.

Es ist jedoch nicht hilfreich, wenn Fachkräfte von einer Mutter oder einem Vater *fordern*, sie sollten dem Kind gegenüber ihre Schuld oder ihre Versäumnisse anerkennen, und den Eltern gegenüber somit eine kritisch-vorschreibende Position einzunehmen. Mit einer solchen Positionierung steht ein Berater nicht mehr allen Angehörigen der Herkunftsfamilie emotional sicher gegenüber; auch das Kind, das von seinen Eltern misshandelt oder vernachlässigt wurde, ist den Eltern gegenüber loyalitätsgebunden. An die Eltern gerichtete Kritik und Vorschriften tragen zu seiner Verunsicherung bei.

Im Fallbeispiel von Lizzy[110] wurde im ersten Teil veranschaulicht, wie Mitarbeiterinnen der stationären Einrichtung mit sorgfältiger Elternarbeit es einer Mutter ermöglichten, der *Einladung* zu folgen, ihrer Tochter gegenüber erzieherische Versäumnisse anzuerkennen. In diesem Fall gingen die Fachkräfte des Teams zunächst auf die Bedürfnislage der Mutter selbst ein: auf ihr Bedürfnis, für ihre Tochter von Belang zu sein, sich ihr enger verbunden zu fühlen und nicht nur auf dem Geburtsschein, sondern auch *im alltäglichen sorgenden Handeln ihre Mutter zu sein*. Erst mit diesem Dialog entstand eine vertrauensvolle Beziehung der Zusammenarbeit, in deren Rahmen alle Erwachsenen miteinander beginnen konnten, noch intensiver die unbefriedigten psychischen Bedürfnisse des Mädchens zu beleuchten. Zu den unbefriedigten psychischen Bedürfnissen der Tochter gehörte ein ausreichend positives und übereinstimmendes Familien- bzw. Bindungsnarrativ. Als die Mutter empathisch erkannte, dass ihre Tochter ein solches Narrativ brauchte, entstand bei ihr die Motivation, zur Bildung eines solchen Narrativs durch eine Reparationsleistung an die Tochter beizutragen. Die Bemühungen der Mitarbeiter und die Eigenmotivation der Mutter verdeutlichen den Unterschied zwischen einer *Sollforderung* an sie und der *Einladung* zu verantwortlichem elterlichen Handeln.

Die Mutter sprach in der Ankündigung das Bedürfnis nach einem kohärenten und ausreichend positiven Bindungs- bzw. Familiennarrativ an. Sie erkannte ihre eigenen Versäumnisse an und eröffnete so ihrer Tochter die Möglichkeit,

---

110 Siehe Teil I, Kapitel »Neue Möglichkeiten der Elternarbeit bei Fremdunterbringung«.

die innere Repräsentation der Mutter zu verändern: »Die Mutter ist nicht mehr die Person, die mich damals zum Ladendiebstahl gezwungen hat. Heute will sie mein Bestes.« Mutter und Tochter benötigten danach keinen äußeren Feind mehr, um sich nahe zu fühlen. Indem das Team seinen Fokus auf die Bedürfnisse der Mutter gerichtet hatte, wurde es ihr ermöglicht, ihrerseits den eigenen Fokus auf ein zentrales, unbefriedigtes Bedürfnis ihrer Tochter zu richten. Dies waren erste Schritte auf einen Sorgedialog zu.

Es ist oft wirksamer, wenn Anerkennung von elterlicher Schuld oder elterlichen Versäumnissen auf eine förmliche, quasirituelle Weise geschieht. Dadurch wird eine Struktur vorgegeben, die emotionale Sicherheit gewährt und destruktiver Konfliktaustragung vorbeugt. Die folgenden Fallbeispiele verdeutlichen jeweils eine Reparationsleistung als elterliche Versöhnungsgeste:

Liam macht dem Freund und Lebenspartner seines Vaters gegenüber schwulenfeindliche, aggressive Bemerkungen, woraufhin ihn Matthias, sein Vater, der seinerseits in der Kindheit der physischen und emotionalen Gewalt durch die eigenen Eltern ausgesetzt war, hart schlägt. Matthias und ich verfassen gemeinsam eine Kinderschutzmeldung ans Jugendamt. Er entwirft eine Selbstankündigung[111], in der er berichtet, was er getan hat und in vollem Umfang die Verantwortung dafür übernimmt. Er verpflichtet sich in dieser Selbstankündigung, nicht mehr Hand an den Sohn zu legen, und schickt den Text an alle Mitglieder der Helferinnengruppe. Matthias und ein Unterstützer treffen sich mit Liam. Matthias zeigt ihm die Meldung ans Jugendamt, liest ihm die Selbstankündigung vor und sagt ihm, dass er sie an alle Unterstützerinnen geschickt hat. Ein Teil der Selbstankündigung besagt, dass er die Kette der Gewalt, die von den Großeltern bis hin zum Sohn reicht, jetzt brechen werde[112]. In den darauffolgenden Tagen teilen einige Unterstützer Liam jeweils in einer eigenen SMS mit, dass sie Matthias dabei unterstützen werden, gewaltfrei zu bleiben. Erst nach einem Monat, während dem sich Matthias an seine Selbstverpflichtung gehalten und Liam trotz dessen schwerer verbaler Provokationen nicht mehr geschlagen hat, kommt er wieder auf das schwulenfeindliche Verhalten seines Sohnes zu sprechen. Dieser Zeitraum ist notwendig, damit der Vater mit seinem Verhalten seine Selbstverpflichtung unter Beweis stellen kann und so glaubwürdig wird. In einem kurzen Sit-in drückt er aus, dass er von Liam erwarte,

---

111 Siehe Teil I, Kapitel »Verankern der Eltern: Von der bedrohlichen, verunsichernden Umwelt zu einem emotional sicheren Netzwerk«.
112 Die Formulierung, dass er von jetzt an den Sohn nicht mehr schlagen »wird« anstatt zu schreiben, dass er ihn nicht mehr schlagen »will« ist an dieser Stelle von besonderem Belang. Zu schreiben, dass man sein Verhalten verändern *wolle* ist eine bloße Absichtserklärung, keine Selbstverpflichtung (kein ernsthaftes Commitment).

seinem Partner gegenüber eine Reparationsleistung zu erbringen, und dass er ihn dabei unterstützen wolle. Im gleichen Sit-in bietet er ihm an, an einem familientherapeutischen Gespräch teilzunehmen, um über mögliche Schwierigkeiten zu sprechen, die Liam vielleicht wegen der Beziehung seines Vaters zu einem Mann habe. Der Vater eröffnet also die Möglichkeit zum Dialog.

Anja hatte in der Vergangenheit mehrere Beziehungen zu Männern, die sie schlugen. Ihre Selbstmedikation führte in die Alkoholabhängigkeit. Inzwischen ist sie trocken und geht regelmäßig zu Sitzungen der Anomymen Alkoholiker. Anja und ihrer Tochter Ina ist es bisher nicht gelungen, konstruktiv über die Vergangenheit miteinander zu sprechen. Die Mutter verfasst an Ina einen handgeschriebenen Brief, in dem sie die Versäumnisse an der Tochter anerkennt und vorsichtig Vermutungen darüber äußert, wie die Tochter auch heute noch davon belastet sein mag.[113] Sie erklärt in dem Brief aber auch, wo sie selbst mittlerweile in ihrem Genesungsprozess von der Alkoholabhängigkeit und in ihrem Widerstandsprozess gegen Partnergewalt steht und wie die dadurch gewonnene Stärke es ihr ermöglicht, für Ina da zu sein. Sie beschreibt in dem Brief auch Eigenschaften der Tochter, die sie zutiefst berühren, Stärken, die sie in ihr wahrnimmt und ihre Wünsche für die Zukunft der Tochter.

Die Erzieherin Rita verliert die Fassung und beschimpft die Jugendliche Moni in der stationären Wohngruppe. Sie nimmt zusammen mit Moni an einem restorativen Verfahren teil, bei dem diese ihr verdeutlicht, wie sie es erlebt habe, beschimpft zu werden. Rita spricht auch über die eigenen Gefühle, die aufgrund der Provokation durch Moni in ihr entstanden seien, aber tut dies erst, nachdem die Jugendliche gesprochen hat.

In jedem der drei Beispiele erbringt die Erwachsene eine Vorleistung an das Kind, ohne die Erwartung einer Gegenleistung zu kommunizieren. Die an das Kind gerichteten Erwartungen sind von der Reparationsleistung der Erwachsenen abgekoppelt. Nur dann sind die Reparationsleistungen des Erwachsenen wirkliche Versöhnungsgesten. Selbst wenn der Erwachsene einen tiefen Wunsch nach einer entsprechend der Versöhnungsgeste reagierenden (reziproken) Handlung der Jugendlichen verspürt, ist es von sehr großer Bedeutung, dass er keine Erwartungshaltung einnimmt, damit die Geste von Liebe und Wertschätzung ihren bedingungslosen Charakter nicht einbüßt. Dazu ist es notwendig, dass der Therapeut diesen – nur zu verständlichen – Wunsch mit der Klientin bespricht und

---

113 Dies entspricht auch dem neunten Schritt des Zwölf-Schritte-Programms der Anonymen Alkoholiker.

sie bei der Planung unterstützt, in einem Akt der Selbstkontrolle und emotionalen Selbstregulierung die elterliche Geste nicht zu einer Forderung ans Kind werden zu lassen. Die Spannung zwischen dem elterlichen Wunsch nach Resonanz und Reziprozität des Kindes einerseits und der Notwendigkeit der Selbstregulierung andererseits ist ein wichtiges Aufgabenfeld für den Elterncoach, soll der Sorgedialog zwischen Eltern und Kind an Boden gewinnen.

Der Sorgedialog in der Imagination der Erwachsenen

Das Potential imaginativer Methoden bei der Erhöhung der Elternpräsenz ist bereits erörtert worden[114]. Es stellt sich nun die Frage: Können imaginative Methoden die Eltern dabei unterstützen, die scheinbar unauflösbare Spannung zwischen ihrem Wunsch nach Gegenseitigkeit und dessen Fehlen beim Kind nicht nur zu ertragen, sondern sogar konstruktiv in ihr Verhaltensrepertoire zu integrieren?

Die imaginative Interaktionstheorie (»Imagined Interaction Theory«) hat eine Reihe von Alltagsfunktionen imaginierter Interaktion aufgezeigt (Honeycutt, Vickery u. Hatcher, 2015). Zwei Funktionen, die bei der Bewältigung und konstruktiven Nutzung der Spannung zwischen dem Wunsch nach Resonanz des Kindes, der Bestätigung der Eltern in ihrer Sorgefunktion und der Notwendigkeit, diesen Wunsch nicht zur Forderung werden zu lassen, eine Rolle spielen, sind:
1. das *Einüben von Botschaften* und
2. die *Kompensation für fehlende reale Interaktion*.

Nutzt der Berater imaginierte Interaktion in Hinblick auf diese zwei Funktionen, kann er Eltern oder Erziehende dabei unterstützen, eine Haltung des »Anasakti« zu entwickeln, bei der sie sich innerlich vom äußeren Erfolg ihrer Handlung lösen, diese aber gleichzeitig beharrlich fortsetzen können[115]. Dies wird dadurch möglich, dass der Erfolg in der Imagination bereits innerlich repräsentiert wird. Martin Luther King demonstrierte diese Haltung bspw. auf eindringliche Weise. In seiner berühmten Rede des Jahres 1963: »I have a dream« (»Ich habe einen Traum«), drückte er seine Vision von der Gleichberechtigung aller Menschen verschiedener Hautfarbe aus. In seiner letzten Rede am Vorabend seiner Ermordung 1968 sagte er:

---

114 Siehe Teil II, Kapitel: »Elternpräsenz und Selbstwahrnehmung«.
115 Siehe Teil II, Kapitel »Zuversicht und Selbstvertrauen«, Abschnitt »Sinnstiftende Gesprächsführung – die Bedeutung erzieherischer Widerstandshandlungen«.

»Wie jeder möchte ich lange leben […] Aber jetzt beschäftigt mich das nicht. […] Ich will nichts anderes, als nach Gottes Willen handeln. Und er hat mir erlaubt, auf den Berg zu steigen. Und von dort oben habe ich das gelobte Land gesehen. […] Ich werde vielleicht nicht mit euch dorthin gelangen. Aber ihr sollt heute Abend wissen, dass wir als ein Volk in das gelobte Land einziehen werden« (Übers. P. J.).

Martin Luther King brachte mit diesen Worten seine Vision für eine gerechtere, rassismusfreie Gesellschaft, in der dunkelhäutige Menschen nicht mehr verfolgt werden, in Einklang damit, dass er selbst wohl nicht die Erfüllung dieses Wunsches, der sein Streben und seinen Widerstand motivierte, erleben würde. Seine Worte sollten auf tragische Weise prophetisch wirken.

Gerade die Spannung zwischen einer Vision und der Fähigkeit, zu ertragen, dass diese Vision nicht oder noch nicht in Erfüllung geht, liegt im »Herzen« des gewaltlosen Widerstands. Die von Honeycutt (Honeycutt et al., 2015) postulierte Funktion der »Kompensation für reelle Interaktion« drückt King mit den Worten aus: »er hat mir erlaubt, auf den Berg zu steigen. Und von dort oben habe ich das gelobte Land gesehen.«

Ohne Vision gibt es keine Motivation zu veränderndem Handeln, und im Kindesfokus entsteht die Vision durch das Imaginieren des Sorgedialogs. Dies geschieht als Kompensation für das Fehlen der unmittelbaren kindlichen Resonanz zu den Sorgehandlungen des Erwachsenen. Es ist die Kompensation für den noch nicht etablierten Sorgedialog – eine Interaktionsform, die die Bedürfnisbefriedigung des Kindes ebenso ermöglicht wie sie das Wohlergehen des Erwachsenen dadurch fördert, dass er in seiner Sorgefunktion für das Kind Bestätigung erfährt. Auf der imaginativen Ebene kann er diese Bestätigung vorwegnehmen. Aus der Imagination eines funktionierenden Sorgedialogs heraus können schließlich weitere Handlungsoptionen für die Eltern erwachsen, mit denen sie in der reellen Interaktion auf diesen Dialog hinarbeiten können. Es werden nun zwei imaginative Methoden vorgestellt, eine zum Sorgedialog und eine zum Zukunftskind.

Methode: Der imaginierte Sorgedialog

Dieses imaginative Verfahren wirkt der elterlichen Löschungserfahrung entgegen und hilft zur Wiederherstellung des Matterings, auch wenn die Eltern noch keine Bestätigung des Selbst in ihrer Sorgefunktion durch das Kind erfahren. Die Methode leitet zur Entwicklung und Planung einer kindfokussierten Beziehungsgeste über.

Vorgehensweise:
- Bevor Sie mit der Mutter einen Fokus auf die Bedürfnisse des Kindes entwickeln, überzeugen Sie sich davon, dass die Klientin das eigene Stärkegefühl aktualisieren kann. Ist dies noch nicht der Fall, können Sie die Methode des Stärkemoments durchführen[116].
- Der imaginierte Sorgedialog ist ein ko-kreativer Prozess: Sowohl der Therapeut als auch die Klientin imaginieren in ihrer Kommunikation miteinander, dass ein Sorgedialog zwischen Eltern und Kind stattfindet. Wenn der Therapeut die eigenen Bilder in Worte fasst, fragt er immer die Klientin, ob sie sich das auch vorstellen kann. Dadurch entwickelt sich eine imaginative Resonanz zwischen dem Therapeuten und der Klientin.
- Beispiel einer Verbalisierung des Therapeuten zum Stärkemoment: *»Also, wie ich das verstehe, kommt es nur noch selten vor, dass Jack aggressiv wird ... und Sie verstehen das als das Ergebnis ihrer Bemühungen ... und Sie fühlen sich zuversichtlich und selbstbewusst, was das Sit-in anbetrifft, das Sie für morgen geplant haben, weil Fred seine Schwester getreten hat.«*
- Führen sie die Möglichkeit ein, dass das Kind andere Empfindungen als nur Ärger oder Zorn zeigt: *»Können wir uns vorstellen, miteinander, dass Jan vielleicht nach dem Sit-in morgen oder zu irgendeiner anderen Zeit in der Zukunft anders mit dem umgehen kann, was ihm in der Schule Probleme macht, und dass Sie ihm damit helfen können? Okay, können Sie sich das vorstellen. ... Aha, ich verstehe, Jan kommt von der Schule nach Hause und ist ärgerlich, und er wird ein wenig laut, aber bei weitem nicht so aggressiv wie früher. Fühlt sich das echt an? Okay, Sie stellen sich das also so vor. Was macht er jetzt?«*
- Sprechen Sie stets im Indikativ Präsens weiter, nicht im Konjunktiv, und wiederholen Sie immer wieder, was die Klientin gesagt hat, damit das Imaginierte glaubwürdiger wird: *»Okay, er geht also in sein Zimmer. Ich stelle mir vor, Sie machen ihm eine heiße Schokolade – können Sie sich vorstellen, sie bringen ihm die ins Zimmer? Ja? Gut ... wo sind Sie jetzt? ... Sie stehen also vor seiner halboffenen Tür und schauen hinein ... ja, ich sehe das auch. Was sehen Sie durch die Tür? ... Aha, er liegt also auf seinem Bett, mit dem Gesicht zur Wand und seine Musik dröhnt weiter ... gut.«*
- Fragen Sie immer, wenn Sie Selbstimaginiertes beisteuern, ob die Klientin *Ihre* Imagination aufnimmt, und nutzen Sie die eigene Imagination, um die Imagination der Klientin weiter anzuregen: *»Gut, ich kann sehen, wie Sie die Schokolade neben ihn auf den Nachttisch stellen. Ich stelle mir vor, Sie setzen sich hin? Können Sie sich das vorstellen? »Okay, wo sitzen Sie? ... Am*

---

116 Siehe Teil II, Kapitel »Elternpräsenz und Selbstwahrnehmung«.

Fußende vom Bett. Sie sitzen also still dort am Fußende vom Bett, und nach einer Weile fragen Sie ihn etwas – was fragen Sie ihn?«
- Wiederholen Sie besonders nachdrücklich die Worte der Klientin, die Sorgeverhalten artikulieren, und richten Sie die »Wahrnehmung« der Klientin auf die Reaktionen des Kindes: *»Aha, Sie sagen also: ›War wohl kein so guter Tag in der Schule?‹ Okay. Was sehen Sie, was er tut? Was sagt er? ... Okay, er dreht sich also noch weiter zur Wand hin. Sieht er mehr ärgerlich aus oder eher bekümmert? ... Okay, er sieht also eher bekümmert aus. Auf welche Weise wirkt er bekümmert? ... Irgendwie erniedrigt, aha ... Vielleicht ist das der Grund dafür, dass er es mit dem Körper zeigt, ohne Worte, vielleicht schämt er sich. Oder irgendetwas anderes geht in ihm vor, das schwer auszudrücken ist.«*
- Entwickeln Sie mit der Klientin imaginativ eine Beziehungsgeste. Diese Geste soll das vermutete Bedürfnis des Kindes ansprechen[117]: *»Es ist also der nächste Tag. Stellen Sie sich vor, Sie tun etwas, das ihm zeigt, dass Sie verstehen, was mit ihm los ist? ... Aha, Sie schicken ihm ein SMS in die Schule. Aha, mehrere ... Was steht in den Texten?«*
- Kommen Sie mit der Klientin aus dem Imaginationsprozess heraus: *»Können Sie morgen diese Beziehungsgeste machen? ... Wie oft in der nächsten Woche möchten Sie ihm ein SMS schicken? ... Jeden Tag? Okay, das klingt gut.«*
- Einseitiges Handeln: Erinnern Sie die Mutter daran, dass die Beziehungsgeste vielleicht nicht akzeptiert wird. Erinnern Sie sie daran, dass ihre Beharrlichkeit angesichts von Zurückweisung und Ablehnung ihrem Sohn zeigen wird, dass ihre Beziehungsgeste wirklich bedingungslos ist. Sie können betonen, dass gerade ihre Beharrlichkeit angesichts seiner Zurückweisung ihr die Möglichkeit bietet, ihre Geste noch bedeutungsvoller werden zu lassen.

---

117 In Fortbildungen wird die Frage gestellt, ob eine solche Geste in der Realität auch dann erfolgen sollte, wenn sich die Erwachsenen nicht sicher sind, welches Bedürfnis des Kindes unbefriedigt geblieben ist. Erwachsene handeln jedoch grundsätzlich im Sorgedialog, ohne die Bedürfnissignale des Kindes mit Bestimmtheit entschlüsseln zu können. Eine Fehlwahrnehmung könnte zu einer vorübergehenden Belastung der Beziehung führen, die jedoch im Sinne des »Rupture and Repair« wiederum mit Beziehungsgesten kompensiert bzw. geheilt werden kann. Missverständnisse und das Heilen der Beziehungsbelastung, die durch solche Missverständnisse erfolgt, liegen im Wesen des Sorgedialogs. Oft spielt aber auch die »Präzision« der elterlichen Beziehungsgeste nur eine geringfügige Rolle, da es beim kindfokussierten Arbeiten vorwiegend um die Erhöhung der sorgenden Elternpräsenz geht. Das vom Kind wahrgenommene elterliche Bemühen fördert die systemische Veränderung und ist wichtiger als die Präzision der empathischen Wahrnehmung.

Bei der Methode des imaginierten Sorgedialogs findet auf der Imaginationsebene ein dialogischer Prozess zwischen Therapeutin und Mutter statt, der eine wichtige Synergie erzeugt. Bei dieser Ko-Imagination rufen Vorstellungen der Klientin bei der Therapeutin eigene Vorstellungen hervor. Die Therapeutin äußert sie unter der Rückversicherung, dass die Klientin mit den Imaginationen in Resonanz ist, und dies stimuliert wiederum neue Vorstellungen in der Klientin. Die imaginative Resonanz zwischen Therapeut und Klient kann den Wirklichkeitscharakter der Imagination und die Glaubwürdigkeit des »Zukunftsnarrativs« besonders dann erheblich verstärken, wenn der Therapeut innerlich engagiert, sozusagen mit Herz und Seele dabei ist und zusammen mit der Klientin durch eine Zukunftslandschaft wandert, in der diese wieder sorgend Mutter sein kann. Der Therapeut bezeugt auf der Imaginationsebene anerkennend die sorgende Kompetenz der Mutter und verbessert damit ihre Selbstwirksamkeitserwartung.

Bei der zweiten Methode handelt es sich um eine Adaption des »Internalized Other Interviewing« (Interview des internalisierten anderen), das von David Epston und Karl Tomm entwickelt wurde und darauf abzielt, die Empathie zwischen engen Bezugspersonen zu verbessern (Hayden-Laurelut u. Wilson, 2011). Die Methode des »Interviews des Zukunftskindes« hat die ursprüngliche Methode dahingehend abgewandelt, dass Eltern aufgefordert werden, sich ein *zukünftiges* Verhalten des Kindes vorzustellen, bei dem es offener als bisher einen verletzlichen Gemütszustand beizubehalten vermag. In dieser Imagination ist es, wenn auch mitunter noch auf versteckte Weise, dazu fähig, Bedürfnissignale auszusenden, anstatt seine schwierigen Gefühle gänzlich mit Zorn und Kontrollverhalten zu kompensieren. Mit der Stimme seines »zukünftigen Kindes« auf die Fragen der Beraterin zu antworten, ermöglicht es dem Vater, das eigene anteilnehmende Empfinden seinem Kind gegenüber zu erhöhen. Dies hilft ihm, sich eine Versöhnungsgeste vorzustellen, die das unerfüllte emotionale Bedürfnis seines Kindes ansprechen soll. Nach weiterer sorgfältiger Planung kann er dann diese Geste auch in der Realität umsetzen.

Methode: Interview des Zukunftskindes

Wie die Methode des imaginierten Sorgedialogs hilft auch das Interview des Zukunftskindes den Eltern sich vorzustellen, wie ihr Kind seine Verletzbarkeit zeigt, um sich dann eine kindfokussierte Beziehungsgeste vorstellen zu können.

Vorgehensweise:
- Stellen Sie sich zusammen mit dem Pflegevater vor, dass Sie mit dem Kind sprechen.
- Bitten Sie den Pflegevater, das Kind darzustellen. Es ist wichtig, den Pflegevater darauf hinzuweisen, das Pflegekind nicht in seiner aggressivsten, trotzigsten, abweisendsten oder ausweichendsten Reaktionsweise zu spielen, sondern eine positivere Zukunftsversion des Kindes darzustellen, z. B.:
- »*Ich möchte Sie also bitten, sich als ... (Kind, z. B. Sohn) nicht so zu verhalten, wie Sie ihn oft schon erlebt haben, wenn er am schlimmsten gewesen ist. Stattdessen möchte ich Sie bitten, hinter den Vorhang seines Trotzes zu sehen; treten Sie in die Fußstapfen von ... (Sohn). Suchen Sie als ... (Sohn) innerlich in sich selbst, wie sehr Sie sich unsicher oder verletzt fühlen, wo Sie als ... (Sohn) den Pflegevater brauchen, auch wenn Sie das im Alltag oft nicht zeigen. Glauben Sie, dass Sie das können? ... Okay ...*«
- Bitten Sie den Pflegevater, mit der Stimme des Kindes zu sprechen. Er soll die erste Person Singular und das Präsens verwenden, also in die Person des Kindes schlüpfen – nicht: »*Er würde sagen ...*«, sondern (z. B.): »*Ich fühle mich dann immer so ...*«
- Sprechen Sie das »verinnerlichte Zukunftskind« direkt und mit »du« an. Fragen Sie es nach seinem Kummer, und erkunden Sie seine unerfüllten Bedürfnisse. Je mehr Sie das Gefühl haben, »wirklich« mit einem Jugendlichen ein Beratungsgespräch durchzuführen, umso mehr sind Sie auf die empathische Reaktionsfähigkeit des Pflegevaters eingestimmt.
- Achten Sie darauf, so mit dem imaginierten Zukunftskind zu sprechen, als ob wirklich ein Jugendlicher im Raum wäre. Besonders wichtig ist, dass Ihre Gesprächsführung »ihn« bei »seiner« Schamregulierung unterstützt.
- Fragen Sie den »internalisierten Pflegesohn« danach, mit welcher Beziehungsgeste sein Pflegevater seine Bedürfnisse ansprechen könnte und welche Auswirkungen eine solche Reaktion des Erwachsenen auf »ihn« haben würde, z. B.: »*Du machst dir also Sorgen, dass dich dein Pflegevater einfach vergisst, wenn er fort ist. Wie könnte der Pflegevater dir zeigen, dass er an dich denkt, wenn er nicht bei dir ist? Was könnte er tun?*«
- Nach Beendigung des Gesprächs mit dem imaginierten Zukunftskind planen Sie mit dem Pflegevater die reelle Versöhnungsgeste im Detail. Auch hier ist es wichtig, zu besprechen, dass das Kind womöglich die Geste ablehnen oder zurückweisen wird. Weisen Sie den Pflegevater darauf hin, in dem Fall sein Handeln nicht als bedeutungslos anzusehen. Stattdessen ist dies eine Gelegenheit, dem Pflegesohn zu zeigen, dass seine Beziehungsgesten wirklich bedingungslos sind – dass er solche Gesten immer wieder macht, unabhängig

davon, ob sich das Kind dankbar zeigt. Planen Sie mit dem Pflegevater, wer ihn dabei unterstützen kann, diese und andere Versöhnungsgesten auch weiterhin dem Kind gegenüber zu machen.

Die zweite von Honeycutt (Honeycutt et al., 2015) postulierte Funktion der imaginativen Interaktion, die relevant für die Stimulierung des Sorgedialogs ist, ist das *Einüben von Botschaften*. Mit wachsender Einstimmung auf das Kind und Aufmerksamkeit für dessen Bedürfnissignale steigen bedürfnisorientierte Beziehungsgesten leichter in den Vorstellungen der Erziehenden auf. Damit, dass die Erwachsenen sich vorstellen, diese Beziehungsgesten auszuführen, üben sie diese Kommunikationsform ein. Führen sie die auf solche Weise generierten Beziehungsgesten auch reell durch, signalisieren die Erziehenden ihrerseits viel deutlicher als bisher ihre Einstimmung auf die Gemütslage des Kindes. Durch die Beharrlichkeit, mit der mittels dieser bedürfnisorientierten Beziehungsgesten die elterliche Einstimmung kommuniziert wird, kann es seitens des Kindes allmählich auch zu einer verbesserten Wahrnehmung der authentischen elterlichen Sorgebereitschaft kommen. Dies verdeutlicht das Fallbeispiel vom zehnjährigen Martin:

Martin ist seit drei Jahren in einer Sonderpflegestelle für Kinder mit hochgradig externalisierendem Problemverhalten. Das langjährig vernachlässigte Kind lehnt den Kontakt mit seiner Mutter ab, von der er glaubt, es sei ihr egal gewesen, dass ihr Partner ihn regelmäßig schlug und sexuell missbrauchte. Er greift immer wieder die Pflegeeltern und andere Kinder tätlich an und hat die Pflegemutter und andere Kinder schon öfter verletzt. Nachdem er seine Schuldirektorin mit einer langen Klinge auf gefährliche Weise bedroht, wird er ausgeschult.

Es werden mehrere Maßnahmen ergriffen. Unter anderem finden nach gewalttätigen Vorfällen Sit-ins mit mehreren Unterstützerinnen statt, und bei einer langfristigen 1-zu-3-Besorgniskampagne kommen Unterstützer ins Haus, um persönlich mit Martin anerkennend über Ausnahmesituationen zu sprechen, bei denen er nicht zugeschlagen hat. Im Zuge dieser gewaltfreien Maßnahmen verringert sich Martins Aggression erheblich. Die Pflegeeltern halten sich immer mehr in Martins Nähe auf, was sie sich in der Vergangenheit aufgrund seiner Bedrohlichkeit nicht zugetraut hätten.

Die Pflegemutter Bettina hat sich zum ersten Mal getraut, mit Freundinnen zusammen einen Tagesausflug zu machen und Martin dem Pflegevater allein anzuvertrauen. Sie berichtet, dass es bei ihrer Rückkehr nach Hause »*natürlich Stunk gegeben hat*«. Allerdings hat Martin sie diesmal nicht tätlich angegriffen oder Dinge im Wohnzimmer zerstört, sondern ist in sein Zimmer gegangen und hat dort einige Gegenstände herumgeworfen, wonach es still geworden ist.

Wir verstehen Martins Verhalten, in sein Zimmer zu stürmen, anstatt die Pflegemutter direkt zu attackieren, als einen Akt der Selbstkontrolle. Bettina und ich besprechen die Erfolge, die dazu geführt haben, dass sie sich einen Tagesausflug zugetraut hat. Wir identifizieren die Leistungen, die sie und ihr Mann erbracht haben, die ihr Stärkegefühl aktualisiert haben. Die Wahrnehmung ihrer Eigenkompetenz und Stärke als Pflegemutter äußern sich unter anderem in Bettinas Körperhaltung und in ihrem Gesichtsausdruck.

Wir arbeiten daraufhin mit dem imaginierten Sorgedialog: Bettina und ich stellen uns vor, dass sie in einigen Wochen oder Monaten wieder einen Tagesausflug macht. In ihrer Imagination zeigt sich Martin auch diesmal nach ihrer Rückkehr zornig und stürmt auf sein Zimmer, doch wirft er nur ein Buch an die Wand; es wird viel schneller still im Zimmer. Bettina wartet geraume Zeit, um dann mit einer (nicht zu heißen) Schokolade auf sein Zimmer zu gehen. Sie sitzt eine Weile still im Zimmer, ohne dass Martin in ihrer Imagination zu ihr sagt, sie solle »abhauen und (ihn) in Ruhe lassen«. Betty sagt: »Es war ein langer Tag.« Sie weiß sofort, wie Martin antwortet: »Du hast überhaupt nicht an mich gedacht!« Zwar stellt sie sich seine Worte noch immer als vorwurfsvoll und den Ton als ärgerlich vor, doch ist der nackte Zorn in einer Äußerung gewichen, die auf sein Bedürfnis hinweist – das Bedürfnis zu spüren, dass sie an ihn denkt und ihm gegenüber Empfindungen hat, wenn er nicht physisch präsent ist – ihm gegenüber also Objektkonstanz aufweist. »Seine« Stimme verrät, anders als früher, seine Verletzlichkeit.

Wir beenden den imaginierten Sorgedialog und planen eine Beziehungsgeste. Diese Geste soll Martin dabei unterstützen, zu spüren, dass die Pflegeeltern und andere Mitglieder der sorgenden Gemeinschaft auch dann an ihn denken, wenn sie nicht physisch präsent sind. Es ist November, und Betty fertigt aus Weihnachtsknalltüten[118] einen Adventskalender an, bei dem jede Knalltüte für einen Tag im Advent steht. Jede Knalltüte beinhaltet ein Andenken an eine Gelegenheit, bei der Betty selbst, ihr Mann oder ein anderes Mitglied der Unterstützerinnengruppe an Martin gedacht hat. Bspw. trägt Bettys erwachsener Sohn eine Abbildung eines Enduro-Motorrades bei und schreibt hintendrauf: »Ich habe diese Postkarte gesehen und musste daran denken, wie wir beide uns die Sendung über Motocross im Fernsehen angesehen haben.« Wider Erwarten zerreißt Martin weder den Adventskalender noch öffnet er alle Knalltüten auf einmal, sondern öffnet jeden Morgen nur die für den jeweiligen Tag.

---

118 In Großbritannien traditionell zu Weihnachten verabreichte große Knallbonbons, die ein Knallplättchen, einen Papierhut, ein kleines Spielzeug usw. enthalten.

Es stellt sich ein neues transformatives Interaktionsmuster zwischen Martin und der Pflegemutter ein. Immer öfter äußert sich Martin nur eine Zeit lang und auf viel gemäßigtere Weise ärgerlich, um dann später bei Nachfrage durch Betty auszudrücken, was er als schwierig empfunden hat. Einige dieser positiven Ereignisse aus dem aufkeimenden Sorgedialog werden wiederum an die Unterstützer zurückgemeldet. Martin erhält in der Besorgniskampagne von ausgewählten Unterstützerinnen sorgfältig formulierte, subtile Botschaften, die implizit seine Bereitschaft anerkennen, sich den Pflegeeltern anzuvertrauen.

Es kommt zu weiteren Veränderungen. Der bisher sehr isolierte Martin freundet sich mit Nachbarskindern an. Er wird in einer Sonderschule für Kinder mit Verhaltensproblemen und emotionalen Schwierigkeiten aufgenommen, kann aber zwei Jahre später in die Regelschule gehen, als er in die Sekundärstufe eintritt.

Noch ist Martin nicht bereit, seine leibliche Mutter zu sehen, doch er spricht davon, dass er sich irgendwann in der Zukunft mit ihr treffen wolle.

Im Fall von Martin wurde die Pflegemutter aufmerksamer für die voller Not ausgesendeten Bedürfnissignale des Pflegekindes. Es wurde allerdings auch deutlich, dass sie bereits über »empathisches Wissen« verfügt hatte – nur war ihr dies selbst nicht völlig bewusst gewesen. Die Arbeit mit dem imaginierten Sorgedialog half ihr dabei, diese intrapsychische Ressource zu spüren und zu aktualisieren. Voraussetzung hierfür war natürlich, dass die Pflegeeltern sich von der angstmotivierten Selbstbeschränkung ihres Verhaltens befreien konnten und sich dabei von einer großen sorgenden Gemeinschaft getragen fühlten. Die erhöhte Aufmerksamkeit auf Bedürfnissignale des Kindes im reellen Alltagsleben trug schließlich sehr schnell dazu bei, dass er öfter sein Notempfinden kommunizierte.

Neuropsychologischen Untersuchungen zufolge erhöht sich die Wahrscheinlichkeit, dass wir bestimmte Arten sozialer Information wahrnehmen, wenn zuvor eine Erwartung, dass diese Informationen auftreten werden, erzeugt worden ist (Otten, Seth u. Pinto, 2017; de Lange, Heilbron u. Kok, 2018). Daraus können wir folgern, dass Eltern *selbst verschleierte Bedürfnissignale* eher wahrnehmen können, wenn sich in ihnen die Erwartung gebildet hat, dass diese Signale auftreten werden. Die sensomotorisch hervorgebrachte Vorstellung, dass der Sorgedialog stattfindet, kann eine stärkere Erwartung entstehen lassen, dass dies auch in der Realität geschehen wird. Der Erwachsene wird auf vielfältige Weise sowohl gezielt als auch unwillkürlich dem Kind diese Erwartungshaltung signalisieren und damit das Signalisieren von Bedürfnissen durch das Kind fördern und verstärken. So werden kindliche Bedürfnisse, die bisher durch kontrollierendes Verhalten verschleiert gewesen sind, sichtbar. Die bedürfnisorientierte Beziehungsgeste schließlich lässt das Kind merken, dass die Erwachsenen bedingungslos ihre Sorgebereitschaft signalisieren. Letztendlich finden so Eltern und Kind aus Trauma und Löschungserfahrung heraus ihren Weg zu einem liebevolleren Umgang miteinander. Es ist dieser liebevolle Umgang, der die Herkunfts- oder Adoptivfamilie, die Pflegefamilie oder die Wohngruppe zum sozialen System werden lässt, in dem die Menschen von traumatischer Belastung heilen können.

Jenseits von Neuer Autorität:
Der Widerstand des jüngeren Menschen

Eine empirische Untersuchung der psychischen Belastungsfolgen der Covid-19-Pandemie hat aufgezeigt, dass in Deutschland elterliche Stressfaktoren, häusliche Gewalt und aversive Kindheitserfahrungen bei einer Untergruppe der Untersuchungsteilnehmer erheblich zugenommen haben (Calvano, Engelke, Di Bella u. Kindermann, 2021). Doch die Daten vermitteln kein Bild davon, womit viele Familien zu kämpfen haben. Unsere Anteilnahme erwächst erst aus der Begegnung mit den betroffenen Menschen, aber auch unsere Anerkennung für ihre aufrichtigen Bemühungen, ihre Resilienz und ihre positiven Absichten.

Die Pandemie, die zwar alle belastet, wirkt an der Schnittstelle vieler Belastungsfaktoren umso problematischer. Die Intersektionalität von sozial-ökonomischer Benachteiligung, Rassismus, Behinderung, Genderdifferenz und der Benachteiligung durch mehrfache traumatische Erfahrungen zeichnet sich in Therapie und Beratung besonders deutlich ab.

Die Arbeit mit Familien, die mit mehrfachen Belastungen zu kämpfen haben, wird der Intersektionalität ihrer Herausforderungen gerecht werden müssen. Wie aber kann bei solcher Komplexität die Therapeutin noch handlungsfähig bleiben, ihren Weg durch das Gewirr sich überkreuzender und oft gegenseitig verstärkender Belastungen und deren Bewältigung finden? Zunächst einmal ermutigt es alle Beteiligten am Veränderungssystem und auch den Elterncoach selbst, wenn inmitten des Leides und der Belastung Resilienzfaktoren aufgespürt werden und bereits stattgefundene Veränderung und Ausnahmen zum Problemgeschehen die Basis neuer heroischer Narrative der Familienangehörigen bilden.

Dabei werden transformative Interaktionsprozesse mehrdimensional auftreten. Wenn alle Mitglieder der Familie direkt oder indirekt von Misshandlung betroffen sind, kann es auch darum gehen, dass sie Widerstand gegen den an ihnen selbst begangenen Missbrauch üben sowie Widerstand gegen an den Kindern begangenen Misshandlungen. Als Elterncoach muss ich, den therapeutischen Bedürfnissen der Familienmitglieder folgend, bereit sein, in diesen unterschiedlichen Dimensionen als Widerstandscoach zu fungieren. Eltern, die selbst in der Kindheit Misshandlungen erfahren haben oder Überlebende von Partnergewalt sind, werden unter Umständen an bestimmten Übergängen des Veränderungsprozesses der Familie gegen scheinbar vergangenes Trauma Widerstand gegen noch bestehende Elemente der an ihnen begangenen Misshandlungen leisten wollen. Die Auffassung, es handle sich hier um »*posttraumatische*« Belastung, folgt einer willkürlichen zeitlichen Interpunktion, die aus dem vorherrschenden medizinisch-psychologischen Verständnis hervorgeht. Dort, wo Misshandlung fortbesteht, sei es, weil sie noch immer geleugnet wird oder weil das Bild der überlebenden Person von den Beschreibungen des Täters oder von Fachkräften geprägt worden ist, ohne dass sie darauf Einfluss nehmen konnte, kann Widerstand nötig sein.

Vielleicht werde ich als Elterncoach später mit den Jugendlichen in der Familie zusammenarbeiten, damit sie sich – im Kreise der sorgenden Gemeinschaft – wirksamer gegen schlechte Behandlung wehren können, die sie von Erwachsenen oder anderen jungen Menschen erfahren. In solchen Fällen positioniert sich die Beraterin neu, wird aus dem Elterncoach ein Widerstandscoach für das Kind, die Jugendliche oder den jüngeren Erwachsenen, selbst wenn diese in der Vergangenheit auf kontrollierende oder selbstschädigende Weise gehandelt haben (Jakob u. Sarah, 2022). Dies kann besonders dann relevant werden und erwünscht sein, wenn der jüngere Mensch weiterhin auf eine schädigende Weise behandelt wird. Das Beispiel von Lamya verdeutlicht die Neupositionierung der Therapeutin und eine neue Dimension des Widerstands:

Die 16-jährige Lamya ist sudanesischer Herkunft. Monatelang läuft sie immer wieder aus der Pflegefamilie fort und begibt sich an Orte, wo sie von einer Straßengang bedroht wird.

Zunächst arbeiten wir mit den Pflegeeltern mit Neuer Autorität. Immer wieder begeben sich die Pflegeeltern und ihre Unterstützerinnen dorthin, wo sich Lamya oft aufhält, um ihre Erwachsenenpräsenz zu erhöhen[119]. Ihre implizite und manchmal auch explizite Botschaft an sie lautet: »Wir sind um dich besorgt. Wir geben nicht auf. Du verdienst die Sicherheit, die wir dir geben wollen.« Sie senden ihr SMS-Texte und heißen sie liebevoll willkommen, wenn sie von der Polizei aufgegriffen worden ist oder getextet hat, dass die Pflegeeltern sie irgendwo abholen sollen.

---

[119] Solches »nachgehendes« Bemühen der Eltern oder Erziehenden gehört zusammen mit der sogenannten »Telefonrunde« (Omer, 2021) zum Stammrepertoire der Neuen Autorität. Ohne den Anspruch erheben zu wollen, sie könnten das Risiko, das dem jungen Menschen begegnet, aus dem Weg räumen, verdeutlichen die Erwachsenen, dass sie tun, was sie können. Sie signalisieren mit dieser Präsenzerhöhung ihre Sorgehaltung und erfüllen damit die elterliche Ankerfunktion.

Einmal »ist (sie) ganz von den Socken«, als sie an einem fremden Hauptbahnhof der Pflegemutter begegnet, die sie nachgehend gesucht hat. Wie sie später berichten wird, dauert es etwa vier Monate, bis sie die Sorgehaltung der Pflegemutter ernst zu nehmen beginnt. Sie läuft immer seltener fort und gibt schließlich nach etwa sechs Monaten in der Pflegefamilie das Fortlaufen ganz auf[120].

Der leibliche Vater von Lamya, der noch immer seine schwere Gewalt leugnet, setzt sie unter Druck, mit ihm Umgang zu haben. Er droht ihr, sie könne keinen Umgang mit ihrer Mutter und ihren Geschwistern mehr haben, wenn sie sich nicht mit ihm treffe, obwohl er mittlerweile von der Mutter geschieden ist und an einem anderen Ort lebt. Lamya entschließt sich zum Widerstand gegen das kontrollierende Verhalten ihres Vaters. Zusammen mit ihrer Pflegemutter geht sie zu einer Kontaktstelle, in der der Umgang zwischen Eltern und ihren Kindern von Sozialarbeiterinnen beaufsichtigt wird. Bei diesem Kontakt macht sie ihrem Vater eine Ankündigung des gewaltlosen Widerstandes:

»Vater,
wir wissen beide, was du getan hast. Ich werde alles tun, was ich kann, um die Umiy [ihre Mutter], Nafisa und Sabrina auch weiterhin sehen zu können. Ich kann mich aber nicht von dir zwingen lassen, mit dir Umgang zu haben. Wenn wir uns in Zukunft sehen sollten, dann nur, weil ich mich selbst dazu entschieden habe.«

Daraufhin beenden Lamya und ihre Pflegemutter das Treffen mit dem Vater. Eine Kopie ihres Ankündigungstexts schicken sie auch an den Sozialarbeiter, der Lamya trotz ihrer Einwände zum Umgang mit dem Vater gedrängt hat.

Lamyas Traumasymptome gehen in den folgenden Tagen und Wochen erheblich zurück.

Im Fallbeispiel wird deutlich, wie gewaltloser Widerstand über Neue Autorität hinausgeht. Zunächst mit den Pflegeeltern und der sorgenden Gemeinschaft um die Pflegefamilie herum arbeitend, nehme ich später den Auftrag der Jugendlichen an, mit ihr und der Pflegemutter zusammen an ihrem Widerstand gegen das Kontrollverhalten des Vaters – und der Duldung dieses Kontrollverhaltens durch den *männlichen* Sozialarbeiter – zu arbeiten. Ich positioniere mich also neu, mit neuem Auftrag und einer neuen Klientin – statt wie bisher mit den Pflegeeltern am Aufbau Neuer Autorität und auf den Sorgedialog hin zu arbeiten, werden nun die Pflegeeltern und die Jugendliche miteinander zu meinen Auf-

---

120 Es ist jedoch wichtig anzuerkennen, dass das Fortlaufen ursprünglich eine logische Anpassung an einen bedrohlichen Kontext gewesen ist.

traggebern. Es handelt sich zwar nicht um einen Widerstand gegen die körperlich ausgeübte Gewalt des Vaters, da der Umgang in der Kontaktstelle unter Aufsicht möglich ist, kann es nicht mehr zu physischer Gewalt kommen. Das Misshandlungsmuster, dem Lamya ausgesetzt gewesen ist, ist aber vielfältiger Natur, geht also weit über die physische Gewalt hinaus. Dazu gehören die Bemühungen des Vaters, seiner Tochter, der geschiedenen Frau und den anderen Kindern seinen Willen aufzuzwingen, die Leugnung seiner Gewalt und die Gleichgültigkeit des Sozialarbeiters gegenüber dem Risiko der Retraumatisierung Lamyas sowie sein insgeheimes Einverständnis mit dem Kontrollverhalten des Vaters. Sehen wir Misshandlung als ein mehrdimensionales Geschehen an, das im sozialen Kontext der Interaktion angesiedelt ist, leben hier wesentliche Dimensionen des Misshandlungsmusters fort.

Wichtig ist in diesem Zusammenhang, dass auch die Pflegeeltern im Bündnis mit Lamya Widerstand leisten. Nicht nur die Ankündigung erfordert das aktive Engagement der Pflegemutter, sondern auch die Transparenz, mit der die Pflegeeltern gegenüber dem Sozialarbeiter handeln, ist ein Akt gewaltlosen Widerstandes, der Mut erfordert.

Lamya ist keine passive Empfängerin von schützenden Bemühungen ihrer Pflegeeltern. Sie fühlt sich über deren schützende Verhaltensweisen hinaus ermächtigt, Kontrolle über ihr eigenes Leben auszuüben und für ihre eigene emotionale Sicherheit aktiv einzutreten. Lamya schreibt ihrem Handeln eine positive Bedeutung zu und wird damit zur aktiven Protagonistin ihres eigenen Widerstandsnarrativs. Zwar bestehen die Misshandlungsaspekte des väterlichen Verhaltens und deren Billigung durch einen Amtsträger weiter, aber Lamya ist nicht mehr ein wehrloses Opfer des Geschehens, sondern eine im Rahmen einer sorgenden Gemeinschaft unterstützte, autonom Handelnde. Wegen der fast mit der Ankündigung an den Vater zeitgleichen, dramatischen Senkung ihrer Symptome verstehen wir dies als wichtigen, therapeutisch wirksamen Abschnitt ihres Heilungsprozesses.

Kinder, Jugendliche, Heranwachsende und Erwachsene, die Misshandlungen und Benachteiligung ausgesetzt gewesen sind, haben einen Anspruch darauf, Gerechtigkeit zu erfahren. Solange sie keine Gerechtigkeit erfahren, gehen Aspekte der Misshandlung weiter. Menschen, die entmachtet worden sind, dabei zu unterstützen, im Rahmen einer solidarischen Gemeinschaft selbst für Gerechtigkeit einzutreten, sieht Vikki Reynolds (2019) als ein zentrales Anliegen kritischer, sozial orientierter Psychotherapie. Ich stimme an dieser Stelle mit Reynolds überein und sehe damit den gewaltlosen Widerstand als einen Zugang, der weit über die Eltern-Kind-Autorität hinausgeht. Seine Methodik bietet auf hilfreiche Weise eine Struktur, mit der *auf wirksame Weise* Widerstand geleistet werden kann. Anstatt dass wir Therapeuten, Beraterinnen oder Supervisoren uns als »Behandelnde« betrachten, die Klientinnen den Weg in die Genesung weisen, können wir uns als Wegbegleiter in einem Heilungsprozess positionieren, in dem die, die wir begleiten, konstruktiv um die eigene Menschenwürde kämpfen. So kann gewaltloser Widerstand zu jeder Form der Psychotherapie oder Beratung beitragen, in der Menschen geholfen werden soll, aus dem Schatten der erlittenen Misshandlungen herauszutreten und in größerer Freiheit das eigene Leben neu zu gestalten zu können. Einer der schönsten Sätze in der deutschen Sprache aus Artikel 1 des Grundgesetzes der Bundesrepublik Deutschland lautet: »*Die Würde des Menschen ist unantastbar.*« Der gewaltlose Widerstand in Therapie, Beratung und Elterncoaching bemüht sich, in all seinen Formen, um diese Unantastbarkeit.

Glossar

Allparteilichkeit (Allseitigkeit)
Eine in der systemischen Therapie bevorzugte Haltung der Therapeutin, bei der die Perspektiven aller Systembeteiligten gewürdigt werden. Da in der Arbeit mit Neuer Autorität die Rechtfertigung von Gewalt oder anderen kontrollierenden Verhaltensweisen nicht von der Fachkraft akzeptiert werden kann, drückt sich in der traumafokussierten Arbeit mit Neuer Autorität die Allparteilichkeit dadurch aus, dass die Not aller Systembeteiligten, die von dem kontrollierenden Verhalten herrührt, gewürdigt wird, einschließlich der Not des kontrollierend Handelnden selbst.

Anasakti
Ein hinduistisches Ideal der Ungebundenheit. Der Begriff wird hier im Zusammenhang des gewaltlosen Widerstands als ein Konzept verstanden, bei dem die eigenen Handlungen nicht auf ein erstrebtes Ergebnis und einen allein auf dieses bezogenen Erfolg angewiesen sind. Stattdessen werden sie davon losgelöst als sinnvoll und somit gelungen erfahren.

Ankündigung
Methode aus der Neuen Autorität, bei der Eltern oder Erziehende dem Kind auf eine förmliche Weise, meist mündlich und schriftlich, mitteilen, dass sie dessen schädliches oder selbstschädigendes Verhalten nicht mehr akzeptieren werden. Die Ankündigung enthält eine Selbstverpflichtung der Eltern zum Widerstand, zur Gewaltlosigkeit und zur Einbeziehung der sozialen Gemeinschaft. Die Ankündigung kann als familiales Übergangsritual verstanden werden. Mittlerweile wird mit Ankündigungen verschiedenen Personen gegenüber gearbeitet, z. B. gegenüber Erwachsenen, die sich *bedrohlich-kontrollierend* positionieren. Auch Ankündigungen sich selbst gegenüber (siehe *Selbstankündigung*) sind möglich. In kindfokussierter Neuer Autorität können Eltern als *Versöhnungsgeste* bzw. *Reparationsleistung* in ihrer Ankündigung auch die eigene Verantwortung für vergangenes Unrecht am Kind oder unterlassene Sorge zum Ausdruck bringen.

Anerkennendes Bezeugen
Bezeugen der Selbswirksamkeit einer Person. In der traumafokussierten Arbeit mit gewaltlosem Widerstand das Bezeugen der Selbstwirksamkeit einer Person im Handeln mit gewaltlosen Widerstandsmethoden.

Anteilnehmendes Bezeugen
Bezeugen der Not einer Person, bei dem sowohl Empathie als auch Handlungsbereitschaft zum Ausdruck kommen. Entscheidend ist, dass sich die Anteilnahme auf das von der Person selbst erzählte Narrativ ihres Leidens richtet.

Attribuierungstheorie
Psychologischer Forschungszweig, der sich mit den Auswirkungen von Ursachenzuschreibungen (Attribuierungen), die bestimmte Handlungen und Verhaltensmuster einer Person betreffen, beschäftigt. Geprägt wurde der Begriff der Attribuierung durch F. Heider, der viele Grundlagen auf dem Gebiet erarbeitete.

Autonomie und Selbstbestimmung
Unter Autonomie wird die Berechtigung zum selbstbestimmten Verhalten verstanden; unter Selbtbestimmung versteht man die Fähigkeit zum selbstbestimmten Verhalten.

Aversive Kindheitserfahrungen (»Adverse Childhood Experiences«/»ACEs«)
Gehäuft auftretende Kindheitserfahrungen mit Verletzungscharakter, die oft mit sozialer Benachteiligung und traumatischem Erleben verbunden sind. Hohe aversive Kindheitserfahrungen gehen mit einer Reihe psychischer Problemlagen und Körpererkrankungen einher.

Ausnahme
Der Begriff bezieht sich in der lösungsorientierten Therapie auf ein anderes als das in einem bestimmten, beschreibbaren Kontext erwartete Verhalten bzw. Interaktionsmuster, das heißt auf ein von der Erwartung abweichendes Verhalten.

Ausnahmeprinzip
Prinzip in der traumafokussierten Arbeit mit gewaltlosem Widerstand, demzufolge die Fachkraft die Aufmerksamkeit der Klientin auf die emotional-sichere Positionierung bestimmter anderer Personen lenkt, selbst wenn eine solche Positionierung selten vorkommt. Diese Positionierung der anderen Person wird im Beratungs- bzw. Therapiegespräch zum zentralen Gegenstand gemacht, um

es der Klientin zu ermöglichen, sie dazu einzuladen, zum Unterstützer in der *sorgenden Gemeinschaft* zu werden.

Bedrohlich-kontrollierende Positionierung
Einnahme einer sozialen Position, bei der Zwang oder Gewalt angedroht wird, eindeutig Vorschriften gemacht werden und eine Bereitschaft dazu besteht, den anderen durch Gewalt, emotionale Verletzung, Ab-und Entwertung, sexuelle oder finanzielle Ausbeutung zu misshandeln. Diese Positionierung zielt auf eine weitgehende oder völlige Kontrolle der anderen Person ab und geht meist mit einer Beschuldigung des Opfers und einer negativen Darstellung seiner Person einher.

Behinderungsnarrativ
Eine Art der Narration, die Personen oder Personengruppen in einer bestimmten Weise als chronisch unfähig beschreibt. Oft mit einer Diagnose verbunden.

Besorgniskampagne
Ursprünglich von Haim Omer als »Public Opinion Intervention« konzeptionierte Form der Intervention, bei der Mitglieder des Unterstützungsnetzwerks dem Kind oder Jugendlichen ihre Ablehnung gegenüber dessen aktuellem schädlichen Verhalten mitteilen. Der Begriff der (positiven) Besorgniskampagne soll auf die angestrebte *Allparteilichkeit* hinweisen, derzufolge die Mitglieder der sorgenden Gemeinschaft ihre Besorgnis um alle am System Beteiligten ausdrücken, auch ihre Besorgnis um das Kind, das sich auf schädliche Weise verhält. In kindfokussierter Arbeit mit Neuer Autorität wird eine Form der Besorgniskampagne praktiziert, bei der die Unterstützerinnen der Familie mit dem Kind auch über positive Ereignisse kommunizieren.

Bindungsnarrativ
Narrativ der Beziehungen zu engen Bezugspersonen, meist der Herkunftsfamilie.

Blockierte Sorgefähigkeit
Konzept von Dan Hughes, demzufolge Eltern aufgrund von Reaktionen auf problematisches Kindesverhalten, die in ihrer eigenen Bindungshistorie begründet sind, eine chronische Unfähigkeit aufweisen, in vollem Umfang Sorge für das Kind zu tragen. Wird in diesem Buch kritisch hinterfragt.

Bündnisrhetorik
Beziehungsstiftende Kommunikationsweise, die sich durch ein offenes Interesse an dem vom anderen artikulierten Unterstützungsbedürfnis und die Kommunikation der eigenen Bereitschaft zu solcher Unterstützung auszeichnet.

»Common Shock«
Der von Kaethe Weingarten (2003) geprägte Begriff, demzufolge alle Menschen in irgendeiner Form direkt oder indirekt quasi alltäglich von Gewalt betroffen sind. Der Begriff soll über die klinische Definition der »posttraumatischen Belastungsstörung« hinausgehen.

Deeskalation
Reduzierung einer symmetrischen Eskalation. Deeskalation wird meist dadurch erzielt, dass sich eine Kommunikationsteilnehmerin der eskalierenden Interaktion entzieht.

»Definitional Ceremony«
Verfahren aus der *narrativen Therapie*, bei dem im Rahmen eines Veränderungsprozesses der Übergang von einer bestimmten Identität in eine neue Identität durch die Gruppe markiert bzw. bestätigt wird.

Definitionsmacht
Die Macht, einen Menschen als Person beschreiben zu können. Diese Macht kann mehr oder minder von der Person selbst oder von anderen ausgeübt werden.

Defizitdiskurs
Problematische Sichtweise gegenüber Menschen, Personengruppen oder ihren Beziehungen, die in der öffentlichen Kommunikation aufrechterhalten wird.

Desensibilisierung (Systematische Desensibilisierung)
Der Begriff Desensibilisierung wird für ein Verfahren der Verhaltenstherapie verwendet: für die Methode der *systematischen Desensibilisierung*. Die Methode arbeitet mit einer Annäherung an angstauslösende, bisher vermiedene Situationen unter kontrollierten Bedingungen, die stufenweise erfolgt und der Angstreduzierung dient.

Dialog
In diesem Buch wird der Begriff des Dialogs auf eine spezifische Weise verwendet, derzufolge bestimmte Positionierungen im Gegenüber bestimmte Aspekte des Selbst zu aktivieren vermögen.

Dominanter Diskurs
In einer Gesellschaft vorherrschende Weise, bestimmte Personen oder Personengruppen durch Narration oder Verhaltensmuster zu beschreiben. Dominante Diskurse reflektieren den Machtanspruch jener, die an ihnen teilhaben.

»Embodiment«
Der Begriff »Embodiment« wird im Deutschen mit »Verkörperung« übersetzt. Er bezieht sich auf die Wechselwirkung zwischen Körper und psychischen Prozessen. Ebenso, wie sich psychische Zustände und Erfahrungen im Körper ausdrücken, sich also verkörpern, beeinflussen Körperzustände und -haltungen psychische Zustände.

Elterliche Ankerfunktion
Ein aus der Neuen Autorität stammendes bindungstheoretisches Konzept, demzufolge Kinder oder Jugendliche größere Bindungssicherheit erwerben, wenn sich Eltern deren schädigenden oder selbstschädigenden Impulsen widersetzen.

Elterliche Löschungserfahrung
Das Empfinden von Eltern, in Reaktion auf abweisendes oder entwertendes Verhalten des Kindes, nicht mehr für das Kind von Belang zu sein oder nicht mehr vom Kind als Erziehende wahrgenommen zu werden. Dies kann zu einer Reihe psychischer Schwierigkeiten der Eltern führen, darunter eine Identitäts- oder Sinnkrise.

Elternpräsenz
Die Art und Weise, in der Eltern für das Kind als erziehende Person erlebbar werden. Erhöhung der Elternpräsenz wird als die Grundlage der Arbeit mit Neuer Autorität verstanden. In diesem Buch werden drei Formen der Eltern- bzw. Erwachsenenpräsenz unterschieden:
1. *physisch-räumliche Präsenz*, die dadurch hergestellt wird, dass sich Eltern räumlich in der Gegenwart des Kindes aufhalten;
2. *systemische Präsenz*, die dadurch zustandekommt, dass sich Eltern bzw. Erziehende mit der moralischen und praktischen Unterstützung von Helferinnen mit dem Kind auseinandersetzen;
3. *verkörperte Präsenz*, die sich darin zeigt, dass die Eltern bei ihrem Widerstand gegen schädigendes Kindesverhalten verbal und nonverbal sowohl

wohlwollende Anteilnahme am Kind als auch Entschlossenheit, Ausdauer, innere Stärke und Verbundenheit mit einer sorgenden Gemeinschaft (Unterstützernetzwerk) ausdrücken. Verkörperte Präsenz erfordert somit sowohl physisch-räumliche als auch systemische Präsenz.

Emotionale, psycho-physiologische Selbstregulierung
Auf einen Akt der Selbstkontrolle folgende Reihe von körperlichen und kognitiven Verhaltensweisen, mit denen eine Person ihr psycho-physisches Erregungsniveau senkt oder neu einstellt und in sich eine andere emotionale Befindlichkeit hervorruft. Meist sind es mit Zorn oder Angst verbundene Befindlichkeiten, von denen sich die Betroffene durch die Selbstregulierung löst.

Emotional sichere Positionierung
Einnnahme einer wertschätzenden, sorgenden, mitfühlenden, anerkennenden und unterstützungsbereiten Position. Siehe auch *Bündnisrhetorik*.

Erdungsmethoden
Methoden, mit denen Menschen ihre Aufmerksamkeit auf die reelle physische Umwelt richten können, um ihr *psycho-physiologisches Erregungsniveau* und damit Angst oder Zorn zu senken.

»Fight«
Spontane Angriffsreaktion bei reeller oder subjektiv empfundener Bedrohung.

»Flag«
Eine Reaktion in Bedrohungssituationen, bei denen sowohl »Flight«, »Fight« und »Fright« über einen Zeitraum hinweg nicht die Funktion des Selbstschutzes erfüllen. Das sympathische Nervensystem wird stark deaktiviert, und die Person verliert an Antrieb, der Körper wird schlapp und die Betroffene wirkt schicksalsergeben. Die Reaktion wird mitunter auch als Totstellreflex beschrieben. Sie kann mit depressiven oder dissoziativen Zuständen einhergehen.

»Flight«
Spontane Fluchtreaktion bei reeller oder subjektiv empfundener Bedrohung.

»Freeze«
Die erste Reaktion bei möglicher Bedrohung. Es kommt zu einer Bewegungsarmut mit erhöhter Muskelanspannung bei gleichzeitig erhöhter Wachsamkeit bzw. Aufmerksamkeit gegenüber Bedrohungssignalen. Dabei ist die Aufmerk-

samkeit weit gestreut. Die erhöhte Muskelanspannung dient der Möglichkeit des plötzlichen Übergangs in eine Flucht- oder Angriffsreaktion.

»Fright«
Erstarrung bei hochgradiger psycho-physischer Erregtheit aufgrund von empfundener oder reeller Bedrohung, wobei gleichzeitig das sympathische und das parasympathische Nervensystem stark aktiviert werden. »Fright« kommt zustande, wenn sowohl »Flight« als auch »Fight«, die natürlichen Selbstschutzreaktionen des Körpers, weiteres Bedrohungsempfinden auslösen. Einen idealtypischen Fall dafür stellt häusliche Gewalt dar, bei der Fluchtbewegungen dazu geführt haben, dass der Gewalttäter noch aggressiver geworden ist.

Gewaltloser Widerstand
Vorgehen, bei dem aktiv gegen schädigendes Verhalten vorgegangen wird, ohne selbst Schaden zuzufügen. Gewaltloser Widerstand sieht nicht die Person selbst, die sich schädigend verhält, als Gegner, sondern stellt sich in Opposition zur Gewalt an sich. In diesem Sinne ist ein solches Vorgehen beziehungsstiftend.

»Grand Theory«
Theorie auf einem hohen Abstraktionsniveau, die den Anspruch erhebt, auf eine umfassende, naturwissenschaftliche Weise komplexe Phänomene erklären zu können.

»Growth Mindset Theory«
Es handelt sich sowohl um eine Selbstbildtheorie als auch um eine Forschungsrichtung in der Psychologie, die sich mit den jeweiligen Auswirkungen im Hinblick darauf befasst, ob eine Eigenschaft der Person als festgeschrieben (»Fixed Trait«) betrachtet wird oder ob persönliches Wachstum in Bezug auf diese Eigenschaft für möglich gehalten wird. Dabei ist das Selbstbild der Person ebenso von Belang wie das, was andere der Person bezüglich ihrer eigenen Annahmen zu deren Wachstumsmöglichkeiten vermitteln.

Hausbesetzung
Eine über mehrere Stunden oder Tage hinweg fortgesetzte gewaltlose Aktion, bei der auch *Sit-ins* stattfinden und Botschaften aus der Besorgniskampagne erbracht werden können. Mehrere Unterstützerinnen aus der sorgenden Gemeinschaft halten sich bei einer Hausbesetzung in der Familienwohnung oder Heimgruppe auf. In der Arbeit mit dem Widerstandsprinzip können Haus-

besetzungen auch dem Zweck dienen, die Familie vor Übergriffen durch Erwachsene zu schützen, die sich bedrohlich-kontrollierend positionieren.

Heilende Interaktionsmuster (»Healing Interpersonal Patterns«)
Interaktionsmuster in engen Beziehungen, die es dem Menschen ermöglichen, sich von den Folgen problematischer Ereignisse wie etwa Trauma zu erholen. Der *Sorgedialog* ist ein solches heilendes Interaktionsmuster.

Heilendes System
Ein soziales System, in dem Interaktionsmuster vorherrschen, welche die Heilung der Personen in dem sozialen Gefüge von Traumafolgen begünstigen.

Heroisches Widerstandsnarrativ
Ein Narrativ, das eine Person als widerstandsfähig in ihren Handlungen charakterisiert. Unter anderem schildert dieses Narrativ, wie eine Person, die Misshandlung erfährt, auf ihre soziale Umwelt einwirkt und Selbstwirksamkeit zeigt, sich der Kontrolle und Verletzung durch andere zu widersetzen.

Hypervigilanz
Aufgrund traumatischer Erfahrung etablierte, übermäßig große Aufmerksamkeit gegenüber möglicher oder vermeintlicher Bedrohung.

Illusion der Kontrolle
Der Glaube, man könne mit Kontrollverhalten einhergehende Beziehungsschwierigkeiten durch Kontrollmaßnahmen lösen bzw. durch eine kontrollierende Haltung den jeweils anderen verändern. Die Neue Autorität hält diesen Glauben für einen Irrtum.

Imaginative Interaktionstheorie
Sozialpsychologischer Forschungsbereich, der sich damit beschäftigt, wie sich Personen ihre Interaktion mit anderen Menschen vorstellen und zukünftige Kommunikationsprozesse antizipieren.

Intersektionalität
Gemeinsames Auftreten mehrerer Benachteiligungsfaktoren. Während Frauen bspw. noch immer Benachteiligung erfahren, sind Frauen, die einer sozialen Minderheit angehören, oft noch stärker benachteiligt.

Kindesfokus
Fokus auf unbefriedigte psychische Grundbedürfnisse von Kindern oder Jugendlichen mit traumatischer Erfahrung in der Arbeit mit Neuer Autorität. Der Kindesfokus bedient sich der *Beziehungsgeste* und strebt die Aktualisierung des *Sorgedialogs* an.

Kollaborativer Erzählprozess
Ein Prozess, in dem die Beschreibung der Person im Zusammenwirken von Klientin und Therapeuten erfolgt. Die Klientin behält in diesem Prozess die *Definitionsmacht* der eigenen Personenbeschreibung bei.

Komplementäre Eskalation
Eskalationsprozess in der zwischenmenschlichen Kommunikation, bei dem ein Handelnder die eigene Machtausübung fortwährend durch kontrollierende Verhaltensweisen erhöht, während der andere sich immer mehr dieser Kontrolle fügt bzw. unterwirft, etwa durch Nachgiebigkeit, Vermeidungsverhalten, Gehorsam oder Unterwürfigkeit.

Kritisch-vorschreibende Positionierung
Einnahme einer sozialen Position, bei der explizit und/oder implizit eine kritische Haltung anderen Menschen gegenüber eingenommen wird. Es kann dabei unter anderem auch ungebeten Rat erteilt werden, Vorwürfe erhoben und Vorschriften gemacht werden, oder die Person übernimmt die dem anderen zustehende Handlung. Das Unterscheidungskriterium zur *bedrohlich-kontrollierenden Positionierung* ist die positive Absicht der Person.

Lösungsorientierung
Ressourcenorientierter, aus der systemischen Therapie hervorgegangener Ansatz. Die Lösungsorientierung geht von der Annahme aus, dass Lösungen im Problem selber angesiedelt, dem Problem somit inhärent sind.

Mattering
Das subjektive Erleben, in zwischenmenschlichen Beziehungen von Belang zu sein. Das Fehlen von Mattering wird in diesem Buch als Grundlage der *elterlichen Löschungserfahrung* verstanden.

Mehrfachbelastete Familien
Familien, in denen Familienangehörige mehreren Belastungsfaktoren ausgesetzt sind, wie z. B. erlittener Missbrauch und Gewalt mit Traumafolgen, Krankeit

und Behinderung, sozial-ökonomische Benachteiligung, Angehörige einer benachteiligten Minderheit zu sein, Selbstmedikation mit Drogen oder Alkohol, soziale Isolation. Ursprünglich geprägt, um der Stigmatisierung von Menschen in solcherart betroffenen Familien entgegenzuwirken, kann der Begriff jedoch verwendet werden, um sich die *Definitionsmacht* über diese Menschen anzueignen. Um dem vorzubeugen ist in diesem Buch häufiger von »Familien mit mehrfacher Belastung«, »Familien mit mehrfachen Herausforderungen« usw. die Rede.

Mentalisierung
Sich vorstellen und mitteilen, was der andere wohl denkt und empfindet, und davon sprechen, was man selbst empfindet und denkt. Die mentalisierende Person ist sich auch bewusst, dass ihre Vorstellung von inneren Prozessen des anderen ungenau oder falsch sein kann.

Möglichkeitsdiskurs
In öffentlicher Kommunikation aufrechterhaltene Sichtweise von Menschen, Personengruppen oder ihren Beziehungen, derzufolge Veränderung möglich ist.

Narrative Therapie
Von Michael White und David Epston entwickelter Ansatz, der mit der Veränderung von Narrativen um die Person, die Familie oder soziale Gemeinschaft herum arbeitet. Narrative Therapie orientiert sich besonders an der Aktualisierung von Ressourcen und bereits vorherrschenden Problemlösungsmöglichkeiten. Ihre bekannteste Methode ist die »Problemexternalisierung«.

Neue Autorität
Der Begriff kann zweierlei meinen:
1. Ein im Rahmen des gewaltlosen Widerstands bzw. systemischen Elterncoachings entwickeltes psychologisches Konzept, demzufolge eine Autoritätsform angestrebt wird, die sich, im Gegensatz zu eher traditionellen Autoritätsformen durch emotionale Nähe zum Kind, erworbenes Vertrauen und einen berechtigten moralischen Anspruch auszeichnet. Hierbei wird das Handeln der Eltern durch eine Gemeinschaft von Erwachsenen statt mit der hierarchisch höheren Stellung der Eltern legitimiert.
2. Einen Sammelbegriff für den gesamten Ansatz der Neuen Autorität: Diese Verwendung findet sich fast ausschließlich im Deutschen, sie ist in anderen Sprachen somit eher unüblich. So wird z. B. der Ansatz im Englischen als *Non-Violent Resistance* bezeichnet.

Neurale Integration
Zusammenwirken von und Balance zwischen verschiedenen psychischen Funktionen wie Körperregulierung, auf den anderen eingestimmte Kommunikation, emotionale Balance usw. Die neurale Integration wird durch den präfrontalen Kortex reguliert.

»Non-Violent Resistance« (NVR)
Englischer Ausdruck für Elterncoaching mit gewaltlosem Widerstand bzw. Neuer Autorität.

Ökologisch-systemisch/sozial-ökologisch
Bezeichnet in diesem Buch eine über das Familiensystem hinausgehende soziale Bedingtheit, in der sich die Familie, Eltern und Kinder bewegen. Zum sozial-ökologischen Feld können z. B. Interaktionen in der und um die Schule, in der und mit der Nachbarschaft, in der erweiterten Familie, im Freundeskreis und in unterschiedlichen Gemeinschaften oder Peer-Gruppen gehören. Auch die sorgende Gemeinschaft bzw. das Unterstützernetzwerk, das im Rahmen der Arbeit mit gewaltlosem Widerstand aufgebaut wird, gehört mit zu diesem sozial-ökologischen Feld.

Opfernarrativ
Typische Erzählweisen, welche einen Menschen charakterisieren, der Misshandlung erfahren hat. Es können fremderzählte Opfernarrative, mit denen entweder die Verursacher der Misshandlung oder Fachkräfte sich die *Definitionsmacht* über die Person aneignen, von selbsterzählten Opfernarrativen unterschieden werden, mit denen sich die Person selbst charakterisiert.

»Outsider Witnessing«
Verfahren aus der *narrativen Therapie,* bei dem ausgewählte, nicht selbst von einer bestimmten Not betroffene Personen *anteilnehmend* das Erleben eines Menschen *bezeugen.* In der traumafokussierten Arbeit mit gewaltlosem Widerstand wird auch der Widerstand der Person gegen Gewalt und Misshandlung *anerkennend bezeugt.*

Polyphonie
»Mehrstimmigkeit des Selbst«; Vorstellung aus der Dialogtheorie, derzufolge es keine völlig integrierte Persönlichkeit gibt, sondern eine Vielfalt von Selbstmöglichkeiten, die sich in Abhängigkeit von der Positionierung des anderen unterschiedlich manifestieren können.

Positive Konnotation
Positive Bewertung von Teilaspekten kontraproduktiver oder problematischer Handlungsmuster. In diesem Buch positive Bewertung der positiven Absicht oder des Motivationshintergrunds solchen Handelns.

Prädiktive Kodierung
Die Wahrscheinlichkeit, dass bestimmte Arten sozialer Interaktion wahrgenommen werden, wenn eine Erwartung solcher Interaktion generiert worden ist, z. B. durch Einsatz von imaginativen Methoden wie dem »*Interview des Zukunftskindes*«.

Präsenzbewusstsein
Ein Bewusstseinszustand, in dem Eltern sich zum Widerstand gegen aggressives bzw. schädliches Verhalten imstande fühlen. Wenn sich dieser Bewusstseinszustand bspw. durch eine relativ hohe Wachsamkeit auszeichnet, kommt es nicht zur Hypervigilanz, und die Eltern bleiben handlungsfähig. In diesem Buch wird davon ausgegangen, dass auch Eltern, die aufgrund ihrer traumatischen Erfahrung zu traumatischen Bewusstseinszuständen neigen, lernen können, rasch in einen solcherart funktionellen Bewusstseinszustand »hinüberzuwechseln«.

Primärer Widerstand
Widerstandsformen, die im Gegensatz zum *sekundärem Widerstand* spontan auftreten, meist individuell durchgeführt werden und ungeplant sind.

Progressives Narrativ
Erzählweise, die Veränderung und Veränderungsmöglichkeiten schildert.

Quest-Narrativ
Ein Narrativ, in dem die Person zur Protagonistin wird, die sich mit einer oft verwirrenden, mitunter gefährlichen und in vieler Hinsicht unbekannten Umwelt auseinandersetzt und auf diese Weise einen persönlichen Veränderungsprozess durchläuft. Im Gegensatz zum Narrativ des Opfers, das von einer Fachkraft konstruiert wird und einem *Restitutionsnarrativ* entspricht, ist das in diesem Buch formulierte *heroische Widerstandsnarrativ* eine Art von Quest-Narrativ.

Regressives Narrativ
Erzählweise, in der eine Person oder die soziale Gemeinschaft, der sie angehört, auf eine festgeschriebene Weise fortwährend problematisch oder problembelastet dargestellt wird. Ein pathologisierendes Narrativ.

Re-Membering
Begriff aus der narrativen Therapie, der die Erweiterung der reellen sozialen Gemeinschaft einer Person um vergangene soziale Bezüge durch Erinnerung an diese Beziehungen und deren Verinnerlichung charakterisiert.

Reparationsleistung
In der Arbeit mit Neuer Autorität verwendete Form der Wiedergutmachung, bei der ein Kind oder eine Jugendliche durch die Erziehenden bei der Wiedergutmachungsleistung unterstützt wird. Die Erwachsenen können auch anstelle des Jugendlichen eine Reparationsleistung erbringen, wenn dieser sich weigert, diese selbst durchzuführen.

Responsivität
Einstimmung und Eingehen auf die Kommunikationssignale eines anderen. Die andere zeigt somit Responsivität, wenn sie auf meine Signale eingeht.

Restitutionsnarrativ
Ein Narrativ bei schwerer Erkrankung, in dem der wesentliche Erzählgegenstand die Wiederherstellung der Gesundheit darstellt. Im Restitutionsnarrativ werden die medizinischen Fachkräfte zu Protagonisten der Erzählung, während dem Patienten wenig oder keine Selbstwirksamkeit zugeschrieben wird, zur Verbesserung der eigenen Lage beizutragen. Das Restitutionsnarrativ lässt keinen Erzählraum für das Erleben der Patientin, z. B. für ihre Bewältigung des Chaos, in dem sie sich befindet.

»Rupture and Repair«
Regelmäßiges Bemühen um die Wiederherstellung der Bindung bei Belastung einer Beziehung.

Schamregulierung
Die Fähigkeit, Schamgefühle in sich zulassen, ohne zu befürchten, von ihnen überwältigt zu werden. Soziale Inklusion fördert die Schamregulierung.

Sekundärer Widerstand
Im Gegensatz zum *primären Widerstand* ein organisierter, langfristig angelegter, geplanter und reflektierter Widerstand, der sich auf soziale Bündnissen stützt.

Selbstkontrolle
Ein Akt, bei dem eine Person ihrem eigenen schädlichen oder eskalierenden Handlungsimpuls entgegenwirkt und die Handlung unterlässt. Selbstkontrolle kann sich auch darauf beziehen, dass die Person dem eigenen Impuls zur Vermeidung, Unterwerfung oder Nachgiebigkeit entgegenwirkt und ihm zuwiderhandelt.

Selbstregulierung
Siehe unter: *Emotionale, psycho-physiologische Selbstregulierung*.

Selbstwirksamkeitserwartung
Erwartung, selbst zur Überwindung eigener Probleme beitragen zu können. Aus der kognitiven Psychologie stammendes Konzept, demzufolge eine solche Erwartung die Wahrscheinlichkeit der Problemlösung und die Wirksamkeit von Psychotherapie erhöht.

Sensomotorische Resonanz
Aufgrund synchroner Hirnfunktion erfolgende Resonanz zwischen der eigenen Körperreaktion und der beobachteten Körperreaktion des anderen. Bei der sensomotorischen Resonanz werden die sogenannten Spiegelneuronen aktiviert.

Sicherer Ort
Aus der *lösungsorientierten Therapie* stammende autosuggestive Methode, mit der Personen ein Sicherheitsgefühl erlangen können. Der sichere Ort bedient sich der Erinnerung an Situationen, in denen sich die Person sicher gefühlt hat.

Sorgedialog
Ein Dialog zwischen Erziehendem und Kind, in dem das Kind seine Verletzlichkeit mitteilt, anstatt die empfundene Not in Aggression umzuwandeln, der Erwachsene sich auf das Kind einstimmen und sorgend handeln kann, woraufhin das Kind den Erwachsenen in seiner Sorgefunktion bestätigt.

Sorgende Gemeinschaft
Unterstützergruppe/Unterstützungsnetzwerk in der Arbeit mit Neuer Autorität. »Sorgend« soll hier die angestrebte Haltung gegenüber allen Familienangehörigen bei den Menschen in dieser Gruppe charakterisieren.

Sozialer Konstruktionismus
Orientierung innerhalb der Psychologie, die für mehrperspektivische Betrachtung, Kritik an der etablierten psychologischen Forschung und einen emanzipatorischen Ansatz eintritt. Der soziale Konstruktionismus weist auf die soziale Bedingtheit von Verhalten und psychischem Befinden hin und beschäftigt sich mit in gesellschaftlichen Diskursen verankerten Prozessen der Wirklichkeitskonstruktion.

Soziometer
Entwicklungsgeschichtlich bedingt dem Menschen innewohnende Neigung zu hoher Aufmerksamkeit für Kommunikationssignale, die auf eine geringe Einschätzung des Beziehungswertes durch den Kommunikationspartner hinweisen könnten, wie z. B. Abweisung oder Abwertung. Die Wahrnehmung solcher Signale aktiviert Hirnareale, die auch bei körperlichem Schmerzempfinden aktiviert werden.

Stärkemoment
Bezeichnet zweierlei:
1. die sukzessive Entwicklung von Selbstwirksamkeit durch den sich häufenden Einsatz von gewaltfreien Widerstandsmethoden und die positive Bewertung des elterlichen Handelns mit diesen Methoden in der Beratungssitzung,
2. eine imaginative Methode in der traumafokussierten Neuen Autorität, bei der eine lebhafte Erinnerung an eine elterliche Widerstandshandlung und das damit verbundene Körpererleben hervorgebracht wird, um dann auf dem Hintergrund dieses Körpererlebens eine zukünftige, bisher für unmöglich gehaltene Widerstandsleistung zu imaginieren.

Stresspuffer
Eine Person, die nicht der Kernfamilie angehört, deren Anwesenheit und Ruheausstrahlung in Konfliktsituationen deeskalierend und hemmend auf die Ausübung von Aggression wirkt.

Subjekt-Objekt-Beziehung
Beziehung, in der der andere verdinglicht wird.

Subjekt-Subjekt-Beziehung
Eine Beziehung, in der die Kommunikationsteilnehmerinnen bemüht sind, sich für die Erfahrung der anderen zu öffnen.

Symmetrische Eskalation
Eskalationsprozess, bei dem Interaktionsteilnehmende versuchen, Macht über den jeweils anderen auszuüben. Um zu gewährleisten, dass es nicht der andere ist, der über einen Macht erlangt, versucht man selber, über diesen Macht auszuüben. Eskalierende Verhaltensweisen können verbal, durch physische Gewalt oder auf andere Weise erfolgen.

Systemisches Elterncoaching
Von Haim Omer entwickelte Form der Therapie, Beratung oder Elternarbeit. Bei diesem Ansatz unterstützt die Fachkraft die Eltern mit Methoden, die aus dem politischen gewaltlosen Widerstand abgeleitet sind und auf deren Grundlage bzw. auf der der Neuen Autorität sie die Eltern anleiten, dem Kontrollverhalten des Kindes zu begegnen. Das Coaching ermöglicht Eltern eine Haltung dem Kind gegenüber, mit der sie ihre Präsenz erhöhen, anstatt mit Kontrollversuchen auf die Kontrolle durch das Kind zu reagieren.

»Tend and Befriend«
Soziale Reaktionen in Bedrohungssituationen, mit denen entweder andere Menschen umsorgt bzw. beschützt werden (»to tend«) oder um die Sorge oder den Schutz anderer gebeten wird (»to befriend«).

Theoriegegenübertragung
Erwartungen an die Person des Klienten, Wahrnehmungen der Person und Verhaltensweisen ihr gegenüber, die von der theoretischen Perspektive der Therapeutin beeinflusst sind.

»Thrive«
Aus dem Englischen stammendes, mit »Gedeihen« übersetzbares Wort. Es bezieht sich im Buch auf ein Gedeihen des Kindes, das heißt ein Fortschreiten in einem Entwicklungsprozess, ein Wachstum, ein »Aufblühen«, zu dem veränderte Interaktionsmuster und Ausnahmen zu den für andere schädlichen und selbstschädigenden Verhaltensmustern beitragen.

Tiefes Zuhören
Zuhören mit einem starken, intensiv-aufmerksamen Fokus auf den anderen.

Transformierende/transformative Interaktionsmuster
(»Transforming Interpersonal Patterns«)
Muster, die einen Übergang von einer etablierten problematischen Form zu einer neuen Form der Familieninteraktion schaffen.

Traumaerfahren
Als Alternative zum Begriff »traumatisiert«, bei dem das Trauma einer Person wie eine Eigenschaft zugeschrieben wird, die die Person charakterisiert. Eine traumaerfahrene Person hat hingegen psychisch verletzende Erfahrungen gemacht, die mit einem Bedrohungserleben einhergehen. Anstatt sie als Person zu charakterisieren, wird das Trauma auf vergangene Bedrohungserfahrungen bezogen, die zu bestimmten Verhaltensweisen geführt haben.

Trauma Typ 2
Psychisches Trauma, das einem intentional bzw. bewusst handelnd von anderen Menschen zugefügt wird, im Gegensatz zum Trauma Typ 1, das sich etwa auf eine Traumatisierung durch Naturkatastrophen oder Verkehrsunfälle bezieht. Das Trauma Typ 2 wird generell als schwerwiegender angesehen.

Übergangsritual
Ein Ritual, das den Übergang von einer Beziehungsform zur anderen markiert. Solche Rituale können psychotherapeutisch gezielt eingesetzt werden.

Utilisierungsprinzip
Prinzip in der traumafokussierten Arbeit mit gewaltlosem Widerstand, demzufolge die Fachkraft bemüht ist, die Energie und Einsatzbereitschaft einer sich kritisch-vorschreibend positionierenden Person in konstruktive Bahnen zu lenken. Dazu wird deren bisheriges Verhalten *positiv konnotiert* und das Bedürfnis der Klientin nach Unterstützung zur Selbstwirksamkeit im Beratungs- bzw. Therapiegespräch zentriert.

Veränderungsaufstellung
Eine Form der Aufstellungsarbeit, die sich der Verkörperung von transformativen Interaktionsmustern bedient.

Veränderungssystem
Vorstellung aus der Lösungsorientierung, derzufolge das Familiensystem sich auf natürliche Weise auf Veränderung zubewegt. Dieser Vorstellung zufolge ist es therapeutisch nicht notwendig, Problemlösungen zum Tragen zu bringen;

stattdessen kann die natürliche Veränderungsbereitschaft des Systems verstärkt werden, wenn der Therapeut eine ohnehin stattfindende Veränderung zum Gesprächsgegenstand macht.

Versöhnungsgeste/Beziehungsgeste
Geste, mit der die Erwachsene dem Kind gegenüber auf meist implizite Weise ihr Wohlwollen zum Ausdruck bringt. Beziehungsgesten sind einseitige Handlungsweisen, bei denen die Erwachsene keine Erwartung an das Kind ausdrückt. Sie haben keinen Belohnungscharakter.

Verzögerte Reaktion (»Schmiede das Eisen, wenn es kalt ist«)
Reaktion auf schädliches oder selbstschädigendes Kindesverhalten, die nicht unmittelbar erfolgt. Durch die Verzögerung der Reaktion wird *symmetrische Eskalation* vermieden, die Kommunikationsteilnehmerinnen können auf einem niedrigeren Erregungsniveau interagieren. Bei dieser Reaktion können die Eltern ihr Vorgehen sorgfältig vorbereiten und Mitglieder der *sorgenden Gemeinschaft* um Hilfe bitten.

Wachsame Sorge
Praxis in der Neuen Autorität, bei der Eltern bei Gefährdung ihres Kindes ihre Wachsamkeit mit einer Erhöhung ihrer Präsenz zum Ausdruck bringen.

Widerstandsprinzip
Prinzip in der traumafokussierten Arbeit mit gewaltlosem Widerstand, demzufolge die Fachkraft die Klientin und die sorgende Gemeinschaft um die Familie herum unterstützt, mit Methoden des gewaltlosen Widerstandes bedrohlich-kontrollierenden Verhaltensweisen anderer Personen entgegenzuwirken, um die Integrität, physische und emotionale Sicherheit der Familie zu gewährleisten.

Literatur

Alexander, J. F., Sexton, T. L., Robbins, M. S. (2002). The developmental status of family therapy in family psychology intervention science. In H. A. Liddle, D. A. Santisteban, R. F. Levant, J. H. Bray (Hrsg.), Family psychology: Science-based interventions(S. 17–40). Washington, D. C.: American Psychological Association.

Bandura, A. (1983). Self-efficacy determinants of anticipated fears and calamities. Journal of Personality and Social Psychology, 45 (2), 464–469. Zugriff am 05.04.2021 unter https://doi.org/10.1037/0022-3514.45.2.464

Bandura, A. (2001). Social cognitive theory: An Agentic perspective. Annual Review of Psychology, 52, 1–26.

Banks-Rogers, P. S. (2020). The African American father. A survey of recent scholarly research. The Journal of Negro Education, 89 (1), 82–85.

Barthelmess, M. (2016). Die systemische Haltung. Was systemisches Arbeiten im Kern ausmacht. Göttingen: Vandenhoeck & Ruprecht.

Baumrind, D. (1981). Kindererziehung zwischen Biologie und Emanzipation. Neue Trends der Entwicklungspsychologie. Psychologie heute, 8(2), 66–74.

Beckers, W., Jakob, P., Schreiter, L. (2021). Imaginary methods in systemic therapy using nonviolent resistance: a sense of mattering and parental presence. Family Process, 00, 1–13. Zugriff am 06.10.2021 unter https://doi.org/10.1111/famp.12694

Belz, M. (2016). Habe ich Emotionen oder haben die Emotionen mich? Selbstregulation und Emotion. Unveröffentlichter Vortrag, 29 Kongress der Deutschen Gesellschaft für Verhaltenstherapie (DGVT), Berlin, 24.02-28.02.2016.

Buber, M. (2019). Schriften über das dialogische Prinzip. Gütersloh: Gütersloher Verlagshaus.

Bureau, J. F., Ann Easlerbrooks, M., Lyons-Ruth, K. (2009). Attachment disorganization and controlling behavior in middle childhood. Maternal and child precursors and correlates. Attachment. Human Development, 11 (3), 265–284.

Calvano, C., Engelke, L., Di Bella, J., Kindermann, J., (2021). Families in the COVID-19 pandemic: parental stress, parent mental health and the occurrence of adverse childhood experiences – results of a representative survey in Germany. European Child & Adolescent Psychiatry. Zugriff am 17.01.2022 unter https://doi.org/10.1007/s00787-021-01739-0

Cassidy, J., Ehrlich, K. B., Sherman, L. J. (2014). Child-parent attachment and response to threat. A move from the level of representation. In M. Mikulincer, P. R. Shaver (Hrsg.), Mechanisms of social connection. From brain to group (S. 125–143). Washington, D. C.: American Psychological Association. Zugriff am 04.09.2021 unter https://doi.org/10.1037/14250-008

Dallos, R., Dallos, A. (2013). Using an attachment narrative approach with families where the children are looked after or adopted. In M. Tarren-Sweeney, A. Vetere (Hrsg.), Mental health services for vulnerable children and young people (S. 133–152). New York: Routledge.

De Jong, P., Berg, I. K. (2012). Interviewing for solutions. Boston, M. A.: Cengage Learning.

Denborough, D. (2014). Retelling the stories of our lives: Everyday narrative therapy to draw inspiration and transform experience. New York: Norton.

De Mol, J., Reijmers, E., Verhofstadt, L., Kuczynski, L. (2018). Reconstructing a sense of relational agency in family therapy. Australian and New Zealand Journal of Family Therapy, 39 (1), 54–66.

Department for Education (2020). Permanent and fixed-period exclusions in England 2019. Zugriff am 14.05.2021 unter https://explore-education-statistics.service.gov.uk/find-statistics/permanent-and-fixed-period-exclusions-in-england

Derrida, J. (1989). Zweiundfünfzig Aphorismen für eine Vorrede. Dekonstruktivismus. Eine Anthologie. Stuttgart: Klett-Cotta.

De Shazer, S. (1996). Worte waren ursprünglich Zauber. Lösungsorientierte Therapie in Theorie und Praxis. Dortmund: Modernes Lernen.

Diamond, G., Russon, J. Levy, S. (2016). Attachment-based family therapy. A review of the empirical support. Family Process, 55 (3), 595–610.

Doidge, J. C., Higgins, D. J., Delfabbro, P., Edwards, B., Vassallo, S., Toumbourou, J. W., Segal, L. (2017). Economic predictors of child maltreatment in an Australian population-based birth cohort. Children and Youth Services Review, 72, 14–25. Zugriff am 14.05.2021 unter https://doi.org/10.1016/j.childyouth.2016.10.012

Dolan, Y. M. (1991). Resolving sexual abuse: Solution-focused therapy and Ericksonian hypnosis for adult survivors. New York: Norton.

Dolan, Y. (2009). Schritt für Schritt zur Freude zurück. Das Leben nach dem Trauma meistern. Heidelberg: Carl-Auer Verlag.

Douglass, F. (1845/2003). Narrative of the life of Frederick Douglass, an American slave. New York: Barnes and Noble.

Dulberger, D., Fried, M., Jakob, P. (2016). The presence mind: functional states of consciousness and responsiveness. Unveröffentlichter Vortrag bei der 4. Internationalen Konferenz zur Non-Violent-Resistance, Malmö, 26–27 Mai.

Dulberger, D., Jakob, P. (2018). What is NVR and how it is done. Seminar at the University of Calgary, Faculty of Social Work, Calgary, 13–14 June. Unveröffentlicher Vortrag.

Dweck, C. S. (2000). Self-theories: Their role in motivation, personality, and development. London: Psychology press.

Dweck, C. (2016). Selbstbild. Wie unser Denken Erfolge oder Niederlagen bewirkt. Oxford: Piper ebooks.

Eddy, J. M., Leve, L. D., Fagot, B. I. (2001). Coercive family processes: A replication and extension of Patterson's coercion model. Aggressive Behavior: Official Journal of the International Society for Research on Aggression, 27 (1), 14–25.

Eisenberger, N. I., Lieberman, M. D., Williams, K. D. (2003). Does rejection hurt? An fMRI study of social exclusion. Science, 302 (5643), 290–292.

Frank, A. (2013). The wounded storyteller. Body, illness & ethics (2. Aufl.). Chicago: University of Chicago Press.

Freeman, A., Lavercombe, A., Chikwariro, B., Combs, C., Alvispalma, D., Jenkins, M., Buttress, N., Singh, R., Ferris, S., Desai, S., Samuda, S. (2013). Report on the first phase of implementation of NVR (Non Violent Resistance) in Birmingham CAMHS (Tier 3 and YOS). Unveröffentlichtes Manuskript: Birmingham Children's Hospital.

Funcke, A., Menne, S. (2020). Armutsrisiko »alleinerziehend« – wieso, weshalb, warum? Gütersloh: Bertelsmann Stiftung. Zugriff am 11.01.2022 unter https://www.bertelsmann-stiftung.de/fileadmin/files/Projekte/Familie_und_Bildung/Armutsrisiko_alleinerziehend.pdf

Furman, B., Ahola, T. (1990). Nachteilige Auswirkungen von psychotherapeutischen Annahmen. Familiendynamik, 15 (4), 288–304.

Grabbe, M. (2012). Bündnisrhetorik und Resilienz im gewaltlosen Widerstand. In A. v. Schlippe, M. Grabbe (Hrsg.), Werkstattbuch Elterncoaching. Elterliche Präsenz und gewaltloser Widerstand in der Praxis (3. Aufl.) (S. 26–46). Göttingen: Vandenhoeck & Ruprecht.

Grabbe, M. (2013). Wo fahren wir hin und wo ankern wir? Vom Navigieren in der Eltern-Kind-Beziehung. In M. Grabbe, J. Borke, C. Tsirigotis (Hrsg): Autorität, Autonomie und Bindung. Die Ankerfunktion bei elterlicher und professioneller Präsenz (S. 61–85). Göttingen: Vandenhoeck & Ruprecht.

Havel, W. (1991). Disturbing the peace. New York: Vintage.

Haw, A. (2010). Parenting over violence. Understanding and empowering mothers affected by adolescent violence in the home. Perth: Patricia Giles Centre.

Haydon-Laurelut, M., Wilson, J. C. (2011). Interviewing the internalized other: Attending to voices of the »other«. Journal of Systemic Therapies, 30 (1), 24–37.

Heismann, E., Jude, J., Day, E. (2019). A brief overview of NVR and glossary of terms. In E. Heismann, J. Jude, E. Day (Hrsg.), Non-violent resistance innovations in practice (S. 291). Hove: Pavilion.

Herman, J. (1992/2018). Die Narben der Gewalt. Traumatische Erfahrungen verstehen und überwinden. Paderborn: Junferman.

Hicks, S., Jakob, P., Kustner, C. (2020). Engaging a family's support network in non-violent resistance: the experiences of supporters. Journal of Family Therapy, 42, 252–270.

Holt, A. (2013). Adolescent to parent abuse. Current understandings in research, policy and practice. Bristol: The Policy Press.

Honeycutt, J. M., Vickery, A. J., Hatcher, L. C. (2015). The daily use of imagined interaction features. Communication Monographs, 82 (2), 201–223.

Hughes, D. A., Baylin, J. (2012). Brain-based parenting. The neuroscience of caregiving for healthy attachment. New York: Norton.

Imber-Black, E., Roberts, J., Whiting, R. A. (Hrsg.) (2015). Rituale. Rituale in Familien und Familientherapie (6. Aufl.). Heidelberg: Carl-Auer Verlag.

Ingamells, K., Epston, D. (2014). Love is not all you need: A revolutionary approach to parental abuse. Australian and New Zealand Journal of Family Therapy, 35 (3), 364–382.

Jakob, P. (2015). Kindfokussierte Familientherapie mit gewaltlosem Widerstand. Die notvolle Stimme des aggressiven Kindes – von der Beziehungsgeste zur Wiederherstellung elterlicher Sensibilität. Familiendynamik, 40, 46–55.

Jakob, P. (2018). Working with trauma. Non violent resistance (NVR). Advanced level manual. NVR certificate course. Training days 5–8. Seaford, East Sussex: PartnershipProjects.

Jakob, P. (2019). Child-focussed family therapy using nonviolent resistance: hearing the voice of need in the traumatised child. In E. Heismann, J. Jude, E. Day (Hrsg.), Non-violent resistance innovations in practice (S. 51–65). Brighton: Pavillion.

Jakob, P. (2021). Die Neuerzählung des Selbst. Eine Wanderung durch Geschichten sozial engagierter Therapie. Familiendynamik, 46, 6–17.

Jakob, P., (Sarah, anonyme Mitautorin) (2022). Therapie der Gewaltfreiheit. Vom Opfernarrativ zur Widerstandsgeschichte. In P. Jakob, M. Borcsa, J. Olthof, A. v. Schlippe (Hrsg.), Narrative Praxis. Ein Handbuch für Beratung, Therapie und Coaching (S. 449–465). Göttingen: Vandenhoeck & Ruprecht.

Jakob, P., Beckers, W., Schreiter, L. (2019). Masterclass imaginary processes in NVR therapy. Amsterdam: PartnershipProjects u. Interaktie Akademie.

Jakob, P., Wilson, J., Newman, M. (2014). Non-violence and a focus on the child: a UK perspective. Context, 132, 37–41.

Käser, R. (1998). Die Schule als komplexes System. Familiendynamik 23, 40–59.

Kahneman, D. (2014). Schnelles Denken, langsames Denken (19. Aufl.). München: Pantheon Verlag.

Kanitschar, H. (2000). Ericksonsche Therapieprinzipien. In G. Stamm, A. Pritz (Hrsg.), Wörterbuch der Psychotherapie (S. 170–170). Wien: Springer.

Kant, I. (1986). Kritik der reinen Vernunft. Stuttgart: Reclam.

Kelleher, K. (2021). Those secrets, they're literally eroding my bones. The Psychologist, 34, 24–27.

King, M. L. (1968). I have a dream. Martin Luther Kings letzte Rede. YouTube. Zugriff am 08.03.2022 unter https://www.bing.com/videos/search?q=Martin+Luther+King+Rede+1968&docid=607991284290573332&mid=17E86D8A27854027676117E86D8A278540276761&view=detail&FORM=VIRE

Kleve, H. (2020). Aufstellungsarbeit in der systemischen Beratung. In C. Stadler, B. Kress (Hrsg.), Praxishandbuch Aufstellungsarbeit (S. 115–130). Wiesbaden: Springer.

Køster, A. (2017). Mentalization, embodiment, and narrative: critical comments on the social ontology of mentalization theory. Theory and Psychology, 27(4), 458–476.

Kohut, H. (1973). Überlegungen zum Narzißmus und zur narzißtischen Wut. Psyche, 27 (6), 513–554.

Kolk, B. van der (2016). Verkörperter Schrecken. Lichtenau: Probst Verlag.

Kool, V. K. (2007). The psychology of nonviolence and aggression. London: Macmillan International Higher Education.

Lange, F. P. de, Heilbron, M., Kok, P. (2018). How do expectations shape perception? Trends in Cognitive Sciences, 22 (9), 764–779.

Lannamann, J. F., McNamee, S. (2020). Unsettling trauma: from individual pathology to social pathology. Journal of Family Therapy, 42, 328–346.

Leary, M. R. (2015). Emotional responses to interpersonal rejection. Dialogues in clinical neuroscience, 17 (4), 435–441.

Lebowitz, E., Dolberger, D., Nortov, E., Omer, H. (2012). Parent training in nonviolent resistance for adult entitled dependence. Family Process, 51 (1), 90–106.

Lebowitz, E., Omer, H. (2013). Childhood and adolescent anxiety. Hoboken, New Jersey: John Wiley & Sons.

LyricsMode (2018). Rhiannon Giddens – I'm on my way lyrics. Zugriff am 09.03.2022 unter https://www.lyricsmode.com/rhiannon_giddens-im_on_my_way-1697251.html#!

Mackinnon, J., Jakob, P., Kustner, C. (2022). Staff Experiences of using non-violent resistance in a residential care home for young people with high risk behaviours. Zur Veröffentlichung vorgelegt.

Macpherson, C. B. (1962). The political theory of possessive individualism. Oxford: Oxford University Press.

Madsen, W. C. (2013). Collaborative therapy with multi-stressed families. New York: Guilford Press.

Maercker, A., Weike, A. (2018). Systematische Desensibilisierung. In J. Margraf, S. Schneider (Hrsg.), Lehrbuch der Verhaltenstherapie. Bd. 1 (S. 403–409). Berlin u. Heidelberg: Springer.

Mallett, C. A. (2016). The school-to-prison pipeline: From school punishment to rehabilitative inclusion. Preventing school failure. Alternative education for children and youth, 60 (4), 296–304.

Marchand, J. F., Hock, E., Widaman, K. (2002). Mutual relations between mothers' depressive symptoms and hostile-controlling behavior and young children's externalizing and internalizing behavior problems. Parenting: Science and Practice, 2 (4), 335–353.

Marshall, S. K., Lambert, J. D. (2006). Parental mattering. A qualitative inquiry into the tendency to evaluate the self as significant to one's children, Journal of family issues, 27 (11), 1561–1582.

Mason, B. (2015). Towards positions of safe uncertainty. Interaction, 7 (1), 28–43.

Metzler, M., Merrick, M. T., Klevens, J., Ports, K. A., Ford, D. C. (2017). Adverse childhood experiences and life opportunities: Shifting the narrative. Children and youth services review, 72, 141–149. Zugriff am 07.06.2021 unter https://www.doi.org/10.1016/j.childyouth.2016.10.021

Mögel, M. (2019). Wie erleben platzierte Vorschulkinder die Zugehörigkeit zu ihren komplexen Beziehungswelten? Forschen mit dem Geschichtenstammverfahren der MacArthur Story Stem Battery. Perspektiven auf Vielfalt in der frühen Kindheit. Mit Kindern Diversität erforschen. In I. Hedderich, J. Reppin, C. Butschi (Hrsg.), Perspektiven auf Vielfalt in der frühen Kindheit. Mit Kindern Diversität erforschen (S. 299–313). Bad Heilbrunn: Verlag Julius Klinkhardt.

Monson, C. M., Shnaider, P. (2014). Treating PTSD with cognitive-behavioral therapies: Interventions that work. Washington, D. C.: American Psychological Association.

Ngozi-Adichie, C. (2009). The danger of the single story. Zugriff am 05.08.2021 unter https://www.ted.com/talks/chimamanda_ngozi_adichie_the_danger_of_a_single_story?language=en
Ogden, P., Minton, K., Pain, C. (2006). Trauma and the body. A sensorimotor approach to psychotherapy. New York: Norton.
Ogden, P., Minton, K., Pain, C. (2010). Trauma und Körper. Ein sensumotorisch orientierter psychotherapeutischer Ansatz. Paderborn: Junfermann Verlag.
O'Hanlon, B. (2005). The handout book. Zugriff am 08.04.2022 unter https://www.possibill.com/download/bonus/files/HandoutBook.pdf
O'Hanlon, B. (2013). Not strategic, not systemic: still clueless all these years. In S.
O'Hanlon, W. H., O'Hanlon, B., Beadle, S. (1999). A guide to possibility land. Fifty-one methods for doing brief, respectful therapy. New York: Norton.
Ohashi, K., Anderson, C. M., Bolger, E. A., Khan, A., McGreenery, C. E., & Teicher, M. H. (2019). Susceptibility or resilience to maltreatment can be explained by specific differences in brain network architecture. Biological psychiatry, 85(8), 690–702.
Olthof, J. (2017). Handbook of narrative psychotherapy for children, adults, and families. Theory and practice. London: Karnac.
Omer, H. (2001). Helping parents deal with children's acute disciplinary problems without escalation: The principle of nonviolent resistance. Family process, 40 (1), 53–66.
Omer, H. (2013). Die elterliche Ankerfunktion als Mittler zwischen Autorität, Autonomie und Bindung. Autorität, Autonomie und Bindung. In M. Grabbe, J. Borke, Corne Tsirigotis (Hrsg.), Die Ankerfunktion bei elterlicher und professioneller Präsenz (S. 17–40). Göttingen: Vandenhoeck & Ruprecht.
Omer, H. (2015). Wachsame Sorge. Wie Eltern ihren Kindern ein guter Anker sind. Göttingen: Vandenhoeck & Ruprecht.
Omer, H. (2018). Keynote at the international conference on non-violent resistance interventions, Tel Aviv, Jaffa University, 9th-11th May.
Omer, H. (2021). Non-violent resistance: A new approach to violent and self-destructive children (2. Aufl.). Cambridge: Cambridge University Press.
Omer, H., Alon, N., Schlippe, A. v. (2016). Feindbilder. Psychologie der Dämonisierung. Ein Beitrag zum Verständnis destruktiver Konflikte. Göttingen: Vandenhoeck & Ruprecht.
Omer, H., Dolberger, D. I. (2015). Helping parents cope with suicide threats. An approach based on nonviolent resistance. Family process, 54 (3), 559–575.
Omer, H., Dulberger, D. (2021). Wenn erwachsene Kinder nicht ausziehen. Leitfaden für die Arbeit mit Eltern von Nesthockern. Göttingen: Vandenhoeck & Ruprecht.
Omer, H., Lebowitz, E. (2012). Ängstliche Kinder unterstützen. Die elterliche Ankerfunktion. Göttingen: Vandenhoeck & Ruprecht.
Omer, H., Schlippe, A. v. (2010). Stärke statt Macht. Neue Autorität in Familie, Schule und Gemeinde. Göttingen: Vandenhoeck & Ruprecht.
Omer, H., Schlippe, A. v. (2016a). Autorität ohne Gewalt. Coaching für Eltern von Kindern mit Verhaltensproblemen. »Elterliche Präsenz« als systemisches Konzept. Göttingen: Vandenhoeck & Ruprecht.
Omer, H., Schlippe, A. v. (2016b). Stärke statt Macht. Neue Autorität in Familie, Schule und Gemeinde. Göttingen: Vandenhoeck & Ruprecht.
Otten, M., Seth, A. K., Pinto, Y. (2017). A social Bayesian brain. How social knowledge can shape visual perception. Brain and Cognition, 112, 69–77.
Pandey, N., Naidu, R. K. (1992). Anasakti and health. A study of non-attachment. Psychology and Developing Societies, 4, 89–104.
Patterson, G. R., DeBaryshe, B. D., Ramsey, E. (1989). A developmental perspective on antisocial behavior. American Psychological Association, 44 (2), 329–335.

Pérez-Hernando, S., Fuentes-Peláez, N. (2020). The potential of networks for families in the child protection system: A systematic review. Social Sciences, 9 (5), 70.

Phoenix, A. (2013). Social constructions of lone motherhood: a case of competing discourses. In E. B. Sylva (Hrsg.), Good enough mothering? (S. 183–198). London: Routledge.

Potter-Efron, R. (2007). Rage: A step-by-step guide to overcoming explosive anger. Oakland, CA: New Harbinger Publications.

Reed, G. J., Parks, R. (1995). Quiet strength. The faith, the hope, and the heart of a woman who changed a nation. Grand Rapids, Michigan: Zondervan.

Reis, H. T. (2014). Responsiveness. Affective interdependence in close relationships. In M. Mikulincer, P. R. Shaver (Hrsg.), Mechanisms of social connection. From brain to group (S. 255–271). Washington, D. C.: American Psychological Association.

Reynolds, V. (2019). Justice-doing at the intersections of power: community work, therapy and supervision. Adelaide: Dulwich Centre Publications.

Rodriguez, A. J., Margolin, G. (2013). Wives' and husbands' cortisol reactivity to proximal and distal dimensions of couple conflict. Family process, 52 (3), 555–569.

Schechter, D. S., Zygmunt, A., Coates, S. W., Davies, M., Trabka, K. A., McCaw, J., Robinson, J. L. (2007). Caregiver traumatization adversely impacts young children's mental representations on the MacArthur Story Stem Battery. Attachment. Human Development, 9 (3), 187–205.

Selwyn, J., Wijedasa, D., Meakings, S. (2014). Beyond the adoption order: challenges, interventions and adoption disruption. Department for Education research brief. Bristol: University of Bristol.

Sharp, G. (2008). Von der Diktatur zur Demokratie. Ein Leitfaden für die Befreiung. München: C. H. Beck.

Shoesmith, K., Castle, E. (2019). Creative protests as an act of reconciliation. Workshop at the 3rd National NVR UK Conference: developments and innovation. Southampton, 28th June.

Shotter, J. (2008). Dialogism and polyphony in organizing theorizing in organization studies: Action guiding anticipations and the continuous creation of novelty. Organization Studies, 29 (4), 501–524.

Siegel, D. J. (2012). Pocket guide to interpersonal neurobiology. An integrative handbook of the mind. New York: Norton.

Stierlin, H., Rücker-Embden-Jonasch, I., Wetzel, N., Wirsching, M. (1977). Familientherapie als empathischer Prozeß. Psyche, 31 (9), 786–802.

Teicher, M. H., Samson, J. A. (2016). Annual research review: enduring neurobiological effects of childhood abuse and neglect. Journal of child psychology and psychiatry, 57 (3), 241–266.

Tomm, K. (2014). Introducing the ipscope. A systemic assessment tool for distinguishing interpersonal patterns. In K. Tomm, S. St. George, E. Wulff, T. Strong (Hrsg.), Patterns in interpersonal interactions. Inviting relational understandings for therapeutic change (S. 13–35). New York: Routledge.

Turnell, A., Gaiswinkler, W., Kriegl, P., Roessler, M., König, A., Jäger, J., Peters, U. (2013). The signs of safety comprehensive briefing paper. Deutsche Übersetzung. Zugriff am 25.08.2021 unter https://orbilu.uni.lu/bitstream/10993/23487/1/Signs%20of%20Safety_Briefing%20Paper%202013_dt.pdf.

Van Holen, F., Vanderfaeillie, J., Omer, H. (2016). Adaptation and evaluation of a nonviolent resistance intervention for foster parents: A progress report. Journal of marital and family therapy, 42 (2), 256–271.

Wade, A. (1997). Small acts of living: everyday resistance to violence and other forms of oppression. Contemporary Family Therapy, 19 (1), 23–39.

Walters, M., Carter, B., Papp, P., Silverstein, O. (1991). The invisible web. Gender patterns in family relationships. New York: Guilford Press.

Watzlawick, P., Beavin, J., Jackson, D. (2016). Menschliche Kommunikation. Formen, Störungen, Paradoxien (12. Aufl.). Göttingen: Hogrefe.

Weinblatt, U. (2018). Shame regulation Therapy for families. Cham, Switzerland: Springer.
Weingarten, K. (2003). Common Shock. Witnessing violence every day; how we are harmed, how we can heal. Boston: Dutton.
Wheatley, T., Sievers, B. (2016). Toward a neuroscience of social resonance. In D. Greene, I. Morrison, M. E. P. Seligman (Hrsg.), Positive neuroscience (S. 37–54). Oxford: Oxford Scholarship online.
White, M. (1997). Re-membering and professional lives. In M. White, Narratives of therapists' lives (S. 53–92). Adelaide: Dulwich Centre Publications.
White, M. K. (2007). Maps of narrative practice. New York: Norton.
White, M., Epston, D. (2013). Die Zähmung der Monster. Der narrative Ansatz in der Familientherapie (6. Aufl.). Heidelberg: Carl-Auer Verlag.
Wilson, J. (1998/2018). Child-focused practice. A collaborative systemic approach. London: Routledge.
Wilson, J. (2017). Creativity in times of constraint. A practitioner's companion in mental health and social care. London: Routledge.
Young, A. (2002). The self-traumatized perpetrator as a »transient mental illness«. L'évolution psychiatrique, 67 (4), 630–650.